TRAITÉ

DES SIGNES, DES CAUSES ET DE LA CURE DES MALADIES AIGUES ET CHRONIQUES.

Fougères, Imprimerie de Couanon et Vannier.

TRAITÉ

DES SIGNES, DES CAUSES ET DE LA CURE DES MALADIES AIGUES ET CHRONIQUES :

OUVRAGE D'ARETÉE,

TRADUIT DU GREC,

Avec un Supplément et des Notes,

Par M. L. RENAUD,

DOCTEUR EN MÉDECINE DES ÉCOLES D'ÉDIMBOURG ET DE PARIS, ANCIEN MÉDECIN DES HOSPICES DE FOUGÈRES ET DES ÉPIDÉMIES POUR L'ARRONDISSEMENT COMMUNAL.

Immò quidam ex illis (Scriptoribus medicis Græcis), suprà quam quod cujusque ætas ferebat, sani et eloquentes fuerunt; cujusque rei exemplum luculentum est Aretæus.

FREIND *Historia medicinæ*.

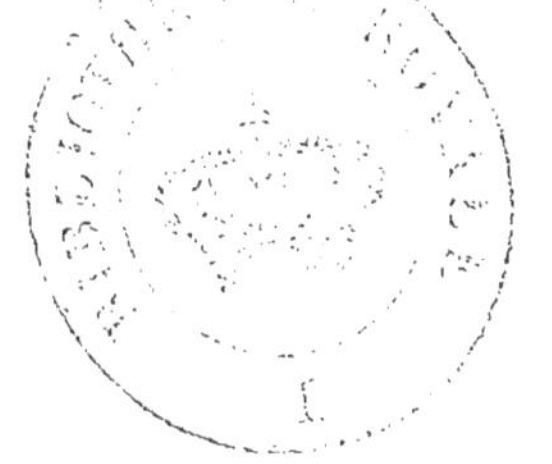

PARIS,

CHEZ ED. LAGNY, LIBRAIRE,

Rue de Seine St. Germain, n°. 16;

ET CHEZ LES LIBRAIRES DES ÉCOLES DE MÉDECINE.

1834.

PREFACE.

J'ai essayé de traduire en notre langue un ouvrage que j'ai non seulement lu plusieurs fois avec plaisir, mais qui m'a souvent été très-utile dans la pratique de la médecine. J'ai pensé que quelques momens de loisir consacrés à cette traduction ne seraient point inutilement employés ; que ce serait un moyen de me rendre de plus en plus familier un auteur aussi excellent, que je pourrais peut-être aussi rendre par-là quelque service à plusieurs personnes de l'art, en leur facilitant la lecture d'un des meilleurs livres publiés sur la médecine, après ceux d'Hippocrate. Arétée est peu lu ; les éditions de l'original sont rares ; il n'y a d'ailleurs que ceux qui sont versés dans la langue grecque qui puissent en profiter. La version latine telle qu'elle se trouve dans la collection des princes de la médecine par Haller est à la vérité plus connue et plus à la portée de bien du monde ; mais cette version qui déplaisait beaucoup à Haller lui-même (*a*) est défectueuse en beaucoup d'endroits et souvent inintelligible. Sans cher-

(*a*) Versionem, quæ quidem valdè mihì displicuit, hinc et indè tacitus emendavi.

cher beaucoup à éclaircir le texte, on a souvent laissé subsister dans le latin l'obscurité de l'original, expédient facile quand on traduit une langue morte en une autre, mais qu'on ne peut se permettre dans une traduction en langue vivante, où tout ce qui ne s'énonce pas d'une manière claire et intelligible ne peut être aussi facilement toléré. On n'a pu d'ailleurs dans cette traduction profiter des nombreux éclaircissemens donnés depuis sur le texte. Les commentaires de M. Petit sur Arétée n'ont été publiés que long-temps après. M. Wigan qui a depuis donné une très-belle édition d'Arétée, n'a pu même se les procurer et en faire usage, et ce n'est que dans l'édition de Bœrrhaare, publiée à Leyde en 1735, que ces commentaires ont été imprimés en entier pour la première fois. Si cette traduction française présente quelque exactitude, elle en sera redevable en grande partie à l'ouvrage, dont je viens de parler, qui m'a souvent été d'un grand secours dans un travail aussi difficile.

Car outre qu'Arétée se sert d'un dialecte particulier et vraiment antique, qu'il est plein d'expressions poëtiques, qu'il employe souvent des mots et certaines tournures de phrases qui semblent lui être particulières et qu'on ne rencontre nulle autre part, que son style est coupé, serré, extrêmement concis, son ouvrage nous est parvenu très-mutilé ; il y a non-seulement des chapitres entiers qui manquent, mais dans ceux mêmes qui subsistent on rencontre une infinité de lacunes ; des mots tronqués, des phrases mutilées interrompent fréquemment le fil du discours, sans parler des fautes ajoutées par les copistes qui, transcrivant un livre qu'ils entendaient peu, ont quelquefois substitué à l'expression originale un mot qu'ils croyaient mieux comprendre, et qui par-là, loin de corriger, n'ont fait que dénaturer encore davantage le texte.

Je me suis servi pour cette traduction de l'édition grecque imprimée à Paris chez Turnèbe en 1554. Cette édition, la première qui ait paru d'Arétée, et qu'on attribue à Goupil, est très-nette, assez élégante, et passe pour être exacte. Les éditions subséquentes, et notamment celle de Bœrrhaare, dont je me suis aussi servi, ont été copiées sur l'édition de Turnèbe. Persuadé que le premier mérite d'une version, surtout en fait de livres de médecine, est de transmettre, de rendre exactement le sens de l'Auteur, je n'ai rien négligé sous ce rapport, j'ai cherché à me rapprocher de l'original, autant que le comporte notre langue. Dans les endroits obscurs et difficiles, après avoir comparé les différentes variantes sur le texte, balancé les sentimens pour et contre, j'ai suivi le sens qui m'a paru le plus naturel, le mieux lié à ce qui précède et à ce qui suit. J'ai ajouté au texte une grande variété de notes, dont je pense que le lecteur me saura gré. Il se rencontre beaucoup de passages qui avaient besoin de quelque interprétation ; il y est question de théories qui ne sont plus admises aujourd'hui, de médicamens, d'exercices gymnastiques, tombés en désuétude et dont on ne fait plus d'usage. J'ai essayé de donner quelques éclaircissemens sur ces différens objets, afin de rendre la lecture de notre auteur plus facile. Les commentaires dont il a été question m'ont fourni plusieurs de ces notes, une lecture variée et puisée dans les écrits des Médecins qui ont traité de ces matières m'a suggéré le reste.

NOTICE SUR ARÉTÉE.

Il en est d'Arétée comme de plusieurs illustres écrivains de l'antiquité dont les ouvrages sont maintenant connus et admirés de tout le monde, mais dont la vie et l'époque même où ils ont vécu restent ensévelies dans une obscurité profonde. On dirait que ces grands hommes ont dédaigné de se faire autrement connaître que par les écrits qu'ils nous ont transmis : tout ce que nous savons de l'auteur de celui-ci, c'est qu'il s'appelait Arétée et qu'il était de Cappadoce, comme l'indique le titre trouvé à la tête du premier manuscrit. Nous ne trouvons rien, au reste, qui puisse nous donner des renseignemens précis sur sa personne ou sur l'époque où il a vécu. Quelques savans des derniers siècles ont prétendu qu'il n'a paru qu'après Galien ; d'autres l'ont fait beaucoup plus ancien. Le sentiment des premiers est fondé sur ce que Galien ne cite point Arétée, mais outre que nous n'avons pas tous les écrits de Galien, on peut répondre, observe Mr. Leclerc dans son histoire de la médecine, qu'il n'est pas possible que cet auteur ait cité tout ce qu'il y a eu de médecins avant lui; il suffit qu'il ait parlé des principaux de chaque secte : d'ailleurs il peut se faire que Galien n'ait point cité Arétée, parce-qu'ils peuvent tous deux avoir vécu dans le même temps. Vossius qui est du nombre de ceux qui croient Arétée beaucoup plus ancien, appuie uniquement sa conjecture sur ce que ce médecin a écrit en langue ionique qui, à ce que prétend ce savant, n'était plus en usage non plus que la dorique, long-temps avant les Césars, ces deux dialectes n'ayant eu de cours que pendant que la Grèce était florissante ; mais il se trompe à cet égard, comme M. Ménage le prouve par un des livres d'Arrian, intitulé *Indica*, qui est écrit en langue Ionique et par deux autres livres écrits dans le même dialecte, le premier par un nommé Céphalio qui vivait sous Adrien aussi bien qu'Arrian, et qui est cité par Suidas, le second par un Dionysius Milesius, contemporain de Philostrate, qui vivait sous Sévère, et qui est encore cité par le même Auteur. Il n'y a rien à dire contre cela, ajoute M. Leclerc, il ne faut d'ailleurs que consulter Arétée pour voir qu'il n'est pas si ancien. Ce Médecin fait mention dans plusieurs endroits de la thériaque ou confection de vipères. Or on sait que cet antidote fameux est de l'invention d'un nommé Andromaque, médecin de Néron ; ce qui démontre que bien loin qu'Arétée ait vécu avant les Césars, il n'a pu vivre pour le plutôt que sous le règne de cet Empereur. Mais si l'on peut conclure par ce que je viens de dire qu'Arétée n'a pu vivre avant le règne des premiers Empereurs Romains, lorsqu'on veut assigner l'époque précise où il a vécu depuis ce temps, la chose n'est pas aussi facile. Tout ce que l'on sait, c'est que ce Médecin n'a pu écrire après le règne de l'Empereur Julien, et il faut nécessairement s'arrêter là. Effectivement Aétius qu'on regarde comme contemporain de ce Prince, cite plusieurs fois Arétée et rapporte plusieurs passages de ses livres, ce qui donne le droit de conclure qu'ils étaient écrits auparavant, sans qu'on puisse cependant tirer une conséquence qui marque précisément l'époque où il a vécu pendant cette longue période. M. Wigan fondé sur ce qu'Arétée appartenait à la secte des pneumatiques et que cette secte n'a été florissante que depuis le règne de Néron à peu près jusqu'à celui d'Adrien, prouve que ce Médecin a probablement vécu vers ce temps-là, mais ce n'est là qu'une conjecture.

Si nous n'avons rien de certain sur l'époque particulière où Arétée a vécu, nous avons encore moins de renseignemens sur ce qui concerne sa vie. On serait néanmoins assez porté à croire que ce Médecin a vécu à Rome ou dans quelque endroit peu éloigné de cette capitale, ou du moins en grande relation de commerce avec elle, car il recommande souvent les vins d'Italie, comme ceux de Falerne, de Fondi, de Ségninum.

On voit par plusieurs passages de ses écrits qu'il ne s'était pas seulement contenté d'écrire sur la médecine, mais qu'il l'avait pratiquée lui-même. Souvent en effet il confirme les préceptes par sa propre expérience ; il fait partout profession de ne parler que de choses qu'il a vues et connues, et énonce modestement son opinion sur celles qui lui sont étrangères. Outre le traité sur les maladies aigües et chroniques qu'il nous a laissé comme un monument de sa pratique et de ses observations, et dans lequel il paraît avoir eu en vue l'instruction des jeunes médecins, comme il semble l'insinuer à la fin du second livre sur le traitement des maladies aigües, il avait composé plusieurs autres ouvrages sur différentes branches de la médecine : il renvoie en plusieurs endroits à ses traités de chirurgie et de pharmacie ; il fait aussi mention d'un traité particulier sur les fièvres et d'un autre sur les maladies des femmes. La belle description qu'il nous a laissée de l'éléphant, au chapitre de la maladie de ce nom, et ce qu'il dit en le terminant, ont fait penser aussi qu'il avait écrit sur l'histoire naturelle ; il s'exprime effectivement dans cet endroit de manière à laisser entendre qu'il a donné ailleurs, ou qu'il se propose de donner une description de cet animal singulier. On ne peut que regretter vivement la perte de tous ces ouvrages, qui, s'ils ont jamais été publiés, à en juger par ce qui nous en reste devaient être tous excellens chacun dans leur genre ; en effet de tous les anciens médecins dont les écrits nous sont parvenus, Arétée peut être regardé à juste titre comme un des plus parfaits et le seul, comme l'observe M. Pinel, qui mérite d'être placé à côté d'Hippocrate. Il ne se montre pas moins recommandable par la politesse et l'élégance de son style que par l'exactitude de ses descriptions et la solidité de son jugement. Sa manière d'écrire concise et énergique ressemble beaucoup à celle du Père de la médecine qu'il paraît s'être proposé pour modèle. Pendant que la plupart des anciens médecins dont nous possédons les écrits, tels qu'Aetius, Paul d'Egine, Oribase etc. se contentent le plus souvent du rôle de compilateurs : Arétée se montre partout auteur original et ne semble puiser que dans son propre fonds. Si sa théorie est souvent vicieuse, si ses descriptions anatomiques ne sont pas toujours exactes, ces défauts sont ceux de son siècle, il raisonne aussi bien qu'on le faisait alors.

Mr. Leclerc est le premier qui se soit aperçu, d'après certains raisonnemens d'Arétée, que ce Médecin suivait la doctrine des Pneumatiques remarque que n'avaient faite ni Crassus qui l'avait traduit, ni Mr. Petit qui l'avait commenté. On trouve effectivement dans Arétée plusieurs passages qui ne peuvent aisément s'entendre que d'après cette supposition. Athénée que l'on regarde comme l'auteur de la secte des pneumatiques, prétendait que le feu, l'air l'eau et la terre ne sont pas les véritables élémens, il donnait ce nom à ce qu'on appelle les qualités premières de ces élémens, c'est-à-dire au chaud, à l'humide, au froid et au sec dont le chaud et le froid tenaient lieu suivant lui de causes efficientes, et l'humide et le sec de causes naturelles. Il ajoutait un cinquième élément qu'il appelait esprit (*Pneuma*); il concevait que cet esprit pénètre tous les corps et les conserve dans leur état naturel, sentiment qu'il avait adopté des Stoïciens. Appliquant ce système à la Médecine, il voulait que la plupart des maladies vinssent lorsque cet esprit ou souffle recevait le premier quelqu'atteinte. Plusieurs passages d'Arétée paraissent assez conformes à cette doctrine. On voit qu'à l'égard des élémens, il s'exprime à la manière des Pneumatiques, ce n'est point à ces élémens eux-mêmes mais à leur qualité qu'il attribue la cause des maladies. La cephalée, par exemple, a pour cause le sec et le froid réunis ensemble; le vertige, le froid joint à l'humide; de même que l'épilepsie, la mélancholie proviennent de la sécheresse ; la passion cœliaque du refroidissement de l'estomac ; l'éléphantiase du froid extrême. Il paraît aussi supposer, comme Athénée, un cinquième élément auquel il attribue, lorsqu'il s'altère, la cause de plusieurs maladies ; dans la seconde espèce d'esquinancie, par exemple, le mal provient, suivant Arétée, d'un vice de l'esprit ou souffle, qui par un mauvais changement devient très-chaud et très-sec, sans qu'il y ait aucune inflammation dans la gorge. On rencontre quelques autres passages de ce genre où Arétée semble avoir eu en vue cette doctrine. On doit au reste lui savoir gré d'avoir été très-réservé sur cet article et de ne s'être point laissé séduire par l'appareil scientifique et les subtilités brillantes de la philosophie de son siècle, reproche que l'on peut justement faire à Galien. A ce petit nombre de passages près où notre auteur paraît raisonner à la manière des pneumatiques, on peut dire à sa louange qu'il ne s'est montré attaché à aucune secte en particulier, mais qu'il a puisé dans chacune ce qui lui paraissait le meilleur. En effet, si dans l'explication de la cause des maladies, il adopte quelques raisonnemens des pneumatiques, on voit qu'il suit en grande partie dans sa thérapeutique la manière de traiter, usitée par les méthodistes, sans cependant s'y conformer dans tous les points; il donne, comme eux, une attention particulière, à l'air que le malade doit respirer, aux alimens qu'il doit prendre, aux appartemens qu'il doit habiter, aux exercices propres à rétablir sa santé, il recommande fréquemment les frictions, les promenades et la gestation, mais il n'exclut point de sa pratique comme plusieurs d'entr'eux les remèdes plus actifs lorsqu'il les juge nécessaires. Avec quelle énergie ne combat-il pas les inflammations lorsqu'il les regarde comme la cause du mal, non-seulement dans les maladies aiguës, mais même dans les maladies chroniques. Il prescrit des saignées abondantes, il a recours aux scurifications répétées et quelquefois même aux sangsues. Ce n'est pas la théorie qui le dirige alors, mais un jugement sain et l'expérience; il semble oublier les abstractions métaphysiques sur la cause prochaine des maladies, pour ne s'attacher qu'à combattre la cause évidente. J'observerai à cette occasion que quelques soient les reproches qu'on ait faits à la médecine sur sa versatilité et ses incertitudes, on peut dire à sa louange que la véritable thérapeutique, fondée sur le bon sens et l'expérience, n'a pas matériellement changé; si elle a été momentanément influencée par les théories en vogue à différentes époques, elle est peu à peu revenue à ce qu'elle a toujours été. On peut dire que la pratique la plus constante a été de traiter les maladies aiguës et vraiment inflammatoires si non par les mêmes moyens, du moins par des moyens analogues, les évacuations sanguines et le régime anti-phlogistique. Mais pour revenir à Arétée, dans la courte description qu'il donne ordinairement des différentes parties du corps humain, avant de traiter des affections auxquelles elles sont sujettes, on voit évidemment qu'il marche sur les traces d'Érasistrate et des dogmatiques. Le peu d'anatomie qu'il nous a transmise est un monument d'autant plus précieux qu'il nous donne une idée de l'état de cette science à l'époque ou ce Médecin écrivait.

Tel est l'Auteur dont j'ai essayé de faire passer l'ouvrage en notre langue : on pourra peut-être m'observer que cette traduction d'Arétée arrive un peu tard; qu'elle aurait pu paraître avec plus d'avantages à une époque antérieure, qu'aujourd'hui où l'art médical a fait des progrès de toute espèce, que chaque branche de la médecine s'enrichit et se perfectionne de plus en plus, on n'a plus le même goût pour la lecture des ces anciens Auteurs, qu'on semble même faire peu de cas de leurs écrits comme contenant des doctrines surannées, des théories absurdes, une pratique erronnée. Quelques soient les progrès qu'aient pu faire de nos jours les sciences médicales, ce qui pourrait être un sujet de contestation si la question se bornait à la thérapeutique seule ou à l'art de guérir proprement dit, je ne puis croire que ces anciens monumens de notre art que nous ont épargnés les ravages des temps, puissent nous devenir jamais inutiles. Tout médecin curieux de s'instruire, tout praticien judicieux aimera toujours à les trouver dans sa bibliothèque; à les consulter au besoin, et à comparer ce que ces Auteurs nous ont transmis, avec ce que nous avons acquis depuis. S'ils n'ont pu être exempts d'erreurs, et pouvons-nous assurer que nous en soyons exempts nous-mêmes, ils nous ont légué un riche fonds de connaissances, une foule d'observations intéressantes, une infinité de préceptes et de règles propres à nous diriger dans la pratique, et je pense que sous ce rapport Arétée si justement estimé dans tous les temps, peut encore être lu aujourd'hui avec plaisir et avec profit, par ceux qui désirent ajouter à nos richesses actuelles l'héritage encore assez riche des anciennes connaissances.

TRAITÉ

DES SIGNES ET DES CAUSES DES MALADIES AIGUES ET CHRONIQUES.

DES SIGNES ET DES CAUSES DES MALADIES AIGUES.

LIVRE PREMIER.

CHAPITRE CINQUIÈME. (*a*)

De l'Accès des Épileptiques.

LES *malades éprouvent* des éblouissements, des vertiges, des pésanteurs dans la région cervicale, avec gonflement et tension des veines de cette partie; de fréquentes nausées après avoir mangé, et même sans avoir rien pris, des soulevements du cœur et le rejet d'une pituite abondante; la moindre nourriture est suivie de dégoût et de crudités; les hypocondres sont tendus, pleins de vents. Ces signes

(*a*) Tout le commencement de ce premier Livre nous est malheureusement parvenu mutilé; jusqu'ici on n'a trouvé aucun manuscrit, au moyen duquel on puisse réparer cette perte. Comme le premier Livre sur le traitement des maladies aiguës nous est resté en entier, on voit par la serie des chapitres qu'il contient, ceux qui manquent ici; car il n'y a aucun doute qu'Arétée n'ait suivi ici le même ordre dans la première partie de son ouvrage où il traite des causes et des ignes des maladies aiguës, que dans la seconde où il traite de la cure de ces mêmee maladies; c'est lui-même qui nou l'assure

qui précèdent l'accès sont assez constants ; lorsque celui-ci fait craindre son approche des étincelles comme autant de taches brillantes de marbre, pourprées, noires, de toutes couleurs semblent circuler devant les yeux, au point qu'on s'imagine voir un arc-en-ciel. L'odorat est frappé d'une odeur désagréable, les oreilles d'un bourdonnement incommode. Les malades deviennent irascibles, leur bile s'enflamme sans raison. Aussi les uns tombent à la moindre cause au moindre chagrin ; les autres, s'il leur arrive de fixer le courant d'une rivière, ou bien une roue que l'on tourne, ou un sabot

---

dans le court préambule que l'on trouve au commencement du premier Livre sur le traitement des maladies aiguës. Il est évident d'après cela que le premier Chapitre de ce Livre traitait des signes et des causes de la Phrénésie ; le second de la Léthargie ; le troisième de l'Apoplexie ; le quatrième de l'Épilepsie dont le commencement manque ici. On trouve à la vérité dans toutes les éditions publiées jusqu'aujourd'hui au nombre des cinq premiers Chapitres du premier Livre sur le traitement des maladies aiguës un court Chapitre intitulé *du Marasme*, entre le Chapitre sur la cure de la Léthargie et celui sur la cure de l'Apoplexie, d'où il s'ensuit qu'en supposant un Chapitre correspondant dans la première partie de l'ouvrage, au lieu de trois, il y aurait quatre Chapitres entiers de perdus ; mais nous ferons voir dans une note postérieure, lorsque nous en serons à cet endroit, qu'on a fait mal à propos un Chapitre à part de ce qui n'est qu'une suite du troisième Chapitre, et qu'ainsi il n'y a probablement que trois Chapitres entiers de perdus. Comme il y en a cependant qui pensent que ce fragment de Chapitre intitulé *du Marasme* pourrait être un fragment d'un Chapitre sur le *Catoche*, quoique cela paraisse peu fondé, j'ai jugé à propos de ne rien changer dans l'ordre qui se trouve dans l'énumération des Chapitres.

sabot que l'on fait pirouetter; enfin s'il leur arrive de sentir une odeur un peu forte, par exemple l'odeur de la pierre que l'on nomme Gagate. (*a*)

Chez ceux dont je viens de parler, le mal paraît être fixé dans la tête, et c'est de là qu'il commence à nuire; d'autres fois il se fait sentir dans des nerfs très-éloignés du cerveau, mais tels qu'ils sympathisent avec cet organe principal. Les gros doigts des pieds et des mains commencent donc par éprouver un mouvement convulsif, suit un sentiment de douleur, d'engourdissement, de trémeur, et le mal s'insinuant par dégrés vers la tête, toute son impétuosité se porte enfin sur le cerveau. Les malades ressentent alors un coup violent, comme si on les frappait avec un baton ou une pierre. Ils se plaignent comme si quelqu'un venait de les frapper d'une manière insidieuse. Cette méprise n'arrive qu'à ceux qui sont attaqués du mal pour la première fois; quand il leur est devenu familier, qu'ils le sentent arriver au doigt, ou commencer par cet endroit, instruits par l'expérience à prévenir l'accès qui les

(*a*) *Gagate*. Espèce de Jaïs ou de Jaget. Cette substance, suivant Pline, est une espèce de Bitume d'un beau poli, d'un apparence ligneuse, friable, qui exhale une odeur forte quand on l'écrase. Dioscorides prétend qu'elle a reçu le nom de Gagate, à cause qu'on la trouve sur les bords d'un petit fleuve de Lycie, nommé *Gagas*; d'autres disent Gangis, d'où on a aussi donné le nom de Gangite à cette substance. Suivant un passage d'Apulée, il paraît qu'on s'en servait dans les marchés, comme d'une pierre de touche, pour s'assurer si les Esclaves qu'on achetait n'étaient pas Epileptiques.

menace, ils s'adressent aux personnes présentes et qui ont coutume de les assister, les prient de leur lier, de leur fléchir, de leur étendre les membres par où le mal commence; ils se les tirent souvent eux-mêmes comme s'ils voulaient arracher le mal. Souvent l'assistance qu'ils se donnent ainsi a arrêté l'accès au moins pour ce jour là. Un grand nombre sont saisis de frayeur comme s'ils voyaient une bête fauve se ruer sur eux, ou bien s'imaginent voir une ombre (*a*) et tombent ainsi.

Au commencement de l'accès, l'homme reste étendu sans connaissance, ses mains se contractent convulsivement; ses jambes non-seulement se contractent mais se déjettent çà et là par le tiraillement

(*a*) Le mot σκία, ombre, peut être interprété de plusieurs manières. Wanswieten, en parlant de certains Epileptiques qui sur le point de tomber voient tous les objets s'obscurcir et former une ombre épaisse cite ce passage d'Arétée, et interprète le mot σκια dans ce dernier sens. Mr. Petit semble être d'un autre sentiment et pense que ce mot doit être pris dans le sens que lui donnent les Ecrivains grecs et latins et notamment les poètes Homère et Virgile, et qu'il est ici question de spectre ou apparition divine. Il se fonde sur ce que c'était une opinion répandue à cette époque parmi le peuple que le mal caduc venait des dieux; que c'étaient eux qui se présentant aux Epileptiques, au commencement de l'accès, les faisaient tomber de frayeur. Hippocrate tout en traitant cette opinion vulgaire de superstitieuse, convient qu'elle était répandue de son temps. Nous verrons Arétée dire quelque chose de semblable par la suite. Mahomet que l'on croit avoir été sujet à cette maladie prétendait lorsqu'il tombait de mal que l'Ange Gabriel lui apparaissait, soit qu'il vit effectivement un spectre ou qu'il voulût en imposer à ses prosélites.

de leurs tendons. L'état de ces infortunés ressemble beaucoup à celui d'un taureau qu'on vient d'égorger. Le col se tordant, la tête se courbant forcément, tantôt se fléchissant sur la poitrine, de sorte que le menton adhère au sternum, tantôt se renversant sur le dos comme quand on tire quelqu'un de force par les cheveux et ballottant vers l'une et l'autre épaule; la bouche énormement béante, aride; la langue longuement tirée et en grand danger d'être grièvement blessée, ou même coupée; car il arrive quelquefois que les dents se serrent convulsivement: les yeux contournés; les paupières fréquemment entr'ouvertes avec une espèce de clignotement, et lorsqu'elles veulent se fermer ne se rapprochant jamais assez au point de ne pas laisser entrevoir le blanc des yeux; les sourcils froncés, comme chez les personnes qui ont un air courroussé, ou repoussés vers les tempes laissant le front sans rides et extrêmement tendu, les joues colorées, palpitantes; les lèvres tantôt rapprochées au milieu, tantôt repoussées vers les angles de la bouche, de sorte qu'elles restent serrées contre les dents, comme une personne qui rit.

Dans l'intensité du mal, bien que les joues soient rouges, le reste de la figure est pâle; les veines du cou se gonflent, la voix se trouve éteinte comme dans la strangulation; les oreilles sont insensibles aux cris les plus forts; au lieu de voix, on n'entend qu'une espèce de murmure ou gémissement sourd: la respiration devient entrecoupée, suffoquée, comme chez ceux que l'on étrangle. Le pouls véhément vif et serré au commencement de l'accès, devient plus plein, plus mou, plus lent vers la fin; il suit en général une marche irrégulière, il y a érection des parties genitales. Ces symptômes s'observent vers la fin du paroxysme.

Lorsque le mal est sur le point de finir, les urines passent involontairement; il survient un flux de ventre; chez quelques-uns il y a émission de sperme; ce dernier écoulement peut être causé par la pression ou le resserrement des vaisseaux spermatiques ou par un prurit douloureux des nerfs qui occasionne dans ces parties un flux d'humeurs; car dans ce mal les nerfs sont douloureusement affectés; la bouche extrêmement humide, remplie d'une pituite abondante, épaisse, froide; on pourrait en aglomérer une quantité prodigieuse en la faisant filer. Pendant la longue et pénible angoise qu'éprouve le malade, ce qui se trouve renfermé dans l'intérieur de la poitrine fermente; l'air ou souffle qui s'y trouve comme retenu agite le tout et le met en ébullition; or, quand la respiration devient plus libre, cette humeur troublée et convulsivement agitée se fait jour en même-temps que l'air et inonde la bouche et les narines d'écume ou de pituite mêlée d'air; (*a*) de sorte qu'il se fait un re-

(*a*) *Cette humeur* etc. Il y a quelque chose d'obscur ici dans le texte et probablement une lacune. Si je n'ai pas traduit litteralement, je ne pense pas au reste m'être éloigné beaucoup du sens de l'auteur.

lâchement général, quand la suffocation qui existait vient à cesser. Ainsi les épileptiques, de même que la mer lorsqu'elle est agitée par la tempête, rejettent une grande quantité d'écume, et alors ils se relèvent comme ayant fini leur accès; mais quoique le mal cesse, ils n'en restent pas moins d'abord affaissés, les membres roués, sans force, la tête pesante, pâles, tristes, humiliés et par ce qu'ils viennent de souffrir et par la honte que leur cause un tel mal.

CHAPITRE VI.

Du Tétanos.

Les Spasmes, ou affections tétaniques, sont très-douloureux, tuent promptement et se guérissent difficilement. C'est une affection particulière des muscles et des tendons des machoires; et de là, le mal se communique à tout le reste du corps, car tout dans le systême sympathise avec les principes. (*a*) On distingue de trois espèces de Spasmes, suivant que le corps reste droit, qu'il se penche en avant ou se courbe en arrière. Lorsqu'il reste exactement droit sans pouvoir se fléchir, sans pencher d'aucun côté, la maladie prend simplement le nom de *Tétanos*; dans les deux autres cas, elle tire son nom de l'endroit vers lequel se fait la flexion et du mot *Tonos* qui signifie tention : ainsi lorsque les nerfs

(*a*) Ce qu'Arétée appelle simplement principes sont particulièrement ceux du mouvement et du sentiment qui, suivant lui, résident dans le cerveau et desquels les nerfs dépendent.

de la partie postérieure du corps se trouvent affectés et que la flexion se fait en arrière, elle s'appelle *Opisthotonos*; si au contraire les nerfs de la partie antérieure le sont, et que la flexion se fasse en avant, elle prend le nom d'*Emprosthotonos;* le mot *Tonos* est ici d'autant plus convenable qu'il signifie *nerf* et *tention.* Ces affections peuvent être produites par une infinité de causes, car elles arrivent souvent après les plaies, quand il y a eu une membrane ou des nerfs ou des muscles piqués, et les malades périssent alors presque toujours, car toute convulsion à la suite d'une blessure est mortelle; une fausse couche peut aussi y donner lieu, et rarement la femme se rétablit. D'autres fois elles sont occasionnées par des coups violents reçus sur le cou; le froid en est également une cause très-efficace, et c'est pour cette raison que de toutes les saisons l'hiver est celle qui produit le plus de maladies de cette espèce, puis le printemps et l'automne. Elles paraissent peu dans l'été, si ce n'est à la suite d'une blessure ou lorsqu'il règne quelqu'épidémie extraordinaire. Les femmes, parce qu'elles sont d'une constitution froide, y sont à la vérité plus sujettes que les hommes, mais comme elles sont en même temps plus humides, elles se rétablissent plus facilement. Pour ce qui est des différens âges, les enfants en sont presque continuellement attaqués, mais par cela même que ce mal leur est habituel et comme familier, assez rarement ils en périssent. Les jeunes gens en souffrent moins que ces derniers, mais ils en meurent plus souvent; l'âge mûr y est le moins exposé; les vieillards en souffrent le plus de tous et en sont le plus souvent la victime, ce qui provient du froid et de la sécheresse du corps à cet âge, deux choses qui approchent beaucoup de la nature de la mort. Lorsque le froid se trouve joint à l'humide, les affections spasmodiques sont moins mauvaises et moins dangereuses.

Il survient à ceux qui sont attaqués de ce mal, pour parler de tous en général, de la douleur et de la tention dans les muscles du cou, du dos, comme aussi dans ceux des machoires et de la poitrine; celles-ci se serrent si fortement l'une contre l'autre qu'un lévier ou un coin seraient à peine suffisants pour les séparer. Lorsqu'en écartant de force les dents l'on parvient à faire passer quelque liquide dans la bouche, il y reste ou bien il en sort aussitôt ou revient par les narines. Le gosier est si serré, les amygdales tellement tendues et roides que ces organes ne peuvent se prêter à la deglutition; le visage s'allume, prend différentes couleurs, les yeux presque fixes, roulent difficilement dans leur orbite; la respiration devient laborieuse, la suffocation extrême; les pieds et les mains se tendent et se roidissent, tous les muscles palpitent, la figure éprouve différentes contorsions, les joues ainsi que les lèvres sont tremblantes, le menton branle, les dents craquent les unes contre les autres; j'ai vu moi-même dans un cas particulier et non sans beaucoup de surprise, les oreilles éprouver un pareil mouvement. Les urines se suppriment quelquefois au point que le malade n'urine qu'avec la plus grande difficulté, d'autres fois elles passent spontanément lorsque la vessie vient à être comprimée.

Ces symptômes sont communs aux différentes espèces de Tétanos, voici ce qui est parculier à chacune. Dans le Tétanos proprement dit, le tronc reste entièrement droit, immobile, sans incliner d'aucun côté, les jambes et les bras restent également droits, tendus. Dans l'*Opisthotonos*, le corps se renverse de façon que la tête se trouve placée entre les omoplates; le cou devient saillant, la machoire inférieure reste ordinairement béante, rarement elle se rapproche de la supérieure, la respiration se fait avec sterteur, la poitrine ainsi que le ventre sont proéminents. Dans cette espèce, les urines sont difficilement retenues, le ventre tendu résonne lorsqu'on le frappe; les bras par l'effet du spasme se tordent en arrière, les jambes se fléchissent dans une direction contraire à celle des jarrets. Dans l'*Emprosthotonos* le dos se voûte, les hanches forment une saillie au point de se trouver égales au dos; toute l'épine devient extrêmement proéminente; la tête s'incline, se porte vers la poitrine et le menton adhère au sternum, les bras se serrent et s'entrelacent, les jambes restent tendues; chez tous les malades les douleurs sont atroces; chez tous la voix est triste et lamentable; ils soupirent et poussent de profonds gémissemens. S'il arrive que le mal se porte sur la poitrine et affecte grièvement la respiration, ils quittent bientôt une vie peu regrettable : la mort en effet qui les délivre de cet état douloureux, de cette posture hideuse et contre nature, est un bien pour eux et un spectacle moins affligeant pour ceux qui en sont les témoins, fusse même un père ou un fils. S'ils continuent de vivre et que la respiration quoique viciée se soutienne encore, le corps prend non-seulement la forme d'un arc, mais il se courbe au point de former une espèce de boule, car la tête se colle contre les genoux et ils ont le dos et les extrémités inférieures tellement ramenés en devant, que le genou semble repoussé en arrière et prendre la place du jarret, calamité monstrueuse, spectacle désagréable, pénible à voir, mal irrémédiable; dans cet état leurs amis mêmes ne peuvent les reconnaître. Si les vœux qu'on faisait auparavant pour leur mort avaient pu paraître impies, ils deviennent maintenant charitables, parce qu'il n'y a que la perte de la vie qui puisse mettre un terme à tant de souffrances, à tant de difformités. Le médecin, en effet, quoique présent ne trouve en son art aucun moyen, je ne dis pas de les guérir, mais même de les soulager. Ce serait en vain qu'il essaierait de changer leur posture, il les mettrait plutôt en pièces. Il ne lui reste donc qu'à s'affliger sur le sort de son malade, qu'il voit aux prises avec un mal auquel il ne peut remédier, et certes il n'y a point de situation plus pénible et plus malheureuse pour un médecin.

CHAPITRE VII.

De la Synanche.

La Synanche est une compression de la respiration et par cela même une maladie très-aiguë. On en distingue de deux sortes, la première est une inflammation des organes de la respiration. La seconde une affection particulière de l'air (*a*) et a sa cause dans cet air même. Les organes qui souffrent dans la première sont les amygdales, l'épiglotte, le pharynx, la luette, l'extrémité supérieure de la trachée-artère, et si l'inflammation fait de plus grands

(*a*) *Affection particulière* de l'air etc. του πνευματος παθος Gorrée, dans ses définitions, nous apprend que le mot πνευμα se trouve employé en différens sens par Hippocrate et les anciens Médecins Grecs. Tantôt ils s'en servent pour désigner un fluide très-subtil et très-délié ou substance éthérée, qu'ils regardaient comme constituant avec les solides et les humeurs un troisième élément dont nos corps sont composés; tantôt pour signifier la matière de la respiration. D'autres fois ils l'appliquaient à l'air athmosphérique agité; d'autres fois enfin à l'air qui sort du corps et notamment des premières voies en forme de vents. Dans quel sens Arétée l'employe-t-il ici? veut-il simplement désigner par ce mot l'air ou matière de la respiration, et dire que la synanche est une affection de cet air qui subit dans le corps après y avoir été reçu un changement délétère, ou bien entend-il parler de cette substance éthérée et insinuer que la synanche provient d'une affection particulière de cette substance ou esprit, comme le pensent plusieurs modernes qui s'appuyent sur quelques passages de ce genre pour prouver qu'Arétée appartenait à la secte des Pneumatiques. Quelque respectable que soit cette opinion, je serais néanmoins porté à croire que

progrès, la langue et l'intérieur des joues; alors, en raison de l'intensité de l'inflammation, la langue se trouve poussée au-delà des dents, car ne pouvant être contenue toute entière dans la bouche qu'elle remplit, la partie excédente forme une saillie au-dehors. On a donné a cette espèce le nom de Cynanche, c'est-à-dire, suffocation canine, soit parce que de tous les animaux le chien est le plus continuellement vexé par cette maladie, soit parce que dans l'état même de santé, cet animal a coutume de tirer la langue. On observe tout le contraire dans la seconde espèce. Les organes de la respiration, loin d'être gonflés, sont au contraire plus resserrés,

---

l'expression dont se sert ici Arétée doit s'entendre de l'air ou matière de la respiration, ce que ne désavoue pas entièrement M. Leclerc. Effectivement, lorsqu'Arétée pour appuyer son sentiment sur la cause de la synanche se sert de la comparaison de l'air exhalé de la gueule d'un chien enragé, qui de pur et de salutaire qu'il était avant d'être aspiré, acquiert une qualité pernicieuse dans la gorge de cet animal, ne semble-t-il pas insinuer qu'il pense que l'air, aspiré par les personnes attaquées de synanche, éprouve à peu près de cette manière dans l'intérieur du corps, à cause d'une malignité qui y reside, un mauvais changement, et produit le mal de gorge dont il est ici question? *car il existe dans le corps humain une infinité de causes de corruption qui ont la plus grande analogie avec les causes extérieures, il s'y rencontre des sucs d'une nature vénéneuse, comme il s'en trouve en dehors.* C'est d'après cet aperçu que je me suis déterminé à traduire le mot πνευμα par celui d'air. Je confesse au reste que ce passage, de quelque manière qu'on l'explique, est, ainsi que la théorie qu'il énonce, difficile à entendre, soit que l'on prétende que ce soit l'air ou l'esprit qui se trouve affecté dans cette maladie.

plus retirés que dans l'état naturel, et néanmoins la suffocation est extrême ; c'est ce qui fait que les malades croient avoir une inflammation latente dans les parties les plus secrètes de la poitrine comme aux environs du cœur ou du poumon. On lui a donné pour cette raison le nom de Synanche, comme comprimant et suffoquant intérieurement. Quant à moi, je pense que cette dernière espèce de maladie n'est qu'un vice de l'air même qui, par une altération pernicieuse, devient très-chaud et très-sec sans qu'il y ait pour cela aucune inflammation dans quelque partie que ce soit. Il n'y a rien en cela qui doive bien nous surprendre ; ne voit-on pas en effet des personnes exposées aux vapeurs des fosses qu'on appelle *Charonnées* (*a*) éprouver non-seulement de violentes suffocations sans qu'on puisse remarquer quelque lésion dans les organes, mais souvent périr même par une seule aspiration de cet air, avant que le corps ait reçu aucun mal. L'air seul exhalé de la gueule d'un chien enragé, sans qu'il y ait aucune morsure de la part de cet animal, ne suffit-il pas pour communiquer la rage à la personne qui le reçoit ; or, il n'est pas impossible qu'il ne puisse s'effectuer un pareil changement à l'égard de la respiration. Il existe dans l'intérieur du corps une infinité de causes de corruption qui ont la plus grande analogie avec les causes extérieures ; il s'y

(*a*) *Les fosses Charonées ou Charonéennes*, c'est le nom que les Grecs donnaient aux lieux d'où s'élèvent des exhalaisons méphétiques.

rencontre des sucs d'une nature vénéneuse, (*a*) aussi bien qu'il s'en trouve au-dehors. Ne voit-on pas des maladies produire les mêmes effets que les poisons, et des poisons faire vomir les mêmes matières qu'on vomit dans les fièvres? C'est pourquoi on ne doit pas trouver étrange que, dans la peste qui désola Athènes ; quelques personnes crussent que les Péloponésiens avaient jetté du poison dans les puits du Pyrée ; car on ignorait dans ce temps-là le rapport qu'il y a entre les effets de certains poisons et ceux des maladies pestilentielles.

Dans la Cynanche il y a, comme nous l'avons dit,

(*a*) *Il s'y rencontre des sucs* etc. Il est certain qu'il se peut former des poisons dans l'intérieur du corps, en voici entr'autres un exemple remarquable cité par Morgagni. Un enfant consumé peu à peu par une fièvre tierce, était mort dans d'horribles convulsions ; on fit l'ouverture du cadavre, et on trouva les intestins rétirés vers le mésentère qui s'était aussi contracté ; leurs tuniques étaient déchirées et presque roides, tout le canal des alimens contenait une grande quantité de bile de couleur de rouille qui teignait le scalpel d'une couleur violette. On fit avec cet instrument ainsi rouillé une incision à deux pigeons, qui ne tardèrent pas à être agités aussi de mouvemens convulsifs, au milieu desquels ils moururent. Un peu de mie de pain trempé dans cette bile, ayant été avalé par un coq, il eut bientôt un pareil sort. D'après cette observation et plusieurs autres de ce genre, ajoute Morgagni, il est plus difficile qu'on ne le croit ordinairement de juger si une personne a été empoisonnée, puisqu'un poison engendré par une pareille maladie n'a rien qui le distingue de ceux qui viennent du dehors. La preuve la plus sûre dans ce cas, c'est que le poison soit rejetté évidemment ou trouvé dans l'intérieur du corps et en quantité suffisante peut être reconnu par ses propres caractères.

inflammation des amygdales, de la gorge et de toute la bouche, protrusion de la langue, beaucoup de salivation; il découle de la bouche une pituite épaisse, froide, le visage devient allumé, vultueux, les yeux sortis, protuberans, un peu enflammés, la boisson ressort par les narines; cet état est accompagné d'une douleur considérable, que le danger de la suffocation rend moins sensible. Le malade ressent intérieurement dans la poitrine et au creux de l'estomac une chaleur brûlante et cherche à respirer un air frais; la respiration devient de plus en plus difficile, jusqu'à ce qu'enfin le passage de l'air étant entièrement intercepté, il périt suffoqué. Chez quelques-uns le mal passe aisément de la gorge au poumon, et cette métastase devient funeste. La fièvre qui se déclare est lente, peu développée et ne profite en rien. Lorsque la Cynanche prend une tournure plus favorable, il se forme des abcès en différens endroits, ou extérieurement aux parotides, ou intérieurement aux amygdales. Si l'abcès se forme d'une manière douce, sans trop tarder le malade se rétablit, mais non sans peine et sans danger; s'il se forme une tumeur considérable qu'elle passe tout-à-coup à la suppuration, il périt suffoqué. Tel est le caractère de la Cynanche ou angine inflammatoire.

Dans la Synanche il y a affaisement, amaigrissement, pâleur des parties; les yeux sont caves et retirés, le pharynx et la luette contractés, les amygdales presque effacées, la voix éteinte, il y a suffocation. (*a*) Cette seconde espèce d'Angine est bien plus violente que la première, le siège du mal étant dans l'intérieur de la poitrine et dans l'endroit même ou se trouve le principe de la respiration, aussi les malades périssent-ils le jour même et quelquefois si promptement qu'on n'a pas le temps d'appeler le médecin, qui même appelé à temps, leur sert peu, car ils périssent auparavant qu'il puisse avoir recours aux ressources de son art. Si le mal se change en mieux, c'est lorsqu'il se porte au-dehors, et que ces parties s'enflamment et se gonflent de sorte que la Synanche se change en Cynanche. C'est aussi un bon signe lorsqu'il se manifeste un œdème considérable ou un érysipèle bien caractérisé sur la poitrine. L'habile praticien doit profiter de cette circonstance

(*a*) Sydenham, Boerhave et plusieurs autres Médecins modernes parlent d'une espèce d'angine qui n'est point inflammatoire et qui n'est accompagnée d'aucune tumeur extérieure ou intérieure; elle est presque toujours mortelle. Dans cette maladie, dit Wanswieten, la gorge est pâle, sèche, exténuée sans aucune marque d'inflammation intérieure. La dépression de la gorge est surtout un caractère distinctif.

Au reste d'après le peu de détails dans lesquels entre ici Arétée, il est difficile de savoir de quel espèce d'Angine il veut parler; il est cependant assez vrai semblable qu'il est ici question de l'Angine Trachéale ou L'aryngée, peut-être plus commune chez les adultes du temps de ce Médecin et dans les contrées où il exerçait que de nos jours. Nous la voyons sévir principalement contre les enfants, qui en périssent souvent par suite de la pseudomembrane ou couanne qui se forme dans les voies Aériennes, disposition particulière à cet âge ou les mucosités abondent.

et chercher à produire des tumeurs ou former une inflammation extérieurement au moyen de ventouses ou de sinapismes appliqués sur la poitrine et aux environs des machoires. Ces moyens réussissent souvent sans doute à attirer le mal à l'extérieur, mais il arrive aussi quelquefois que le mal rentre subitement et suffoque le malade.

Les causes qui produisent les maux de gorge, du moins les principales, sont le froid, la chaleur, mais celle-ci moins que l'autre ; les plaies, les arrêtes de poisson, les boissons froides, l'excès dans le boire et dans le manger, les différents vices de la respiration.

CHAPITRE VIII.

Des affections de la Luette.

On appelle Luette un corps solide suspendu au palais au milieu des amygdales. Cet organe d'une nature nerveuse, mais humide à cause de l'humidité du lieu où il est situé est sujet à plusieurs espèces de maladies. Lorsque la luette alongée et épaissie par l'inflammation devient rouge et d'une grosseur égale depuis la base jusqu'à l'extrémité, cette affection se nomme le *Kion* ou *Colonne ;* si l'extrémité seule s'alonge s'arrondit et devient noirâtre, on lui donne le nom de *Staphile* ou de *Raisin* à cause de sa ressemblance en figure, grosseur et couleur à un grain de raisin. Si les membranes placées aux deux côtés de la luette se trouvent affectées et paraissent s'étendre comme

comme des ailes de chauve-souris, on appelle cette troisième affection *Imantion* ou lanière, car ces membranes ainsi étendues ressemblent assez à un morceau de cuir applati. Si la luette se termine par une membrane mince et oblongue ayant une espèce d'*Ouraque*, (*a*) on lui donne le nom de *Crapisdon* ou frange. Ce vice survient spontanément ainsi que les précédents à la suite d'une fluxion, ou bien est le résultat d'une incision oblique, lorsque dans l'opération le chirurgien ne laisse une membrane que d'un côté. Lorsqu'enfin la luette devient fourchue et que ses membranes pendent l'une d'un côté et l'autre de l'autre, cette dernière affection n'a aucun nom particulier, l'inspection seule suffit pour faire connaître la maladie. Ces différentes affections de la luette sont toutes accompagnées de suffocation et d'une déglutition difficile; la toux leur est aussi commune, mais plus fréquente dans la troisième et quatrième espèce où elle est excitée par le gargouillement des membranes et par quelques gouttes de pituite qui passent à la dérobée dans la trachée-artère, pendant que dans la première et la seconde espèce, la respiration et la déglutition souffrent davantage et la boisson revient souvent par les

---

(*a*) *Ayant une espèce d'ouraque.* M. Petit pense qu'il y a une faute dans l'original et qu'au lieu de lire οὔραχον il faut lire ουριαχον mot par lequel on désigne en grec le fer inséré à l'extrémité d'une pique qui étant oblong et pointu ressemble beaucoup à l'état de la luette dont il est ici question, et forme une comparaison plus naturelle et moins recherchée que celle tirée de l'ouraque.

narines, les amygdales se trouvant en même-temps affectées. Les vieillards sont plus sujets au Kion, et les jeunes gens comme plus sanguins et plus disposés à l'inflammation, au Staphyle. Les maladies des membranes sont particulières à l'enfance et à l'adolescence. On peut couper ces parties sans danger excepté dans le Raisin où il faut quelque précaution; car lorsque l'inflammation est récente, on doit craindre de l'augmenter encore, ainsi que la douleur par l'incision, et d'exciter une hémorragie considérable.

CHAPITRE IX.

Des Ulcères des Amygdales, (a) ou des Paristhmies.

Parmi les Ulcères qui attaquent les amygdales, il y en a qui sont en quelque sorte familiers et d'une nature douce et bénigne. D'autres qui ont quelque chose d'étranger, de pestilentiel et qui tuent. Les

---

(a) Amygdales, en grec παρισθμια *Paristhmies.* Les grecs donnaient le nom d'isthme à l'entrée de la gorge, qui présente dans cet endroit un passage étroit et appelaient conséquemment Paristhmies les organes situés dans ce voisinage et en particulier les glandes que nous nommons aujourd'hui amygdales, d'après la forme du fruit de l'amandier αμυγδαλον auquel en effet ces glandes ressemblent. On voit que le mot Paristhmies se trouve ici pris dans un sens plus étendu que celui d'amygdales dont nous nous servons et qu'il est question dans ce chapitre, ainsi que le porte le titre grec, non-seulement des affections des amygdales mais des maladies qui attaquent les parties voisines de la gorge ou de l'isthme.

premiers sont purs, petits, superficiels, sans douleur et sans inflammation. Les seconds sont larges, creux, sordides et forment une concrétion blanche, ou livide ou noire. On appelle ces Ulcères *Aphtes*. lorsque cette concrétion est profonde, elle prend le nom d'*Escharre* ou croûte et en porte le nom. L'Eschare est environnée d'un cercle d'un rouge vif, avec inflammation et tension des veines, comme dans le Charbon, et de petites pustules rares d'abord, qui se réunissent ensuite pour ne former qu'un large Ulcère. Quand ce mal exerce ses ravages du côté de la bouche, il attaque la luette et la coupe; il s'étend à la langue, aux gencives, aux alvéoles et les dents s'ébranlent et se noircissent; s'il arrive que le *Phlegmon* se porte à l'intérieur de la gorge, les malades périssent en peu de jours par la violence de l'inflammation, la fièvre, l'infection et le défaut d'alimens. Enfin s'il vient à gagner le poumon par la trachée-artère, le malade promptement suffoqué périt le jour même; car le poumon et le cœur ne peuvent supporter long-temps l'ulcération, la sanie et une telle infection; il survient une toux violente et une difficulté extrême de respirer.

L'affection des amygdales a pour cause l'usage des substances froides, acres, chaudes, acides, astringentes. Ces parties en effet servent au poumon pour la respiration et la voix, à l'estomac pour la transmission des alimens, à l'œsophage pour la déglutition et s'il arrive que la poitrine, l'estomac ou l'œsophage soient attaqués de quelques maladies, ces mêmes parties en reçoivent les exhalaisons et les mauvais rapports. C'est ce qui fait que les enfans sont surtout sujets à cette maladie jusqu'à l'âge de la puberté, leur tempérament plus chaud les porte à respirer beaucoup d'air frais ; ils sont d'ailleurs très-intempérants et veulent manger de tout, boire froid, ils parlent haut, crient beaucoup dans leurs jeux et leur colère. Les jeunes filles sont également sujettes à cette maladie jusqu'à l'époque de la menstruation.

Ces Ulcères sont extrêmement communs en Egypte, l'air qu'on y respire est très-sec, la terre y produit beaucoup de légumes, de semences et de racines acres dont les habitans se nourrissent, l'eau du Nil leur fournit une boisson trouble, et celle qu'ils préparent avec l'orge ou le marc de raisin a beaucoup d'acreté. La basse Syrie abonde aussi en Ulcères de cette espèce, ce qui leur a fait donner le nom d'Ulcères Egyptiens et Syriens. Le genre de mort que causent ces Ulcères est tout-à-fait déplorable ; les malades éprouvent une chaleur acre, brûlante, telle que dans le charbon, ils s'empoisonnent avec leur propre haleine, ils n'exhalent par la bouche qu'une odeur empestée qu'ils retirent bientôt avec beaucoup de force dans l'intérieur de la poitrine ; ils sont tellement infects qu'ils ne peuvent souffrir leur propre odeur ; ils ont le visage pâle et livide, une fièvre ardente, une soif de feu que ces malheureux n'osent ou ne peuvent satisfaire ; car la boisson en occasionnant la compression des amygdales les fait souffrir énormement ou leur revient par les narines ; ils se trouvent dans un malaise continuel ; couchés, ils veulent se lever et être assis, et ne pouvant rester dans cette dernière posture, ils se recouchent ; le plus souvent ils prennent le parti d'être debout et de se promener, car ne pouvant rester en place, ils fuient toute espèce de repos et cherchent à se dérober au mal par la fatigue ; ils retirent leur haleine le plus profondément qu'ils peuvent, dans le dessein d'attirer beaucoup d'air frais pour se rafraîchir, et la laissent ressortir le plus faiblement possible, parce que l'ardeur de leur haleine ne fait qu'augmenter encore le feu de leurs Ulcères qui ne sont déjà que trop brûlans ; leur voix devient enrouée, éteinte ; le mal augmente de plus en plus jusqu'à ce que tombant tout-à-coup par terre, ils restent sans connaissance.

CHAPITRE X.

De la Pleurésie.

L'intérieur des côtés, des vertèbres, de toute la cavité thorachique jusqu'à la clavicule est revêtu d'une membrane mince et en même-temps très-adhérente aux os, à laquelle on donne le nom de *Succingente* ou de *Plèvre*. Lorsque cette membrane est attaquée d'inflammation, il survient de la fièvre ; de la toux avec une expectoration variée. Cette affection s'appelle Pleurésie ; mais pour que ce nom lui convienne, il faut que tous ces symptômes se trouvent réunis ensemble et qu'ils proviennent de la même cause, car s'ils venaient séparément, ou les uns d'une cause et les autres d'une autre, ce ne serait plus pour lors une Pleurésie. Ce mal est accompagné d'une douleur aiguë qui s'étend jusqu'à la clavicule avec une chaleur acre, le coucher sur le côté affecté est facile, car dans cette situation la plèvre reste dans sa propre place au lieu que dans l'autre elle se trouve tiraillée par la suspension et par le poids de la partie enflammée. Cette douleur se répand dans toute la continuité de la membrane jusqu'à l'épaule et au cou, et quelquefois elle s'étend même jusqu'au dos entre les omoplates, c'est ce que les anciens ont désigné sous le nom de Pleurésie dorsale. Il y a une grande difficulté de respirer, de l'insomnie, du dégoût, un vermillon sur les joues, une toux sèche, le malade crache difficilement, ses crachats sont pituiteux ou bilieux, roux ou extrêmement sanguinolents, se succédant les uns aux autres, sans aucun ordre fixe ; les plus mauvais sont ceux qui ne sont point mêlés de sang, (*a*) le délire survient, quelquefois un état comateux, ou plutôt un assoupissement mêlé de délire. Lorsque tous les

(*a*) *Les plus mauvais sont ceux* etc ; il est plus avantageux que les crachats soient un peu roux : lorsqu'ils sont néanmoins trop sanguinolents, ils ne sont pas sans danger, surtout si c'est au commencement de la maladie, suivant l'auteur des Coaques verset 148. Les crachats jaunes mêlés d'un peu de sang rendus dans le commencement sont de bon augure ; s'ils paraissent le septième jour au plus tard, ils sont moins salutaires. Les crachats fort sanguinolents ou livides dès le commencement sont dangereux.

symptômes s'aggravent et que le mal prend une mauvaise tournure, le malade tombe en syncope et périt la première semaine; si l'expectoration ne commence que la seconde et qu'il survienne une exacerbation, il périt le quatorzième jour. Quelquefois cependant il se fait avant ce temps une métastase au poumon, (car ce viscère d'une substance chaude, spongieuse, attire vers lui l'humeur des parties voisines) et le malade périt soudainement suffoqué. S'il passe le quatorzième jour et ne périt pas avant le vingtième, il se forme un empyème. Si la maladie prend une tournure plus favorable, ou il survient une hémorragie abondante des narines qui enlève presque tout-à-coup le mal, ou le malade expectore des matières qui sont d'abord pituiteuses, puis bilieuses, tenues, puis plus déliées encore, puis rousses, épaisses ressemblant à des chairs. Si après les crachats roux, il en reparaît de pituiteux et de bilieux, ce retour n'a rien d'inquiétant; lorsque ce mieux commence le troisième jour et que les crachats deviennent faciles, unis, globuleux, le malade se rétablit le septième; il survient un devoiement bilieux, la difficulté de respirer, ainsi que le délire cessent, la fièvre disparaît, l'appétit revient. S'il ne commence que la seconde semaine, le malade se rétablit le quatorzième jour, autrement il se forme une suppuration. Ce dernier état se manifeste par des frissons, une douleur pongitive, une difficulté plus grande de respirer, le besoin d'être continuellement assis; il est alors à craindre que le poumon attirant à lui beaucoup de pus n'occasionne la suffocation du malade échappé à un premier et plus grand danger; à moins que l'abcès ne se porte vers les côtes, ne les écarte, et ne forme une tumeur extérieurement, ou ne se fraye (a) un chemin par les intestins, alors le malade se rétablit ordinairement.

Les Pleurésies régnent le plus en hiver, (b) puis l'automne, moins au printemps, à moins qu'il ne soit froid, très-peu pendant l'été. Parmi les différens âges, les vieillards y sont très-sujets, mais ils s'en tirent plus facilement que les autres, parce que le corps étant alors très-sec est peu susceptible d'une inflammation forte; d'ailleurs le métastase au poumon est moins à craindre, car ce viscère est plus froid dans la vieillesse que dans tout autre âge, son mouvement est plus languissant et son attraction bien plus faible. Les jeunes gens et les hommes faits n'y sont pas aussi sujets, mais ils en périssent plus souvent, l'inflammation étant proportionnée à la vigueur de l'âge et conséquemment le danger plus grand. Les enfans y sont le moins exposés de tous et en meurent le moins

(a) *Ou ne se fraye etc.* On trouve dans les mêmes Coaques verset 429 un passage qui paraît entièrement opposé à celui-ci, dans le cas de suppuration du poumon, y est-il dit, *rendre du pus par les selles est mortel.*

(b) *Les pleurésies régnent le plus en l'hiver* etc. Hippocrate dit la même chose aph. 23 lec. 3 Néanmoins dans nos climats qui diffèrent un peu de ceux de la Grèce, les pleurésies se manifestent particulièrement à l'approche du printemps.

souvent, parce que le corps est à cet âge d'un tissu peu serré, spongieux, perméable, et que toutes les excrétions sont faciles, de sorte que l'inflammation ne peut s'élever à un haut dégré, ce qui est un avantage et un bonheur pour l'enfance dans cette maladie.

DES SIGNES ET DES CAUSES DES MALADIES AIGUES.

LIVRE DEUXIÈME.

CHAPITRE PREMIER.

De la Péripneumonie.

Deux choses principales font vivre les animaux, les alimens et la respiration, mais celle-ci y contribue plus immédiatement, (*a*) car lorsqu'elle vient à être supprimée, on ne peut subsister long-temps sans elle et la mort arrive presqu'aussitôt. Plusieurs organes servent à cette fonction, les narines où elle commence, la trachée-artère qui en est le conduit,

(*a*) Hippocrate dit à peu près la même chose au commencement du traité *des vents*. L'homme et les animaux, suivant lui, se nourrissent de trois choses : savoir des alimens, de la boisson et de l'air πνευμα, ils mangent, ils boivent, ils respirent. Arétée ne fait ici mention que de deux de ces choses, comprenant sous la même dénomination la nourriture solide et liquide. Les modernes, quoique la physiologie ait fait beaucoup de progrès de nos jours, ne nous apprennent rien de plus. Le poumon digère l'air; l'estomac, les alimens.

le poumon qui en est le lieu propre, le thorax qui est comme l'enceinte et le réceptacle du poumon: mais pendant que les autres organes ne servent à l'animal que comme instruments, le poumon contient la cause de l'attraction comme renfermant dans son sein le principe de la vie et de la respiration, je veux dire le cœur situé au milieu de ce viscère, qui lui *communique* à la vérité le *désir* * d'attirer un air frais, par la chaleur dont il l'embrâse, mais qui est lui-même le premier mobile de l'attraction; (*a*) c'est pourquoi, lorsque le cœur se trouve attaqué, la mort suit de près; (*b*) si c'est le poumon et que l'attaque soit légère, le malade à la vérité respire difficilement, vit avec peine, mais la mort n'arrive néanmoins que très-tard, si on y apporte du remède; si au contraire l'attaque est grave, comme par exemple dans l'inflammation, la suffocation, l'aphonie, le défaut de respiration mettent la vie dans un danger éminent. C'est de cette dernière maladie, à laquelle on donne le nom de Péripneumonie, dont il est ici question.

Le mal se manifeste par une fièvre aiguë, avec un sentiment de pesanteur dans la poitrine, sans

---

* την ποθην ενδιδοι

(*a*) Arétée adopte ici la théorie d'Aristote et d'Hippocrate, le poumon n'est suivant eux que la cause secondaire de la respiration, le cœur en est le premier mobile.

(*b*) *Lorsque le cœur se trouve attaqué* etc. Ceci doit s'entendre d'une lesion grave. *Solum hoc viscus*, dit Pline, *vicit non maceratur, nec supplicia vitæ trahit, læsumque mortem illicò affert.*

douleur, si le poumon est enflammé seul; car ce viscère d'un tissu spongieux et semblable à de la laine est naturellement insensible, ainsi que les artères cartilagineuses qui y sont insérées; il n'a point de muscles, ses nerfs petits et déliés ne servent qu'au mouvement, ce qui fait que la douleur n'existe que lorsque quelques-unes des membranes qui l'environnent et l'attachent au thorax se trouvent enflammées; l'haleine devient brûlante, la respiration difficile, le malade cherche à être assis ou dans une situation érecte, afin de respirer plus aisément; le visage devient rouge surtout les joues, le blanc des yeux perlé, le nez camard, les veines des tempes et du cou saillantes; l'aversion pour la nourriture est considérable; le pouls plein au premier abord, devient mou et comme vide, puis (*a*) accéléré comme si on hâtait sa marche; à l'extérieur la peau semble modérément chaude et moite, mais le malade ressent intérieurement une chaleur acre et brûlante; delà le feu de l'haleine, l'aridité de la langue, la soif, (*b*) le desir insatiable de respirer un air frais, l'anxiété continuelle. La toux est ordinairement sèche et lorsqu'elle est accompagnée de crachats, c'est

---

(*a*) On remarque que le pouls n'est pas aussi dur dans la péripneumonie que dans la pleurésie, ordinairement il est mou et vacillant.

(*b*) *La soif* etc. M. Petit fait à ce sujet une remarque assez curieuse. Il n'est pas surprenant, dit-il, qu'il y ait une grande altération dans la péripneumonie à cause de la chaleur extrême qu'éprouve le poumon, car, ajoute-t-il, Aristote remarque

une pituite mêlée d'écume ou une bile presque pure, ou quelque chose de sanguinolent d'une couleur extrêmement rutilante ; ces derniers crachats sont plus mauvais que les autres. (a) Quand la maladie prend une tournure funeste, l'insomnie augmente, le malade dort peu quoiqu'il paraisse assoupi, son esprit poursuivi par une foule de pensées incohérentes, s'égare, mais revient assez facilement à lui, il est rare que l'aliénation soit complète ; il ne connaît point son état, et si on l'interroge à ce sujet ; il répond qu'il se porte bien ; les extrémités deviennent froides, les ongles livides et crochus, le pouls petit, fréquent et à peine sensible à l'approche de la mort qui arrive communément le septième jour. Lorsqu'il se fait un changement en mieux, on observe pour l'ordinaire un saignement de nez abondant, ou une évacuation copieuse par les selles de matières bilieuses mêlées d'écume qui paraissent provenir de la poitrine ou bien un écoulement de

---

que ceux qui ont le poumon chaud et plein de sang, aiment beaucoup à boire, à plus forte raison ceux qui l'ont enflammé. Non-seulement dans ce cas, suivant le même Aristote, les malades aiment beaucoup à boire mais ils aiment surtout à boire du vin. Je n'ai point fait cette remarque relativement au désir de boire du vin dans la péripneumonie, mais j'ai eu plusieurs fois occasion de remarquer que les personnes attaquées de phthisie pulmonaire ont un goût particulier pour le vin et aiment beaucoup à en boire.

(a) Les crachats extrêmement sanguinolents et livides sont de mauvaise augure, Coaques. 149.

matières semblables par les urines. S'il arrive que toutes ces évacuations se fassent en même-temps les malades sont bientôt guéris. Quelquefois il se forme un amas de pus dans le poumon, dans ce cas ce qui peut arrriver de plus heureux, c'est que la matière purulente puisse prendre son cours par les intestins ou la vessie, ou qu'il se fasse une métastase par la plèvre et que le pus se fasse une issue au-dehors de ce côté, on est délivré alors de la Pneumonie; il se forme un ulcère, il est vrai qui peut durer quelque-temps, mais qui se cicatrise à la longue. S'il arrive que l'abcès crève et se répande tout-à-coup dans le poumon même, cet épanchement soudain d'une grande quantité de pus suffoque le malade trop faible pour le rejetter aussitôt, ou s'il arrive qu'il y résiste, il se forme un ulcère qui le fait long-temps souffrir et finit par le jetter dans la phthisie. Il est rare que les vieillards survivent à une telle ulcération, comme il est rare que les jeunes gens et les personnes dans la vigueur de l'âge résistent à la violence de l'inflammation.

CHAPITRE II.

Du crachement de Sang.

Il y a deux espèces de crachement de sang; dans la première, le sang que l'on rejette vient de la bouche, de la tête et des vaisseaux de cette partie; le palais, l'arrière bouche où commencent l'œsophage et la trachée-artère en sont la voie; il est ordinairement amené à la bouche avec des efforts pour cracher, et une petite toux quelquefois même un peu vive, à moins qu'il ne vienne que de la bouche et des lèvres, car dans ce cas on le crache sans effort et ce n'est qu'une simple *expuition;* toutes les fois même que le sang ne vient que de la tête ou de la bouche, soit en petite quantité goutte à goutte, ou plus abondamment, ce n'est point à proprement parler un crachement de sang, cette manière de le jetter s'appelle *expuition*, ou simplement hémorragie; mais dans la seconde espèce ou le sang remonte à la bouche de la cavité thoracique et des viscères qui y sont contenus, tels que la trachée-artère, et des lieux voisins de l'épine, ce n'est plus une expuition, mais un véritable crachement de sang auquel on donne le nom d'*anagoge*, comme qui dirait *adduction de sang à la bouche.* Ces deux espèces de crachement de sang ont quelques symptômes communs, en tant, par exemple, que le sang dans l'une et dans l'autre vient aboutir au même endroit; mais ces symptômes sont en petit nombre et de peu de conséquence au lieu qu'ils en ont de particuliers et de très-importans par lesquels il est facile de les distinguer l'une de l'autre.

Lorsque le sang vient de la tête, les symptômes sont plus ou moins graves, suivant que l'hémorragie est abondante ou de peu de conséquence; la tête devient pesante, douloureuse, le visage coloré, les oreilles tintent, les veines se gonflent, on éprouve des vertiges. Cet état a été ordinairement précédé de

causé évidemment par des coups reçus à la tête, par le froid ou la chaleur, par l'excès dans le vin; dans l'ivresse en effet lorsqu'elle est portée à un très-haut dégré, la tête se remplit soudainement, les vaisseaux se rompent, et il en découle une grande quantité de sang, si elle est modérée, il n'y a qu'un léger crachement de sang, suite de la raréfaction des vaisseaux. Il arrive aussi quelquefois dans le saignement de nez que le sang se détourne de son cours ordinaire et vient par la bouche, ce qui donne l'apparence d'un crachement de sang. Lorsque le sang vient aussi de la tête, on éprouve une espèce de titillation au palais, on a des envies de tousser, on fait de fréquens efforts pour cracher après lesquels le sang se détache et vient à la bouche. Si de la bouche, le sang passe dans la trachée-artère, il est aussitôt rejetté par la toux, s'il tombe dans l'estomac, il survient des nausées et on le vomit. Ces deux circonstances en imposent souvent et font croire que le sang vient de l'intérieur de la poitrine, ou de l'estomac; mais pour peu qu'on y fasse attention, on ne s'y méprendra point. Le sang qui découle de la tête est peu épais, noirâtre, uni, pur, il vient sur la langue par flocons et se détache facilement. Le palais paraît à l'inspection sordide, ulcéré, souvent sanglant, la cure en est simple et prompte; il suffit d'appliquer au palais quelques stiptiques froids, car les applications chaudes en dilatant et raréfiant les petits vaisseaux ne font qu'augmenter l'écoulement du sang. C'est ainsi qu'il est facile de s'assurer si le sang vient de la tête. S'il arrive que le sang se porte trop abondamment à la tête, il faut en procurer l'évacuation par les narines, ou par la saignée, ou de quelque autre manière que ce soit; et même sans beaucoup de délai; car si on diffère trop long-temps, le sang s'habitue à se porter vers cet endroit, et les parties à le recevoir; la trachée-artère continuellement irritée par le sang qui découle de la tête, s'ulcère, il survient une toux sèche et un commencement de phthisie.

Dans la seconde espèce de crachement de sang que l'on nomme *anagoge*, où le sang remonte à la bouche de la cavité thoracique et des viscères intérieurs, l'hémorragie est extrêmement funeste, lorsqu'elle est la suite de la rupture de quelque vaisseau principal, de la veine cave, par exemple, qui porte le sang du foie au cœur, ou de la grosse artère, située le long de l'épine du dos : dans ce cas l'irruption soudaine du sang cause une mort aussi prompte que dans la strangulation. Si le sang ne vient que du poumon, de la plèvre ou de la trachée-artère, le malade ne périt pas à la vérité aussi promptement, mais il tombe ordinairement dans la phthisie. Le danger est moindre si la trachée-artère est seule le siège du mal; si le sang rejetté vient de l'estomac ou de l'œsophage, l'hémorragie n'est pas à beaucoup près aussi terrible, quand même on vomirait beaucoup de sang, car on peut y remédier facilement et promptement. Quoiqu'il soit assez difficile, et même très-rare que le sang remonte du foie et de la râte, l'issue en étant plus facile

facile par l'estomac et les intestins, il n'est cependant pas impossible ou même incroyable qu'il ne puisse quelquefois se porter de ces viscères à la trachée-artère ; on voit en effet dans les fièvres le sang couler du foie et de la rate par celle des narines située du côté du viscère malade.

Tels sont les différens endroits d'où le sang peut provenir et le plus ou moins de danger qu'accompagne le crachement de sang. Dans tous ces cas l'effusion de sang se fait de trois manières, ou par rupture des vaisseaux, ou par érosion, ou par rarefaction. La rupture est ordinairement la suite d'un coup, d'un effort pour éléver ou mettre bas un fardeau, d'un saut d'un endroit élevé, d'une clameur trop forte, d'un accès de colère ou de quelque cause semblable, comme aussi d'une accumulation soudaine de sang dans quelque artère. L'érosion se connait en interrogeant le malade et en s'informant s'il a éprouvé de la toux, de la difficulté à respirer, s'il a eu des nausées, des envies de vomir ; car dans ces affections lentes les vaisseaux se trouvent insensiblement corrodés par une fluxion âcre et abondante, et lorsque leurs parois se trouvent amincies et attenuées à un degré extrême, le sang s'en échappe. Dans la rarefaction il n'y a aucune rupture, le sang n'est ni épais, ni abondant, ni l'effusion soudaine ; il n'en exsude des vaisseaux raresiés que la partie la plus tenue ; s'il arrive cependant qu'il ait sejourné longtemps dans quelque cavité, il en sort un peu plus épais qu'il ne l'est naturellement, sans avoir néanmoins la consistance ou la couleur d'un grumeau ; seulement parce qu'il s'y en est accumulé une certaine quantité, il s'en fait un suintement plus épais et plus abondant. Les femmes, dont les règles sont supprimées, présentent un exemple d'un crachement de sang de cette espèce qui se renouvelle à chaque menstruation, cesse à la même époque, et se répète pendant plusieurs périodes, de la même manière, si on n'y apporte remède.

Dans la rupture ; il y a différence entre le sang que l'on rejette suivant qu'il vient d'une veine ou d'une artère : le sang qui vient de la veine est noir, épais et se coagule aisément. L'hémorragie en est moins dangéreuse et se supprime plus facilement. Le sang qui vient de l'artère est plus rutilant, (*a*) plus clair, ne se coagule pas de même ; l'hémorragie en est plus dangéreuse et se supprime difficilement ; car la pulsation de l'artère entretient l'écoulement du sang et son mouvement continuel empêche la plaie de se fermer.

Dans l'érosion, la cure est très-longue ; difficile et dangereuse ; le défaut de substance est cause que le vaisseau ne se consolide point ; (car il se forme une ulcère véritable et non une

(*a*) *Le sang qui vient de l'artère est plus rutilant etc.* On voit par ce passage que la différence entre le sang des veines et des artères n'avait point échappé à la sagacité des anciens. Les phisiologistes de nos jours attribuent cette différence à l'oxigénération.

plaie,) au lieu que dans la rupture la consolidation s'opère facilement, parce que les bords de la plaie peuvent se rapprocher. Relativement au danger, les deux espèces dont nous venons de parler, occupent le premier et le second rang; il en existe bien moins dans la raréfaction, car le sang s'arrête presque de lui-même et il suffit d'employer quelques remèdes réfrigérans et astringents. Le siège de l'hémorragie doit être aussi pris en considération, car il y a plusieurs indices communs qui peuvent facilement induire en erreur, la cure d'ailleurs est différente. Il est rare que le sang vienne de l'œsophage par suite de raréfaction, les alimens et la boisson resserrent et condensent suffisamment ces parties. L'érosion est encore une cause moins fréquente; la fluxion âcre, qui pourrait y donner lieu, ne peut subsister long-temps, elle serait bientôt rejetée par le vomissement ou entraînée inférieurement par les selles. Il n'en est pas ainsi de la rupture, elle peut y avoir lieu plus fréquemment; l'hémorragie n'y est cependant pas aussi considérable qu'au poumon, à cause de la petitesse des veines et des artères de cette partie, le sang est plus noir que rouge, sans l'être entièrement; il n'est pas extrêmement pur ou sans mélange d'écume, on le rejette avec des nausées et le vomissement; il y a une petite toux, quelquefois sèche, quelquefois accompagnée de crachats, ce qui provient du voisinage de la trachée-artère, qui placée le long de l'œsophage et y étant adhérente participe de ses affections; pendant le passage des alimens on ressent une espèce de morsure ou de resserrement dans l'endroit affecté, surtout si ce que l'on prend est très-froid, ou très-chaud, ou acerbe ; chez quelques personnes la douleur s'étend jusqu'au milieu du dos. Le malade vomit de la pituite, et si le mal se prolonge ou s'aggrave, il vomit la nourriture, ou elle lui repugne extrêmement. Cet état est accompagné d'une fièvre plutôt erratique que continue. Le sang que l'on rejette de l'estomac est noir et grumelé, même lorsqu'il vient d'une artère, beaucoup plus si c'est d'une veine; il y a beaucoup de nausées avec des vomissements pituiteux et bilieux ; comme le sang et la nourriture se trouvent réunis au même endroit, les alimens, quand on les revomit, reviennent mêlés de sang ; les malades ont des éructations fétides, et quand le sang s'accumule dans l'estomac, des défaillances, de l'anxiété, des vertiges qui cessent un peu quand l'estomac se trouve degagé. Ils sont en général abattus, poursuivis par une fièvre brûlante et des maux continuels d'estomac. Le sang qui vient de la trachée artère est extrêmement rouge et en petite quantité ; on l'expectore en toussant et la toux ne cesse jusqu'à ce qu'il se detache ; on sent une douleur dans un certain endroit de la gorge, tantôt un peu plus haut, tantôt un peu plus bas, la voix devient enrouée, éteinte. Lorsque le sang vient du poumon, l'expectoration est plus prompte et plus abondante, surtout si c'est par suite d'érosion ; le sang rejeté est rutilant, écumeux, floconneux, de manière cependant à laisser voir une différence selon les différentes parties du poumon d'où il vient : si on compare en effet entr'eux les crachats, on y trouve mêlé quelque chose de ressemblant aux endroits d'où ils se détachent; les fragments de chair, par exemple, indiquent que le foyer du mal est dans la substance du poumon; un sentiment de pésanteur plus que de douleur dans la poitrine, la rougeur des joues; en sont d'autres indices. Si le sang vient d'un autre partie du thorax, comme de la région sous sternale, la douleur indique l'endroit ulceré, la toux est violente, l'expectoration presque nulle, le sang rejeté moins rouge, moderément épais, sans écume, à moins que le poumon ne se trouve affecté dans le passage, car le sang passe de la cavité thoracique à travers ce viscère pour se rendre à la trachée artère. Si le sang vient enfin de la plèvre, il est aussi amené avec la toux, mais il est noir, decomposé, putride et de mauvaise odeur; on ressent une douleur aiguë au côté, on meurt ordinairement avec la fièvre comme les pleuretiques.

Les saisons humides et chaudes disposent le plus aux hémorragies, le printemps, lorsqu'il est tel, puis l'été, rarement l'automne, moins l'hiver. Il périt plus de monde de cette maladie dans l'été où les inflammations règnent le moins; dans l'hiver, au contraire il en périt plus par les inflammations et les fièvres ardentes; dans l'automne, par les phthisies.

En général, dans toutes espèces d'hémorragies, quelque modiques qu'elles soient, et quoique les vaisseaux rompus soient déja réunis, on éprouve de la crainte, de l'inquiétude, on se désespère; car quel est l'homme quelque ferme et resolu qu'il soit, qui, se voyant éprouver quelque chose de semblable à ce qui arrive dans la Jugulation, ne frissonne à l'aspect de la mort qui le menace, d'autant plus qu'on voit les animaux les plus grands et les plus robustes périr de suite par l'effusion de leur sang. Il n'y a rien en cela de bien surprenant; mais ce qui doit le paraître beaucoup, c'est que dans le crachement de sang ou l'hémorragie du poumon, la plus funeste de toutes, le malade ne se desespère jamais, quoiqu'il soit dans le dernier danger. L'insensibilité du poumon paraît en être la cause; toute douleur en effet, quelque modique qu'elle soit, donne la crainte de la mort et paraît ordinairement plus terrible que dangereuse; l'insensibilité au contraire dans les maladies les plus graves, donne de la sécurité et est sous ce rapport plus dangereuse qu'effrayante.

CHAPITRE III.

De la Syncope, ou affection du Cœur.

Il eut raison, soit qu'il fut médecin ou simple particulier, il eut parfaitement raison, dis-je, celui qui donna le premier la dénomination de Syncope à cette maladie. C'est bien le nom qui convient à un mal qui tue aussi vite. (*a*) Quoi

(*a*) Les premières phrases de ce chapitre sont obscures et peu intelligibles dans la version de Crassus; cette obscurité

de plus fort et de plus promptement funeste que la Syncope? Pourrait-on trouver une dénomination plus significative? (a) Mais aussi y a-t-il un viscère d'où dépende plus immédiatement la vie et la mort, que le cœur? Car que la Syncope soit une maladie du cœur ou une lésion dans sa puissance vitale, c'est, ce me semble, ce que l'on ne peut revoquer en doute, si on fait attention aux symptômes de la maladie et à la promptitude de la mort; il paraît que ce mal est en effet une dissolution complète des liens de la puissance conservatrice de la vie: ennemi de la constitution humaine, il l'attaque avec opiniâtreté et ne la quitte point qu'il ne l'ait entièrement détruite. Cela doit paraître d'autant moins surprenant, qu'on voit naître dans les autres parties du corps certaines affections dangereuses qui leur sont propres, qui y prennent leur source et qui s'y attachent exclusivement. C'est ainsi que les bubons pestilentiels sont une maladie propre et particulière des aînes et qui ne provient de nulle autre part; les convulsions une affection propre des nerfs, et l'épilepsie du cerveau.

---

provient en partie de ce qu'il a fait trois mots d'un seul, et qu'au lieu de lire ωχυφονου, il a lu ω χυφον ου : j'ai suivi l'interpretation de M. Petit, qui présente un sens plus intelligible.

(a) *Une dénomination plus significative etc.* Le mot Syncope vient d'un verbe grec συνκοπτειν, qui signifie *couper*, *trancher* d'un seul coup. Grégoire le grand au 3e. livre de ses dialogues, traduisant en latin le mot *syncope*, se sert élégamment de l'expression, *incisio vitalium*.

La Syncope peut donc être, par la même raison, une maladie propre du cœur et de la vie même. Ceux qui prétendent qu'elle est une affection du Cardia, ou orifice supérieur de l'estomac, parce que les forces ont été quelquefois rétablies et le mal dissipé par les alimens, le vin ou l'eau froide, me paraissent raisonner comme ceux qui pretendent que la phrénésie est une maladie des cheveux ou du cuir chevelu, parce qu'en rasant la tête, ou en y faisant des fomentations, on a soulagé ou guéri quelques phrénétiques. Il est bien vrai que le Cardia est un voisin pernicieux pour le cœur, celui-ci en attire des choses nuisibles comme d'utiles ; mais le cœur n'attire-t-il pas aussi dans la respiration l'air du poumon, et peut-on en conclure par cela même que cette faculté soit dans le poumon ? car on sait que les facultés ne résident que là où est le principe et la source de la vie. Mais quoique le Cardia ne soit ni la source, ni le siège principal de la vie, on peut néanmoins souffrir de son défaut de ton ; et quoique les alimens qui affectent le cœur n'offensent pas directement l'orifice de l'estomac, ils n'agissent sur le cœur que par son moyen. D'ailleurs ceux qui meurent de cette maladie ont tous les symptômes d'une violente affection du cœur, tels qu'un pouls faible et petit, des palpitations violentes accompagnées de fortes secousses, des vertiges, des défaillances, un engourdissement dans les membres, un affaissement général, des sueurs abondantes que rien ne peut supprimer, un froid repandu par tout le corps, suivi de la perte du sentiment et de la voix; peut-on dire qu'une affection de l'orifice de l'estomac fasse éprouver de pareils symptômes. Voici ceux qui lui sont propres, des nausées, des vomissemens, du dégout, le hoquet, des éructations, des aigreurs.

D'un autre coté ceux qui ont une maladie de cœur éprouvent une sensibilité plus exquise, de façon qu'ils voient et entendent mieux qu'auparavant; ils ont plus de clarté dans l'esprit, l'ame plus pure; tels que de vrais prophètes, ils annoncent le présent et prévoyent l'avenir. Pourrait-on soutenir que de telles facultés appartiennent au Cardia? Non sans doute, c'est au cœur où l'ame et son essence habitent qu'elles doivent se rapporter; c'est à l'affection de ce viscère qu'on doit attribuer le pathétique des facultés qui y resident. Cette maladie qui détruit ainsi le ton de la nature paraît avoir pour cause le froid et l'humide : car ceux qui en sont attaqués paraissent sans chaleur à l'intérieur et à l'extérieur; ils sont sans soif, ils ont l'haleine froide quoiqu'ils soient attaqués d'une fièvre ardente d'où provient la Syncope; c'est qu'en effet lorsque la nature est forte, vigoureuse et bien tempérée, elle domine, elle gouverne tout, elle maintient l'ordre et l'harmonie parmi les solides, les liquides et les esprits, et conserve ainsi la vie; mais s'il arrive que les liens qui l'unissaient se rompent, c'est-à-dire qu'elle perde son ton, la Syncope survient; elle est précédée du *Causos* ou fièvre ardente (*a*) dont voici les symptômes.

Le malade se sent par-tout consumé par un feu subtil, pénétrant, mais surtout intérieurement; il exhale une haleine brûlante, il recherche et inspire avec avidité l'air froid, la langue est parchée, les lèvres gercées, la peau extrêmement aride, les extrémités froides, les urines saturées de bile, point de sommeil; les pulsations des artères fréquentes, faibles, petites, les yeux purs, brillants, un peu enflammés; le visage bien coloré : à mesure que le mal fait des progrès, tous les symptômes s'aggravent, le pouls devient plus faible, plus petit, la fièvre plus intense, plus pénétrante encore; l'esprit s'aliène, la connaissance se perd, l'altération est extrême; le malade palpe avidement tout ce qui est froid, les murs, les vêtemens, le pavé, les liquides; l'intérieur des mains est

(*a*) *Elle est précédée du* Causos *ou fièvre ardente etc.* On trouve après ces mots dans toutes les éditions d'Arétée le titre d'un chapitre sur le καυσος : j'ai cru devoir supprimer ce titre qui me semble mal à propos inséré dans cet endroit; ce qui précède et ce qui suit semble appartenir évidemment au même chapitre et en être une continuité. Si Arétée décrit ici les symptomes du καυσος, on voit qu'il ne se propose point d'en traiter *ex professo*, se reservant, comme il le dit ci-après, de parler des fièvres dans un traité particulier et qu'il n'en parle qu'occasionnellement comme d'une fièvre qui précède la syncope; car après en avoir exposé sommairement les symptômes, il revient à la maladie qui fait le sujet principal du chapitre.

brûlant, tandis que le reste est froid; les ongles deviennent livides, la respiration s'accélère; il paraît sur le visage et sur le cou une petite sueur légère, telle qu'une rosée; lorsque le corps a ainsi éprouvé le plus haut degré de chaleur et de sécheresse, le froid succède à la chaleur et l'humidité à la sécheresse; car les choses portées à un point où elles ne peuvent plus s'accroître passent à l'état contraire. C'est dans ce moment où tous les liens de la nature sont sur le point de se dissoudre que la Syncope commence. Il s'élève par-tout le corps une sueur considérable que rien ne peut arrêter; l'haleine devient froide, la bouche et les narines se remplissent d'humidité; il n'y a plus de soif; l'urine que l'on rend est tenue, aqueuse; le ventre reste ordinairement serré, quelquefois cependant il passe un peu de matières bilieuses; l'humidité abonde de toutes parts; tout se fond, se liquéfie, les os même; tout, comme les impuretés dans un fleuve, se porte du centre à la circonférence. Cependant les facultés intellectuelles se soutiennent, tous les sens restent purs, l'esprit même acquiert plus de finesse, au point de devenir prophétique; les malades prédisent d'abord leur propre mort; (a)

(a) *Les malades prédisent d'abord leur propre mort etc.* Il paraît qu'on était persuadé du temps de notre auteur que ceux qui étaient attaqués de cette maladie prédisaient quelquefois l'avenir ou qu'ils parlaient ou avaient des entretiens avec les morts. Il est surprenant, observe M. Leclerc, qu'Arétée

ensuite ils annoncent aux assistans ce qui doit arriver à chacun d'eux ; souvent ceux qui prennent leurs paroles pour du délire sont fort étonnés de voir l'évenement arriver conformément à la prédiction. On en voit qui paraissent s'entretenir avec certaines personnes mortes ; soit qu'à cause de la finesse et de la pureté de leur sens, les morts deviennent visibles à eux seuls, soit que l'ame degagée des humeurs grossières, des brouillards épais qui l'environnaient auparavant, voie maintenant clairement ceux qu'elle va bientôt rejoindre et converse déjà avec eux. Lorsqu'en effet la maladie a détruit cette enveloppe impure et dissipé les ténèbres qui offusquaient la vue, les malades voient alors et annoncent ce qui se passe dans l'air, et leur ame étant pour ainsi dire mise à nud, ils deviennent de vrais prophètes. Mais il

qui montre beaucoup de jugement, en paraisse persuadé lui-même, et qu'il cherche à en rendre raison. Cette opinion était sans doute venue de quelques superstitieux, qui s'étaient attachés à écouter les rêveries de ces malades et à vouloir les expliquer ou à y chercher quelque sens ; ou qui, ayant remarqué que ce qu'ils disaient alors avait eu quelquefois de l'accomplissement, en avaient conclu qu'ils étaient de vrais prophètes. C'était au reste une opinion assez répandue chez les anciens que les mourans avaient le don de prophétie. Patrocle mourant prédit à Hector le sort qui l'attend, et celui-ci à Achille. On trouve dans Cicéron le passage suivant au livre premier de la divination. *Divinare autem morientes etiam illo exemplo confirmavit Posidonius quo affert, Rhodium quemdam morientem sex æquales nominasse, qui primus eorum, qui secundus, qui deinceps moriturus esset.* Ce passage a beaucoup de rapport à ce que dit ici Arétée.

est rare que les personnes dont les humeurs et les esprits sont atténués à ce point puissent survivre long-temps à cet état, la puissance vitale se trouvant presqu'entièrement aérifiée. (*a*)

CHAPITRE IV.

Du Choléra. (*b*)

Le Choléra est une maladie extrêmement aiguë, c'est un mouvement retrograde des humeurs de tout le corps vers l'estomac et les intestins ; celles qui affluent dans les voies supérieures sont re-

(*a*) *La puissance vitale se trouvant presqu'entièrement aérifiée etc.* Plusieurs anciens pensaient que les ames, étant aériennes, passaient dans l'air et qu'il en était plein. Nous avons vu, il y a peu de temps, un Écrivain Allemand maintenir sérieusement cette opinion et nous avertir bonnement de ne pas trop nous familiariser avec ces ames vagabondes dont l'air est rempli, parce que ces esprits cherchent souvent à nous tromper et à nous séduire. Cette persuasion que les ames s'envolaient dans l'air après la mort avait donné lieu à cet ancien préjugé par lequel on regardait comme malheureux ceux qui périssaient suffoqués ou submergés, parce que leurs ames ne pouvaient plus passer dans l'air, ni retourner à leur origine céleste. Il subsiste encore dans ce pays un usage qui a beaucoup de rapport à cet ancien préjugé. Aussitôt qu'une personne est morte on a grand soin de couvrir tous les vases remplis d'eau qui se trouvent dans l'appartement.

(*b*) La maladie que décrit Arétée a beaucoup de rapport au Choléra sporadique tel qu'il se manifeste dans les contrées méridionales de l'Europe, et diffère en plusieurs points du Choléra Asiatique que nous avons vu dernièrement se repandre

jetées par le vomissement, celles qui se portent aux voies inférieures par les selles. Les matières que l'on vomit sont d'abord aqueuses, et celles qui passent inférieurement ont l'apparence d'excrémens liquides, extrêmement fétides; car ce mal est occasionné par une longue suite de crudités; les matières qui viennent ensuite sont pituiteuses, bilieuses; les évacuations se font d'abord aisément et sans douleur, mais dans la suite elles sont accompagnées de maux d'estomac et de coliques. A mesure que la maladie augmente, les tranchées deviennent plus fortes; il y a défaillance, résolution des membres, anxiété continuelle, aversion pour toute espèce de nourriture. Lorsque le malade prend quelque chose, il le revomit sur le champ avec beaucoup de bruit et de nausées, mêlé d'une bile extrêmement jaune; les matières qui passent par les selles sont de même nature. Il survient des convulsions, des crampes dans les muscles des jambes et des bras, avec rétraction des doigts, des vertiges, le hoquet; les ongles deviennent livides, tout le corps se refroidit, surtout les extrémités; un frisson général s'empare de tous les membres. Lorsque le mal est à son comble, il s'élève une sueur froide, il passe par haut et par bas une bile noire, l'urine se

sur l'Europe et y porter la désolation. Il y a lieu d'espérer que ce mal aussi formidable que la peste, qui nous a été importé des contrées orientales de l'Asie où il parait être endemique, ne s'acclimatera pas plus dans notre Europe qu'une plante exotique dans un climat qui n'est pas le sien.

supprime; tant à cause du spasme de la vessie que parce qu'il se fait en outre un reflux des humeurs vers les intestins. La voix s'éteint, le pouls devient extrêmement petit, fréquent comme dans la syncope; les efforts pour vomir, ainsi que les envies d'aller à la selle persistent sans relâche; mais il ne passe plus rien par haut, et ce qui sort par les selles n'est plus qu'une matière sèche et privée d'humidité. Le malade périt enfin d'une manière cruelle, misérable, au milieu des convulsions, des angoisses, et des efforts inutiles pour vomir. Cette maladie règne particulièrement en été, ensuite en automne, moins au printemps, très-rarement en hiver. Relativement aux différens âges, les jeunes gens et les hommes faits y sont les plus sujets, les vieillards beaucoup moins, les enfans plus que ces derniers, mais ils n'en meurent point ou du moins très-rarement.

CHAPITRE V.

De l'Ileus ou Convolvulus.

Non-seulement dans cette maladie il se forme une inflammation dans les intestins, qui cause une douleur mortelle, car une infinité de personnes périssent par la violence des coliques, mais il s'y engendre en outre un air froid et lent, qui ne pouvant facilement se faire jour ni par haut ni par bas, y séjourne long-temps et roule particulièrement dans les anfractuosités des intestins grêles. C'est ce roulement qui lui a fait donner le nom d'*Ileus.* S'il arrive qu'après les coliques il y ait affaisement ou amollissement des intestins et que l'hypogastre se retire beaucoup on lui donne celui de *Chordapse*, mot composé dont la dernière partie signifie *élixation* ou *amolissement* et la première est le synonisme d'intestins ; car on appelait anciennement Epichardes les parties contenues entre les nerfs, les vaisseaux et les membranes qui soutiennent les intestins, c'est-à-dire le mésentère.

Les causes ordinaires du *Volvulus* sont un amas putride et continuel d'une grande quantité d'alimens de toute espèce auxquels on n'est point habitué, une longue suite d'indigestions accumulées les unes sur les autres, l'usage de certains ragoûts qui ont coutume de donner des coliques, comme, par exemple, l'encre de sèche. Ce mal peut être aussi occasionné par des blessures, le froid, l'eau froide avalée largement et en grande quantité pendant que le corps transpire abondamment, par un hernie lorsque les intestins pleins d'excrémens tombent dans les bourses et ne peuvent être replacés ; les gros intestins ont coutume de s'enflammer dans ce cas. Les enfans comme sujets aux crudités sont fréquemment attaqués de cette maladie, mais, soit parce que le mal dégénère en habitude, soit parce que les intestins sont alors plus humides et plus lisses, ils s'en tirent d'ordinaire assez bien. Les vieillards y sont moins exposés, mais l'attaque est bien plus sérieuse. Le *Volvulus* règne plus en été qu'au printemps, plus en automne qu'en hiver. La fin de l'été est la saison qui le produit le plus ; il y en a beaucoup qui, dans ce mal, périssent sur le champ par la violence des coliques ; chez d'autres il se forme une suppuration ou bien l'intestin se noircit, tombe en putréfaction, et occasionne ainsi la mort. Ceux chez lesquels le mal est plus modéré éprouvent des tranchées roulantes dans les intestins, une surabondance de pituite dans l'estomac, des défaillances, un abattement, une langueur universelle, des éructations qui ne procurent aucun soulagement, des borborigmes causés par des vents qui prennent leur cours vers l'anus sans pouvoir sortir. Lorsque le mal s'aggrave et devient extrême, tout se porte en haut, vents, bile, pituite, tout est rejeté par le vomissement ; le visage pâlit, tout le corps devient froid, on ressent des douleurs cruelles ; la respiration devient laborieuse, la soif véhémente. Lorsque les malades sont sur le point de mourir, il s'élève une sueur froide sur tout le corps, l'urine se supprime, l'anus se serre tellement qu'on pourrait à peine y introduire la pointe d'une aiguille ; les excrémens reviennent par la bouche ; la voix s'éteint ; le pouls au commencement rare et lent devient extrêmement petit, fréquent, défaillant, vers l'approche de la mort.

Ce que nous venons de dire jusqu'ici doit s'entendre particulièrement des intestins grêles ; mais la même maladie peut aussi se manifester dans les gros intestins et surtout dans le colon avec la même apparence et les mêmes symptômes : il arrive cependant plus souvent que les malades échappent lorsque la suppuration a lieu dans cet intestin épais et charnu , où elle s'établit plus facilement. Dans les coliques des intestins grêles , la douleur est vive et aiguë ; ici l'afflux des humeurs la rend plus obtuse , plus gravative : tantôt elle s'étend jusqu'aux vraies côtes et prend l'apparence d'une pleuresie , (car le mal est accompagné de fièvre) tantôt elle se fait sentir sous les fausses côtes , au côté droit ou au côte gauche , de manière à faire croire que le foie ou la rate sont affectés : tantôt ce sont les hypocondres qui souffrent , car cet intestin est très-étendu et touche par ses circonvolutions à une infinité d'endroits differents. Chez quelques-uns la douleur se fixe aux environs du sacrum et des cremasters. Dans ces sortes de Coliques , les malades éprouvent ordinairement des nausées et font de vains efforts pour vomir , ou lorsqu'ils vomissent , c'est une matière un peu claire , bilieuse , oléagineuse : ici le danger est d'autant moins grand que cet intestin est plus charnu que les autres , plus épais , moins facile à être affecté.

CHAPITRE VI.

Des maladies aiguës du Foie.

Si on ne meurt pas aussi promptement d'une maladie de Foie que d'une maladie de Cœur, on en périt plus douloureusement, le Foie étant en grande partie une concrétion de sang. Quand cependant il survient une cause de mort dans cette partie du Foie que l'on nomme les *portes*, on périt presqu'aussi promptement que dans la syncope. Car cette partie n'est rien autre chose qu'un tissu de membranes, de nerfs importants et deliés et de gros vaisseaux : quelques philosophes l'ont même regardée comme le siège de *l'ame appétitive*. Il n'y a d'ailleurs aucun endroit où il puisse survenir une hémorragie aussi considérable, car le Foie est la souche commune de toutes les veines. Aussi est-il rare qu'il se forme dans ce viscère ou dans des endroits pareils une inflammation forte, la mort la previendrait bientôt, et s'il s'y en forme plus fréquemment de moins considérables, il arrive à la vérité que le malade échappe à la mort, mais n'évite pas une longue maladie, car la fonction qu'exerce le Foie ne peut être supprimée ou suspendue impunément. C'est là, en effet, que se fabrique le sang, et c'est de là qu'il se porte au cœur et aux autres viscères. S'il arrive donc par suite d'une cause grave, comme par exemple, d'une blessure, ou par suite d'un amas putride et coutinuel de crudités, d'excès dans les boissons, d'un refroidissement considérable, qu'il se forme une inflammation dans cette partie du foie que l'on nomme *les Portes*, la mort suit de près. Il survient une fièvre intérieure, pénétrante, profonde, peu sensible à l'extérieur, avec un pouls lent, embarrassé, accompagnée d'une douleur qui varie et prend toutes les formes; car tantôt elle est pongitive et semble percer le côté droit, comme si on y enfonçait un trait; tantôt elle ressemble à des tranchées; d'autre fois elle est gravative, et se fait sentir comme un poids extrêmement lourd. Au milieu de cette douleur, il survient quelquefois des défaillances, et le malade perd la parole. Le Foie suspendu au diaphragme et à la membrane succingente les attire inférieurement par son poids, et ce tiraillement occasionne une douleur vive au haut de l'épaule; il y a des efforts pour tousser plutôt qu'une véritable toux, et quand on tousse on ne rejette rien. La respiration se fait avec beaucoup de difficulté, le diaphragme ne pouvant se prêter facilement au jeu du poumon. L'inspiration est faible et l'expiration plus forte, le teint devient plombé; la nourriture repugne; et quand on en prend, les hypocondres se gonflent; il survient des éructations sonores, bilieuses, aigres, des nausées fréquentes avec de vains efforts pour vomir. Il passe par les selles beaucoup de matières bilieuses, rarement glaireuses; le mal augmente sans cesse; il y a néanmoins peu de délire, l'esprit reste dans un état de torpeur, de suspension et d'abattement, il y a une nonchalance extrême : les extrémités deviennent froides ; il survient des tremblemens, des frissons, un hoquet convulsif, tout le corps est teint d'une bile extrêmement jaune. Lorsque cette jaunisse survient avant le septième jour, la plupart des malades périssent ; ceux qui échappent et auxquels il ne survient ni hémorragie ni évacuation bilieuse par les selles ou par les urines (*a*) éprouvent une suppuration au Foie vers la troisième semaine. S'il se passe un long intervalle de temps sans qu'il se forme d'abcès, le mal se termine inévitablement par L'hydropisie. Le malade devient altéré sans cependant boire beaucoup, sec, émacié ; il n'a de goût pour rien, excepté pour les acides. Cette maladie est fréquente en automne où l'usage immodéré des fruits de toute espèce donne des crudités ; elle attaque particulièrement ceux qui sont dans la vigueur de l'âge.

(*a*) *Auxquels il ne survient ni hémorragie ni évacuation, etc.* La particule négative ne se trouve point dans le texte tel qu'on le lit au jourd'hui, lequel néanmoins traduit sans cette négative, comme le fait Crassus, présente un sens absurde. Il est en effet absurde de dire que ceux auxquels il survient une hémorragie abondante par les narines ou des évacuations bilieuses par les selles ou les urines, éprouvent une suppuration au foie vers la troisième semaine, d'autant plus que suivant Hippocrate et Arétée lui-même, ce sont ces évacuations bilieuses par les selles et par les urines qui suivent ordinairement la maladie et préviennent la suppuration. Il y a donc évidemment une faute de copiste : on aura oublié le μ et écrit simplement η au lieu de μη.

CHAPITRE VII.

De la maladie aiguë de la Veine cave.

Des portes du Foie, à égale distance de ses extrémités, s'avance dans l'intérieur de ce viscère une veine considérable, qui, se divisant en plusieurs branches, toujours décroissantes et devenant par dégrés plus petites et plus nombreuses, se distribue dans toute sa substance en une infinité de rameaux imperceptibles à la vue. A l'extrémite de ces ramifications s'anastomosent d'autres veines qui, de très-petites et très-multipliées devenant par dégrés plus grandes et en moindre nombre, finissent par se réunir au milieu du foie, pour ne former qu'une seule veine considérable. (*a*) De

(*a*) *Pour ne former qu'une veine considérable* etc. Ce que dit ici Arétée sur la distribution des branches de la Veine-porte dans le foie et leurs anastomoses avec les différents rameaux des Veines-caves hépatiques est assez exact; mais il se trompe sur la vraie origine de la veine-cave. Il prétend que cette veine formée de la réunion des veines-caves hépatiques commence dans le foie, d'où elle distribue le sang dans le reste du corps, ce qui est absolument faux. Voici comme Arétée et les anciens ont pu être induits en erreur sur ce sujet. La veine sortie de l'oreille droite du cœur, après avoir percé le diaphragme, passe par la partie postérieure de la grande scissure du foie, et, dans son trajet, s'enfonce un peu dans la substance de ce viscère. Trompés par cette apparance, ils crurent que cette veine avait son origine dans cet endroit où elle plonge un peu dans le foie, et où elle reçoit les veines-caves hépatiques. Ils furent d'autant plus portés à le croire, qu'elle paraît être un peu plus grosse en cet endroit qu'ailleurs et qu'elle semble se partager,

celle-ci il s'en reforme deux autres qui sortent du foie par deux extrémités opposées ; l'une prend sa direction en haut, perce le premier lobe, sort de la partie convexe du foie, passe à travers le diaphragme et va s'insérer au cœur : on lui donne le nom de Veine-cave. L'autre, après avoir traversé le cinquième lobe et être sortie de la convexité du foie, descend le long de l'épine et se dirige vers l'ischion : celle-ci porte le même nom que la première, et l'une et l'autre ne sont, en effet, qu'une même veine, ayant une origine commune dans le foie ; car si on fait passer un objet quelconque de la veine cave insérée au cœur dans celle qui s'avance le long de l'épine, ou de celle-ci dans la première, le passage se fait également en un sens

comme dit Arrétée, en deux grosses veines qui prennent une direction opposée, ce qui est plus apparent que réel ; car, dans le fait c'est toujours la même veine qui continue à traverser cette partie du foie. Une fois trompés sur l'origine de la veine-cave, erreur qu'avec un peu d'attention on aurait pu éviter, et croyant qu'elle avait son origine dans le foie, ils se persuadèrent que ce viscère, comme la souche de toutes les veines, était le lieu où se formait le sang, qui se distribuait de là au moyen de ces mêmes veines dans le reste du corps. En conséquence suivant eux le chyle passait de l'estomac et des intestins dans le foie, pour se changer en sang et alimenter toutes les parties du corps. Voilà comme souvent une première erreur conduit à une infinité d'autres.

La mention que fait ici Arétée d'un cinquième lobe du foie me semble prouver que la description qu'il donne ici de ce viscère et de ces vaisseaux est tirée de l'inspection du foie des animaux où toutes les lobes sont plus multipliés que dans l'homme.

comme dans l'autre. Cette veine étant dans une seule et même continuité, je suis porté à croire qu'elle est toute en entier le siège des maladies considérables et très-aiguës qui y surviennent. Il y a néanmoins quelques Médecins qui prétendent que la partie inférieure est seule attaquée. Ce qui peut donner lieu à cette opinion, c'est qu'effectivement la partie supérieure ne donne que des signes très-obscurs de ses affections; car se portant directement au cœur après avoir percé le diaphragme et n'ayant aucune adhérence dans la poitrine, le mal reste pour ainsi dire caché dans l'ampleur du Thorax. Il peut donc se former d'abord des Cedmes (*a*) à

(*a*) *Des Cedmes etc.* Les Cedmes, suivant Galien et quelques Auteurs, sont des espèces de fluxions âcres qui se manifestent aux articulations. Arétée suppose-t-il qu'il se forme de semblables fluxions aux parois de la veine cave. Si cette maladie existe aujourd'hui, elle est connue sous un autre nom. Il est assez vraisemblable qu'il est question d'anevrisme.

On trouve dans Morgagni une observation singulière et qui a beaucoup de rapport à ce que dit ici Arétée de l'inflammation des gros vaisseaux veineux et artériels dans le corps d'une jeune personne qui éprouvait des palpitations et un sentiment de malaise et de brûlure tout le long du dos : on trouva la surface intérieure de l'Aorte inégale, raboteuse, entamée en plusieurs endroits, et ce désordre suivait la direction de la douleur. Depuis Morgagni cette partie de la pathologie a fait beaucoup de progrès; il est reconnu que l'inflammation des gros vaisseaux tant artériels que veineux est beaucoup plus fréquente qu'on ne l'avait cru jusqu'à présent. Dernièrement M. Bertin, dans son traité des maladies du cœur a fait voir d'une manière évidente, appuyé sur une suite nombreuse d'observations tirées de l'Autopsie que ces sortes d'affection étaient extrême-

l'entour de cette veine ; et lorsqu'il survient une rupture, l'hémorragie qui en est la suite est promptement funeste. Si la rupture se fait dans la partie supérieure, le sang prend son cours par le poumon et la trachée-artère ; si elle se fait dans la partie située dans le ventre, cette cavité se remplit de sang, et souvent avant qu'on s'en apperçoive, le malade périt. Il peut aussi s'y former une inflammation qui tue promptement, quand elle est violente. On ressent dans les deux cavités une chaleur âcre, mordante, peu sensible au-dehors, et qui paraît très-modérée au toucher, pendant que le malade se trouve intérieurement brûlé ; le pouls est petit, extrêmement fréquent, irrégulier dans sa marche, paraissant comme opprimé, puis rebondissant, les extrémités froides, l'altération extrême, la bouche sèche, le visage pâle avec une legère teinte de rouge ; toute la peau est un peu rougeâtre, les hypocondres durs, tendus : on ressent particulièrement dans le droit une douleur avec une pulsation qui s'étend le long de la veine inférieure. L'artère située le long du dos s'enflamme aussi quelquefois en même-temps, ce qui se connaît par une pulsation dans l'autre hypocondre, car cette artère placée à la gauche de la veine cave et dans son voisinage,

---

ment communes. Cependant il est douteux si les anciens avaient acquis sur ce sujet les connaissances que nous possédons maintenant, et si les maladies dont il est ici question dépendaient d'une véritable inflammation de la veine cave, ou de l'aorte, ou plutôt d'une autre cause qui pouvait induire en erreur.

sympatise avec elle. La peau devient aride, ridée, rude, surtout dans les endroits où les os sont saillans, aux genoux et sur les autres articulations; le sommeil est troublé, le ventre serré, ou s'il passe quelque chose, ce n'est qu'un peu de matière bilieuse et âcre; les urines sont rouges, cuisantes; il y a plus de torpeur que de délire, un état de marasme. Cette maladie en un mot ressemble tellement au Causos qu'elle a été prise pour cette affection et qu'on lui en a donné le nom. Les symptômes, en effet, dont elle est accompagnée se rapportent également à la fièvre ardente; elle paraît de même en automne, présente la même malignité, attaque pareillement les jeunes gens et les hommes dans la vigueur de l'âge, dont la constitution a été exténuée par une mauvaise nourriture, le travail et la misère. Les malades meurent ordinairement le quatorzième jour; s'ils vont plus loin, ils périssent dans un temps double de celui-ci. Ceux qui n'éprouvent qu'une inflammation légère, ou même une plus forte, qui diminue peu à peu, évitent à la vérité la mort, mais ne sont pas délivrés de la maladie; elle dégénère dans une espèce de Causos Chronique; les symptômes les plus dangereux disparaissent à la vérité, comme la douleur, la tension des hypocondres, la malignité du pouls, la torpeur de l'esprit, mais les malades restent dégoutés, languissans, abattus, brulans, altérés, la bouche et la langue sèche; ils se sentent un besoin continuel de respirer un air frais; ils ont un goût particulier pour l'eau froide, ils en avalent une grande quantité afin d'étancher leur soif, qui cesse pour un moment, mais qui revenant bientôt après, les oblige d'avoir recours au même expédient. Cette alternative de soif et de boisson est cause qu'ils se gorgent de cette liqueur. Un habile Praticien peut leur permettre sans beaucoup d'inconvénient, l'usage de l'eau froide, comme on a coutume de le faire dans les autres fièvres ardentes ; il y a même moins de danger dans celle-ci. Si l'estomac et la vessie se déchargent facilement de la grande quantité d'eau que le malade boit, il ne sera pas besoin d'en provoquer le vomissement ; dans le cas contraire, on le fera vomir ; car autrement il surviendrait une rupture, si la quantité d'eau prise ne s'évacuait par les sueurs, les urines ou les selles.

CHAPITRE VIII.

Des maladies aiguës des Reins.

Les Reins lorsqu'ils sont attaqués de maladies aiguës ne présentent pas un grand danger du côté du corps du rein lui-même qui est de la nature des glandes, bien que par ailleurs ils soient constitués de manière à pouvoir devenir une cause de mort. Ils remplissent en effet une fonction très-importante, la séparation des urines du sang et leur expulsion ; or cette expulsion peut être arrêtée par un calcul, une inflammation locale, un grumeau de sang ou quelque chose de semblable, pendant qu'elle ne reçoit aucune atteinte même sympathiquement d'une affection du corps des reins. Lorsque l'urine se trouve ainsi arrêtée, tous les symptômes s'aggravent singulièrement ; il survient une fièvre brûlante, accompagnée d'une grande anxiété, d'une douleur gravative dans la région lombaire vers le dos, avec tension des parties surtout de celles qui environnent l'hypocondre. Il y a retention d'urine non entière, mais l'urine ne passe que goutte à goutte, bien que le malade ait beaucoup d'envie d'uriner et se sente la vessie pleine ; s'il arrive que l'urine devienne âcre et mordicante, elle détermine des tremblemens, des mouvemens convulsifs ; les hypocondres se tendent, se gonflent ; on ressent un mal-aise et une gêne semblable à celle qu'éprouvent ceux qui ont le ventre ballonné par quantité d'alimens qu'ils ne peuvent digérer.

Le pouls est d'abord rare, lent et à mesure que le mal augmente, petit, fréquent, agité, inégal ; le malade se reveille en sursaut, comme s'il avait reçu un coup, puis il tombe dans un espèce d'assoupissement, tel qu'un homme accablé de fatigue ; son esprit s'égare peu, quoiqu'il ne soit pas sans délire ; son teint devient livide. Lorsque les envies d'uriner reviennent et que le malade parvient avec beaucoup d'efforts convulsifs et de douleurs à en passer quelques gouttes, il se trouve un peu soulagé ; un moment après il retombe dans le même état qu'auparavant.

Parmi les individus attaqués de ce mal, ceux qui ne peuvent uriner du tout périssent très-promptement; ceux qui ne périssent point, et c'est le plus grand nombre, échappent au danger soit par la descente du calcul dans la vessie, ou lorsque l'inflammation passe à la suppuration et que la matière purulente s'exhale peu à peu. S'il arrive que l'urine ne passe qu'en petite quantité, pourvu cependant qu'elle s'évacue, les malades survivent à la vérité, mais leur constitution se mine insensiblement; ils portent long-temps le mal debout, et finissent par tomber dans le marasme. L'âge et la saison où cette maladie règne sont les mêmes que dans l'affection des veines caves. Souvent il survient tout à coup une hémorragie considérable des reins qui dure plusieurs jours; on ne meurt point de cette perte, à moins qu'il ne se forme avec l'hémorragie une inflammation qui arrête le sang, car on périt ordinairement par la retention qu'occasionne une inflammation considérable.

CHAPITRE IX.

Des maladies aiguës de la Vessie.

Les affections aiguës de la vessie sont cruelles lors même que le mal vient d'ailleurs et qu'elles ne sont que symptomatiques; elles le sont bien davantage et plus funestes encore, lorsque la vessie souffre elle-même et qu'elles sont idiopathiques; car à raison de la grande sympathie qui existe entr'elle et le reste du système, la douleur se communique facilement à toutes les autres parties, aux nerfs, à l'esprit-même. La vessie est en effet un nerf froid, blanc, très-éloigné de la chaleur intérieure et très-rapproché du froid extérieur, par sa position dans le bas ventre, loin du Thorax; elle exerce d'ailleurs une fonction importante, l'emission des urines; il suffit donc que l'urine se trouve arrêtée par un calcul, un grumeau de sang, ou quelqu'autre cause intérieure ou extérieure pour que l'accident soit funeste. La compression de la matrice ou du rectum sur la vessie, lorsque ces viscères sont en état d'inflammation, peuvent produire le même effet. Il en est de même d'une retention forcée, comme cela arrive quelquefois, lorsque dans une fête ou assemblée publique, on laisse par une fausse honte la vessie se remplir et se dilater au point de ne pouvoir se détendre et perdre entièrement son ton. Toute fois que l'urine se trouve ainsi arrêtée, elle regorge vers les parties supérieures, les uretères et les reins eux-mêmes se distendent; on ressent une douleur gravative dans ces parties, des tremblemens, des convulsions, des frissons, du délire; s'il arrive en outre que la vessie s'ulcère ou s'enflamme, les maux se multiplient à l'infini; l'ulcère sur tout est un de ceux qui font le plus promptement périr. Mais ce n'est pas ici le lieu de parler des affections lentes de la vessie, telles que les ulcères, les abcès et autres maladies de ce genre; il en sera traité dans les livres sur les maladies chroniques. Il n'est ici question que des maladies les plus aiguës de ce viscère, c'est-à-dire de celles qui se terminent d'une manière funeste vers le quatorzième jour, un peu plutôt, un peu plus tard, comme celles qui sont causées par l'inflammation, la formation des grumeaux de sang, la chûte du calcul vers le col de la vessie. Lors donc qu'il arrive quelque chose de semblable il y a suppression d'urines, tumeur de l'epigastre, douleur vive dans tout le ventre, dilatation de la vessie. Il paraît vers le dixième jour une sueur jaune, les malades vomissent des matières pituiteuses, ensuite bilieuses; tout le corps se refroidit, surtout les pieds; lorsque le mal est parvenu à son plus haut dégré, il se manifeste une fièvre singultueuse, le pouls devient irregulier, frequent, petit, le visage se colore; le délire, le transport, les convulsions s'emparent du malade. S'il arrive que la vessie soit enflammée par des médicamens délétéres, comme les cantharides et les buprestes, la douleur du ventre est plus violente encore, ainsi que les autres symptômes, et le malade ne tarde pas à périr. La vessie est aussi quelquefois attaquée d'hémorragie, le sang qui en découle alors est rouge et peu épais. Il est rare qu'on périsse de cette perte quoiqu'il soit quelquefois difficile d'arrêter le sang; mais il est alors à craindre qu'il ne s'y forme des grumeaux de sang, ou qu'il ne survienne une inflammation; dans ce cas le danger devient considérable: le refroidissement, la mortification, la gangrène et les maux qui en sont la suite tuent promptement le malade. Les affections de la vessie règnent dans l'automne et l'hiver, elles attaquent particulièrement les hommes faits et surtout les vieillards ; elles paraissent être moins fréquentes, moins meurtrières dans les autres saisons ainsi que dans les autres âges ; il est rare que l'enfance en souffre.

CHAPITRE X.

De la suffocation de la Matrice.

Au milieu du bassin de la femme se trouve la Matrice, organe sexuel qu'on dirait presque doué d'une vie qui lui est propre. Elle se meut en effet elle-même ça et là dans la région hypogastrique, puis remonte vers la poitrine jusque sous le sternum, se portant tantôt vers le côté droit, tantôt vers le gauche, sur le foie ou tel autre viscère ; puis par un penchant naturel redescend vers la partie inférieure. Rien en un mot de plus mobile et de plus vagabond que la matrice. (*a*) Elle a

(*a*) *Rien de plus mobile*, *etc.* Les suffocations auxquelles les femmes attaquées d'hystérie sont sujettes ont donné lieu à cette singulière opinion d'Arétée et des anciens Médecins sur le mouvement de la matrice. Effectivement dans les affections hystériques, il arrive souvent que les femmes se plaignent qu'une espèce de globe ou boule s'avance du bas ventre, en faisant différentes convolutions vers l'estomac, d'où elle se porte quelquefois jusqu'à la gorge au point de les suffoquer. Dans un temps où l'anatomie pathologique avait fait moins de progrès qu'aujourd'hui, il était permis de se laisser tromper aussi

aussi des goûts particuliers, elle aime les odeurs agréables et s'en approche, elle déteste et fuit les désagréables; en général elle cherche toujours à remonter vers les parties supérieures, de sorte que la matrice est entièrement chez la femme comme un animal dans un animal. S'il arrive donc qu'elle remonte tout à coup vers les parties supérieures, qu'elle y séjourne quelque-temps et comprime violemment quelque viscère, la femme se trouve suffoquée comme dans un accès épileptique, aux convulsions près; car la compression soudainement causée par la matrice sur le foie, le diaphragme, le poumon et le cœur sont cause que le malade paraît sans

---

par ces apparences, et de supposer que c'était la matrice qui remontait ainsi, et de la regarder d'après cette hypothèse comme un animal capricieux et vagabond; mais on sait aujourd'hui à n'en pouvoir douter, qu'il est impossible que la matrice puisse changer aussi de place au point de remonter jusqu'à la gorge. On attribue avec plus de vraisemblance la suffocation et les autres symptômes que les femmes éprouven alors, à la sympathie qui existe entre les différentes parties du système nerveux. Voici comme raisonnent à ce sujet quelques modernes: on conçoit combien sont grands les rapports qui existent dans les deux sexes entre les parties génitales et la gorge, de même qu'avec l'estomac; la matrice est placée dans la partie la plus déclive du ventre, à l'extrémité de l'intercostal: il n'est donc pas étonnant que l'affection spasmodique en remontant de plexus en plexus, se fasse enfin sentir dans la région épigastrique où les nerfs grands et moyens se réunissent; que la huitième paire affectée porte le resserrement dans la poitrine, et qu'enfin par le moyen des nerfs récurrens qui propagent l'affection de la huitième paire, la gorge se trouve comprimée et comme serrée par un lien.

haleine et ne peut parler (*a*). La même compression exercée sur les artères somnifères ou carotides (*b*), par suite de leur sympathie avec le cœur, occasionne la pesanteur de tête, la perte de connaissance et le nouvel état comateux qui survient. Il y a bien une autre affection dont les femmes peuvent être attaquées, assez semblable en apparence à celle-ci dans laquelle la respiration et la voix manquent, mais elle ne vient point de la matrice ; elle survient également aux hommes

(*a*) *Et elle ne peut parler, etc.* Il y a dans le texte tel qu'on le lit aujourd'hui ατονιη. Wigan pense qu'au lieu d'ατονιη, il faut lire αφωνιη ; j'ai traduit d'après cette correction. Il est bien plus vraisemblable en effet qu'Arétée veut dire ici que la femme suffoquée perd la parole, que de dire simplement qu'elle est faible.

(*b*) Ces artères ont été ainsi appelés anciennement, parce qu'on croyait alors qu'une compression quelconque sur ces vaisseaux occasionnait le Καρος ou sommeil léthargique. Le nom qu'elles ont reçu d'après cette hypothèse leur est toujours resté depuis. Arétée attribue la perte de connaissance et l'assoupissement qu'éprouvent les malades à la même cause. Rufus d'Ephèse qu'on croit avoir vécu sous Trajan et qui était à peu près du même pays qu'Arétée, pensait que ce n'était point la compression sur les artères carotides qui occasionnait le Καρος, mais plutôt la compression exercée sur les nerfs qui accompagnent ces artères. Wigan pense qu'on peut inférer de là qu'Arétée a vécu avant Rufus, et conséquemment avant le règne de Trajan. Car, dit-il, si Arétée eut vécu du temps de Rufus ou après lui, il aurait probablement adopté ce sentiment dont il devait avoir connaissance, ou il l'aurait refuté comme une opinion nouvelle, contraire à l'hypothèse reçue alors. Un pareil raisonnement pourrait souvent induire en erreur.

sous la forme du *Catoche*. Quand le mal vient de la matrice, l'application des mauvaises odeurs au nez et de parfums agréables à la matrice soulagent, ce qui n'a pas lieu dans la première affection. Dans l'hystérie, il y a agitation de membres; dans l'autre, il n'y a rien de semblable : ici les tremblemens sont volontaires, là involontaires. (*a*)

Cette maladie peut être occasionnée par l'usage des remèdes abortifs, par une réfrigération considérable de la matrice, par la suppression d'une hémorragie abondante et autres causes de cette espèce; voici quels en sont les symptômes. Lorsque la matrice affectée commence à monter et que la femme éprouve la première atteinte du mal, elle devient nonchalante, sans goût pour ses occupations ordinaires; elle éprouve des défaillances, des faiblesses, les genoux lui tremblent, la tête lui tourne, les membres sont comme paralysés; la tête devient pesante et lui fait mal; elle ressent une douleur dans les veines situées aux aîles du nez; lorsqu'elle tombe, elle éprouve une douleur violente au cardia ou orifice supérieur de l'estomac; il se fait un vide dans le bas ventre siège de la matrice. Le pouls devient intermittent, irrégulier, défaillant; elle se trouve violemment suffoquée, perd le sentiment et la parole, et respire si faiblement qu'elle paraît être sans haleine. La mort survient promptement et,

(*a*) Le texte présente ici quelque chose d'obscur et peu lié à ce qui suit; ce qui me fait croire qu'il y a quelque chose de perdu.

sans qu'on s'en apperçoive, car il n'y a aucun signe qui l'annonce. Le visage conserve ses couleurs, elles paraissent même plus vives que pendant la vie ; les yeux quoiqu'un peu sortis conservent aussi leur éclat, ils ne sont ni trop ouverts ni trop fermés ; si avant que le mal ait été trop loin, la matrice revient à sa place, la malade échappe à la suffocation ; il se fait un roulement sonore dans le bas ventre, la vulve se remplit d'humidité, la respiration devient plus forte et plus sensible. La convalescence est aussi prompte que la mort ; car la matrice extrêmement mobile monte et descend avec la même facilité ; elle est en effet dans un état habituel de surnatation ; les membranes qui la soutiennent sont humides ainsi que le lieu où elle est située ; les odeurs, suivant qu'elles sont agréables ou désagréables, l'attirent ou la repoussent ; elle paraît en un mot surnager çà et là comme la poupe d'un Vaisseau, (a) tantôt un peu plus haut, tantôt un peu plus bas. C'est en conséquence de cette disposition de la matrice, que les jeunes femmes sont sujettes aux suffocations, pendant que les vieilles en sont ordinairement exemptes. Lorsqu'en effet, l'âge, la vie, l'esprit sont mobiles et erratiques,

(a) Mr. Petit conjecture avec raison qu'il y a ici une faute dans le texte, et qu'au lieu de lire πρεμνος ou πρεμνον, qui signifie tronc d'arbre, il faut lire πρύμνη, la poupe d'un vaisseau, il est en effet bien plus vraisemblable qu'Arétée a voulu comparer ici le mouvement de la matrice à celui d'un vaisseau, qu'à celui d'un arbre agité par les vents.

la matrice participe de cet état ; à mesure que ces choses deviennent plus stables et plus fixes, la matrice le devient aussi.

Outre cette affection qui est particulière aux femmes, la matrice est sujette à d'autres qui sont d'une nature semblable à celles qu'éprouvent les hommes, telles que l'inflammation, l'hémorragie, et qui présentent des symptômes communs chez les deux sexes, savoir, la fièvre, l'abolition du pouls, le refroidissement, la perte de la parole; l'hémorragie surtout cause une mort aussi prompte que lorsqu'on égorge quelqu'un.

CHAPITRE XII.

De la Satyriase.

Les Satyres consacrés au dieu Bacchus sont représentés dans les tableaux et les statues avec le membre viril en érection, emblême d'une œuvre divine, c'est-à-dire, de la génération qui perpétue les êtres ; c'est d'après cette ressemblance qu'on a donné le nom de Satyriase, à la maladie qui met ainsi en érection la verge de celui qui en est attaqué. Cette affection est un désir insatiable du coït que l'assouvissement même de la passion ne peut modérer ; car l'érection continue après les jouissances les plus multipliées ; il y a convulsion de tous les nerfs, et distension des tendons des aînes et du périnée ; les parties génitales sont enflammées et douloureuses ; la face devient rouge, elle se couvre d'une sueur semblable à une rosée ; les malades restent la tête baissée, tristes, silencieux, humiliés et comme accablés de leur sort ; mais lorsque la violence du mal les force à sortir des bornes de toute pudeur, ils n'observent plus ni décence ni retenue dans leurs discours, ni dans leurs actions ; ils cherchent publiquement à satisfaire leur passion ; leur esprit est dans un délire lascif continuel ; car ils ne peuvent plus se contenir ; ils sont altérés ; ils vomissent beaucoup de pituite, leurs lèvres sont couvertes d'écumes, comme celles d'un bouc en chaleur ; ils en ont aussi l'odeur ; après une longue retention, ils rendent une urine blanche, épaisse, semblable à de la semence ; le ventre se relâche, ils ressentent une espèce de prurit spontané aux côtés et aux aisselles ; ils éprouvent des mouvemens convulsifs ; ils ont beaucoup de répugnance pour la nourriture ; lorsqu'ils en prennent, c'est avec voracité ; ils sont dans un trouble continuel. Lorsque la maladie prend une mauvaise tournure, ils deviennent boursoufflés, le ventre se ballonne, leurs tendons et leurs muscles se convulsent, ils peuvent à peine se mouvoir, tous leurs membres se contractent ; le pouls devient petit, débile, irrégulier. Il peut néanmoins se faire que tous ces symptômes se dissipent s'il survient une diarrhée qui entraîne beaucoup de pituite et de bile, ou un vomissement de matières semblables. Le remède pour cette maladie serait de provoquer un sommeil long et profond, cet état rafraîchit d'abord et émousse la sensibilité des nerfs ;

mais trop de sommeil et de stupeur peuvent avoir des suites dangereuses.

La Satyriase règne surtout au printemps et en été; la jeunesse et l'adolescence sont les deux âges qui y sont le plus sujets ; mais surtout les jeunes gens d'un tempérament ardent, amoureux. Cette maladie désagréable et honteuse est très-aiguë et fait ordinairement périr les malades en sept jours. On a dit que les femmes étaient aussi sujettes à ce mal, qu'elles éprouvaient la même fureur lubrique et tous les symptômes dont nous venons de parler. Je veux bien croire que certaines femmes chez lesquelles abonde une humeur superflue et qui a besoin d'être évacuée ressentent des mouvemens lascifs, mais je ne regarde point cette affection comme une Satyriase ; le tempérament des femmes naturellement moins ardent et plus froid ne les porte point à de tels excès ; elles n'ont d'ailleurs aucun organe (*a*) qui les rende sujettes à la maladie qu'indique le nom de Satyriase, comme les hommes n'en ont point qui les rende sujets aux suffocations de matrice.

(*a*) *Elles n'ont d'ailleurs aucun organe, etc.* La dispute est ici plutôt sur les mots que sur les choses ; si les femmes ne sont pas proprement parlant sujettes à la Satyriase, elles sont sujettes à une affection non moins honteuse et du même genre.

LIVRE PREMIER.

CHAPITRE PREMIER.

Avant-Propos.

Les maladies Chroniques font beaucoup souffrir, arrivent lentement à la colliquation et sont très-incertaines dans leur guérison ; car ou elles ne se guérissent point en entier, ou, lorsque cela arrive, le moindre accident cause une rechûte : les malades en effet, ou n'ont pas le courage de supporter jusqu'à la fin un long traitement, ou lorsqu'ils l'ont, il est difficile que pendant un temps si long ils ne commettent aucune erreur dans le régime ; car lorsqu'il est question de combattre le mal par le mal, de se servir de moyens curatifs douloureux, de souffrir la faim et la soif, de prendre des remèdes très-dégoûtans, de se soumettre aux opérations cruelles du fer et du feu, choses auxquelles on a coutume d'avoir recours dans ces sortes de maladies, ils cherchent tellement à se soustraire aux peines et à l'ennui d'un tel traitement, qu'on dirait qu'ils désirent plutôt la mort qu'ils regardent même comme préférable. C'est ici que le Médecin doit faire preuve de courage, de patience et de complaisance en changeant les remèdes, les variant à propos, en flattant le goût des malades dans les choses qui ne peuvent leur être nuisibles, en usant même quelquefois d'une innocente supercherie pour leur propre avantage. Les malades doivent de leur côté entrer dans les vues du Médecin, se réunir à lui pour combattre de telles maladies, qui non-seulement attaquent le corps avec acharnement, jusqu'à ce qu'elles l'aient entièrement miné et détruit, mais qui subvertissent même l'entendement, et jettent l'esprit dans l'égarement et la folie; car on sait que les différentes espèces d'aliénations mentales dont nous parlerons bientôt, comme la mélancolie, la manie, sont une suite d'une mauvaise disposition du corps. Nous allons commencer par les affections de la tête.

CHAPITRE II.

De la Céphalée.

Si le mal de tête est accidentel et ne dure qu'un certain temps, quand même ce serait plusieurs jours, on lui donne le nom de Céphalalgie; mais si le mal persiste bien du temps, s'il a des retours périodiques et très-multipliés, s'il va toujours en croissant et devient de plus en plus difficile à guérir, on l'appelle Céphalée. Cette affection prend une infinité de formes différentes; chez les uns la douleur est perpétuelle, petite à la vérité, mais sans intermission; chez les autres elle revient d'une manière périodique, et imite dans ses accès une fièvre quotidienne ou double tierce. Car tantôt l'accès commence au soleil couchant et se termine le jour suivant à midi ; tantôt il commence à midi et se termine au soleil couchant ou bien avant dans la nuit ; il est rare que l'accès dure plus long-temps. Chez ceux-ci c'est toute la tête qui souffre, ou bien le côté droit, ou le côté gauche, le front, le sommet et cela le même jour et d'une manière erratique. Chez d'autres, enfin, le mal n'attaque qu'une partie, soit à droite soit à gauche, de manière qu'il n'y a que la tempe ou l'oreille, ou le sourcil, ou l'œil ; ou la moitié du nez du même côté qui souffre, le mal ne s'étendant point au-delà. Lorsque la douleur est ainsi partielle, on lui donne le nom de hétérocranie ou migraine. Cette affection quoiqu'elle ne fasse souffrir que par intervalle et paraisse être légère, n'en est pas moins un mal sérieux, et qui, lorsqu'il devient aigu, occasionne des symptômes non moins graves qu'effrayans. Toute la figure se convulse et se contourne en différens sens ; les yeux restent fixes et roides comme un morceau de corne, ou roulent avec beaucoup de volubilité dans le fond de leurs orbites ; on ressent dans cette cavité une douleur profonde, qui paraît s'étendre aux membranes du crane ; il s'élève une sueur que rien n'arrête ; le malade éprouve tout-à-coup et sans cause apparente un violent mal dans le col, comme s'il venait de recevoir un coup de bâton dans cet endroit ; il a des nausées et vomit beaucoup de pituite ; bientôt il tombe par terre ne pouvant se soutenir. S'il arrive que le mal aille toujours en croissant, il se termine par la mort : lorsqu'il est moins violent et sans danger pour la vie il degénère en une affection chronique. Les malades deviennent lourds, stupides, nonchalants ; la tête leur pèse continuellement, leur esprit s'affaisse, la vie leur devient à charge, ils fuient la lumière et semblent se trouver mieux dans les ténèbres. Tout ce qui chez les autres frappe agréablement la vue et l'ouie leur devient insupportable. Leur odorat est également dépravé, ils ne souffrent ni les bonnes ni les mauvaises odeurs ; la vie en un mot devient une espèce de supplice pour eux ; la mort seule leur semble désirable. Cette maladie a pour cause le froid et le sec réunis ensemble ; quand elle dure long-temps et qu'elle augmente de plus en plus le vertige lui succède.

CHAPITRE III.

De la Scotodynie ou vertige ténébreux.

Si la vue se couvre, si la tête paraît tourner, si les oreilles bourdonnent et sont frappées d'un bruit semblable aux eaux d'un fleuve qui tombent en cascade, ou au fracas des voiles battues par les vents, au son bruyant d'une trompette ou d'un clairon, ou au roulement d'un char, cette affection prend le nom de *Vertige*, mal également dangereux, soit qu'il soit une maladie primitive de la tête, soit qu'il accompagne la céphalée ou survienne à cette maladie devenue chronique ; car quoique la céphalée subsiste encore, si l'éblouissement accompagné de tournoiement de tête s'y réunit, qu'il persiste long-temps et augmente à un très-haut degré avec les symptômes qui lui sont propres, sans que rien ne soulage, la maladie se change pour lors en vertige. Cette maladie a pour cause le froid joint à l'humide. Quand elle est incurable, elle devient le principe d'autres maladies, comme de la manie, de la mélancolie, de l'épilepsie et ses symptômes se réunissent à chacune de ces affections. Voici quels sont les symptômes du vertige : la tête devient pesante, il paraît devant les yeux des étincelles environnées d'obscurité ; le malade perd connaissance, il ne sait ce qu'il devient, ni ce que deviennent ceux qui sont présents ; le mal augmentant, les genoux lui manquent et il se trouve obligé de se traîner par terre ; il survient des nausées et des vomissements de pituite et de bile tantôt noire, tantôt jaune ; la bile jaune annonce la manie ; la noire la mélancolie ; la pituite l'épilepsie ; c'est ainsi que les maladies se succèdent.

CHAPITRE IV.

De l'Épilepsie.

L'Épilepsie est une maladie aussi étrange que variée dans ses effets. Elle est quelquefois d'une nature si maligne, si aiguë, si pernicieuse dans ses accès qu'un seul suffit pour donner la mort : s'il arrive qu'avec des soins convenables le malade supporte le mal, ce n'est que pour traîner une vie misérable, honteuse et ignominieuse. Cette maladie ne s'en va point facilement, elle s'attache au meilleur et au plus bel âge de la vie, aime à vivre avec la jeunesse et l'enfance, et si, par un heureux hasard, l'âge plus vigoureux qui suit la chasse et qu'elle se retire à l'époque de la puberté, elle ne s'en va point ordinairement sans laisser des marques de sa violence; comme si elle était jalouse de la beauté des enfants, elle les laisse ou perclus de leurs membres ou la figure contrefaite ou privés de quelque-uns de leurs sens. Une fois qu'elle s'est opiniâtrément fixée et qu'elle a jeté de profondes racines, ni l'art ni le changement d'âge ne peuvent l'extirper; elle vit avec le malade et ne meurt qu'avec lui. Elle ne se contente pas de faire souffrir cruellement le corps, de tordre les membres et les yeux, elle attaque aussi quelquefois l'esprit et le jette dans la folie; elle présente un spectacle hideux lorsqu'elle se saisit du malade; elle en présente un dégoûtant lorsqu'elle le quitte souillé d'urine et d'excrémens passés involontairement. Le prétexte apparent qu'on donne à cette maladie est aussi contre toute vraisemblance : il y en a qui s'imaginent que ce mal vient de la lune, et que c'est un châtiment qu'elle exerce contre les impies qui outragent sa divinité, et qu'on lui donne en conséquence le nom de *mal sacré*; mais il paraît qu'on lui a donné ce nom pour plusieurs autres raisons, soit à cause de la grandeur de la maladie, car on a coutume d'appeler *sacré*, tout ce qui est grand; soit parce que les Dieux seuls peuvent la guérir, les secours humains étant insuffisans ; soit parce qu'on a cru que les épileptiques étaient possédés du démon, ou pour tous ces motifs ensemble.

Nous avons exposé ci-devant les symptômes de l'épilepsie comme maladie aiguë ; voici ce que les malades éprouvent lorsqu'elle persiste long-temps : ils ne se rétablissent point dans les intervalles de l'accès ; ils restent affaisés, découragés, abattus, tristes ; ils fuient la vue et la société des hommes, ils deviennent sauvages de plus en plus à mesure qu'ils avancent en âge; ils dorment peu, et quand cela leur arrive, leur sommeil est troublé par des rêves étranges ; ils ont de la répugnance pour la nourriture, ils la digèrent mal ; ils ont le teint mauvais, plombé ; l'engourdissement de leur esprit et de leurs sens fait qu'ils sont incapables de rien apprendre ; ils sont presque sourds, ils ont des bourdonnemens d'oreilles et éprouvent une espèce de tintement désagréable dans la tête ; leur langue hésite et articule peu clairement ; ce qui provient ou de la nature particulière de la maladie, ou des blessures que cet organe a reçues pendant le paroxysme ; car alors la langue agitée de convulsions se meut et se tourne dans la bouche en différents sens. La maladie prend enfin tellement sur leur raison qu'ils finissent par devenir complettement imbécilles; or la cause de tous ces maux est le froid joint à l'humide.

CHAPITRE V.

De la Mélancolie.

Si dans les maladies aiguës la bile noire (*a*) se porte par haut, c'est un signe extrêmement funeste; si elle descend, c'en est un moins mauvais. Si dans les maladies chroniques elle prend son cours par bas, elle se borne ordinairement à occasionner des tranchées ou des douleurs de foie; chez les femmes elle remplace l'évacuation menstruelle, du reste elle est sans beaucoup de danger; mais si elle remonte vers l'orifice de l'estomac et aux environs des hypocondres, elle engendre la Mélancolie; car alors elle cause des flatulences

(*a*) *Bile noire etc.* Les anciens donnaient ce nom à une humeur qu'ils regardaient comme essentielle à la composition du sang, mais qui pouvait devenir nuisible par son excès ou sa mauvaise qualité, surtout lorsqu'elle venait à se déposer ou à s'accumuler sur quelque viscère. Ils avaient probablement été conduits à regarder l'Atrabile comme un principe constituant du sang, par les différens phénomènes que leur avait offerts l'examen du sang. Effectivement le sang sorti d'une veine, exposé dans un vase à l'air libre, présente des parties différentes les unes des autres. On y remarque 1°. Un coagulum d'un rouge éclatant dans la partie en contact avec l'air. 2°. Une couleur plus ou moins noire du côté opposé. 3°. Une sérosité gélatineuse concrescible. 4°. Une teinte particulière à cette sérosité qui est d'un jaune plus ou moins foncé. Raisonnant sur ces apparences, ils conclurent que la couleur rouge, qu'on attribue maintenant à l'oxigène, provenait du sang proprement dit; la couleur noire de l'atrabile; la sérosité de la pituite, et la teinte particulière de cette sérosité de la bile jaune. Ainsi ils éta-

par haut et des éructations fétides, d'une odeur de poisson pourri, et inférieurement des vents qui sortent avec beaucoup de bruit, en même temps qu'elle affecte et aliène l'esprit. C'est pour cette raison que les anciens appellaient indifféremment mélancoliques ou venteux ceux qui sont attaqués de cette maladie. Il y a aussi des personnes qui ne paraissent avoir ni vents ni bile noire, mais qui sont extrêmement irascibles, tristes, plongées dans un abattement profond, auxquelles on donne néanmoins ce nom;

---

blirent quatre humeurs principales dans le sang; le sang proprement dit, la pituite, la bile jaune et la noire, regardant le foie comme l'endroit où se formait le sang, parce qu'ils voyaient, comme nous l'avons fait remarquer, les veines principales s'y rendre et en sortir. C'était là, suivant eux, que le mélange exact de ces quatre humeurs, leur combinaison intime qui était nécessaire pour la parfaite santé se faisaient dans de justes proportions. Lorsque la sanguification avait été achevée dans ce viscère, les humeurs surabondantes et devenues inutiles à la composition du sang étaient dirigées sur des organes qui leur étaient propres. La bile jaune était reçue dans la vesicule du fiel, et l'atrabile était chariée par la veine splénique dans la rate qui s'en nourrissait et versait le surplus dans le canal intestinal. Cette théorie, qui comme l'on voit, est mêlée d'erreurs et de vérités, fut le systême dominant en médecine jusqu'à cette époque mémorable dans les annales de la science, où on découvrit la route du chyle à travers les vaisseaux lactés jusqu'au reservoir lombaire, et de là par le canal thoracique et la veine sous-clavière dans le torrent de la circulation. Cette découverte renversa la théorie des anciens; on ôta au foie la fonction de préparer le sang, et on le reconnut pour l'organe vraîment secretoire de la bile; la rate cessa d'être regardée comme le reservoir de l'atrabile, mais on lui accorda d'autres usages, suivant les différentes

car

car cette disposition irascible indique une surabondance de bile, et la violence annonce qu'elle est noire. C'est ce que témoigne Homère lorsqu'il dit :

Le fier Agamemnon se lève à ce propos,
La tristesse se peint dans les traits du héros,
Ses hypocondres noirs de fureur se remplissent ;
De ses yeux enflammés mille éclairs rejaillissent.

De tels tempéramens portés à l'excès finissent par devenir vraiment mélancoliques.

La Mélancolie est une affection sans fièvre ; dans laquelle l'esprit triste reste toujours fixé sur la

hypothèses, qui furent successivement accréditées; enfin la doctrine de l'humeur atrabilaire fut elle-même ébranlée, et autant les anciens lui avaient accordé d'influence sur les diverses conditions de l'économie animale, autant les modernes s'opiniâtrèrent à lui refuser la moindre importance ; plusieurs même en sont venus au point de nier son existence et de proscrire son nom de leurs ouvrages. Ces derniers ont sans doute été trop loin, comme il arrive presque toujours dans les révolutions où l'on passe d'une extrémité à l'autre. Sans prétendre rien décider ici entre les anciens humoristes et les solidistes actuels touchant l'atrabile, comme cause de plusieurs maladies, on ne peut, ce me semble, révoquer en doute son existence. Que penser, en effet, de ces humeurs noires et visqueuses qui adhèrent fortement au vase qui les contient, qui tantôt épaisses comme de la bouillie ou de la lie de vin, offrent quelquefois la consistance de la poix ou du goudron, que l'on voit fréquemment rejetées par l'effet du vomissement, et qu'on observe aussi dans les selles des mélancoliques, et dans le cours de certaines maladies soit aiguës, soit chroniques? Que sont-elles autre chose que ce que les anciens désignaient par le nom d'atrabile. *Voy. W. Swieten Chap. De la Melancolie Vicq-dazir Encyclopedie Méthodique.*

même idée et s'y attache opiniatrement, elle me paraît être un commencement ou une espèce de demi-manie. Il y a en effet cette différence entre l'une et l'autre maladie, que dans la manie l'esprit se porte tantôt à la tristesse tantôt à la gaieté, dans la mélancolie l'esprit reste constamment triste, abattu. Les maniaques sont tous attaqués d'une même espèce de folie pendant la plus grande partie de leur vie ; cette folie ne varie pas, ils restent toujours fous, commettant toujours les mêmes actes de fureur et de violence. Les mélancoliques varient dans l'objet de leur démence ; ou ils s'imaginent qu'on veut les empoisonner, ou ils fuient dans la solitude par misanthropie, ou ils se tourmentent par des idées superstitieuses, ou ils prennent la lumière et la vie même en aversion. S'il arrive quelquefois que cette tristesse cesse ou se dissipe, la plupart de ceux chez lesquels ce changement arrive deviennent maniaques. Voici, suivant moi, comment et par quel changement dans le siège du mal la chose arrive. Pendant que le mal réside, dans les hypocondres, et que sa cause n'agit qu'aux environs du diaphragme, et que la bile a une libre sortie par en haut et par en bas, le malade reste simplement mélancolique ; mais si cette cause agit sympatiquement sur le cerveau, l'excès de tristesse se change en une joie et des ris immodérés qui durent une partie de la vie. Les mélancoliques deviennent ainsi maniaques plutôt par les progrès que par l'intensité du mal. Ces deux maladies ont pour cause la sécheresse. Elles attaquent également les hommes et les femmes ; si celles-ci sont moins sujettes à la manie que les hommes, elles en souffrent plus violemment. Ce mal attaque la vigueur de l'âge et ceux qui en approchent ; l'été et l'automne le produisent ; il se juge au printemps.

Quant aux signes qui annoncent la mélancolie, ils sont assez évidens d'eux-mêmes ; les malades restent taciturnes, tristes, abattus, apathiques, et cela sans raison ; car la maladie commence sans aucun sujet ; ils deviennent ensuite irascibles d'une humeur difficile, dorment mal et se reveillent en sursaut, saisis de frayeur ; à mesure que le mal augmente, leur terreur devient plus forte ; bientôt ils prennent leurs propres rêves pour des choses vraies, terribles, évidentes ; leur imagination déréglée leur fait voir dans leur sommeil et appréhender des choses qui n'existent point encore, ou même qui ne peuvent exister suivant le cours ordinaire de la nature. Ils se portent promptement à un excès et s'en repentent aussitôt ; ils sont mesquins, vétilleurs, d'un sordide intérêt ; puis un moment après ils deviennent prodigues, généreux, de la plus grande libéralité, et cela non par caractère, mais par l'inconstance du mal. L'orsqu'il fait des progrès ultérieurs, ils deviennent entièrement misanthropes, détestent la société ; ils se plaignent de maux imaginaires, maudissent leur propre vie, se se désirent la mort. On en voit dont la raison s'affaisse et s'abrutit au point qu'oubliant tout et s'oubliant eux-mêmes, ils ne semblent plus vivre que d'une manière purement animale. Toute l'habitude du corps se détériore, leur teint devient d'un jaune vert, surtout lorsque la bile, ne s'évacuant point par les selles, passe dans le sang et se répand sur la surface du corps. Ils sont extrêmement maigres, quoiqu'ils mangent beaucoup; le sommeil chez eux ne fait point fructifier la nourriture, l'insomnie dissipe et porte tout au dehors. Aussi le ventre est toujours extrêmement serré, ou s'il passe quelque chose, ce sont des matières desséchées, cuites, des crottes noirâtres, teintes de bile; les urines sont aussi bilieuses, âcres et passent en petite quantité. Ils ont les hypocondres tendus, pleins de vents, des éructations fétides, aigres et d'une odeur marécageuse; ils rejettent en même temps quelques bouchées d'une pituite âcre, mêlée de bile. Ils ont en général le pouls petit, faible, languissant, se mouvant à peine et pour ainsi-dire figé.

On rapporte à ce sujet qu'un particulier qui paraissait attaqué d'une mélancolie incurable, étant devenu amoureux d'une jeune fille, fut guéri par l'amour; ce que les médecins n'avaient pu faire. Pour moi je pense que ce malade avait été autrefois extrêmement amoureux de cette jeune personne, et que n'ayant pu réussir dans son amour, il était devenu sombre, triste, rêveur et avait passé aux yeux de ses concitoyens, qui ne connaissaient point la cause du mal, pour être atteint de mélancolie ; mais qu'ayant eu dans la suite plus de succès et joui de l'objet désiré, il était devenu moins sombre et moins atrabilaire, la joie ayant dissipé cette apparence de mélancolie, et que, sous ce rapport seulement, l'amour était devenu médecin et avait triomphé de la maladie.

CHAPITRE VI.

De la Manie.

La Manie peut varier en apparence et prendre mille formes, mais au fonds c'est toujours la même maladie : c'est une démence totale, chronique, sans fièvre, ou si la fièvre l'accompagne, ce n'est qu'accidentellement et non à raison de la maladie. Le vin peut enflammer l'esprit et causer une espèce de démence ; il en est de même de certaines substances narcotiques prises comme alimens, telles que la mandragore et l'hyosciame, mais ces démences passagères ne prennent point le nom de manie ; elles surviennent tout-à-coup et se dissipent de même, aulieu que la manie est stable et permanente. Le délire auquel les vieillards sont sujets ne ressemble pas non plus à cette maladie ; c'est une espèce de torpeur et d'affaissement des sens et de l'esprit ayant pour cause le refroidissement ; la manie au contraire qui provient de la chaleur et de la sécheresse est un excès d'activité et de trouble dans les fonctions. D'ailleurs le délire des vieillards n'a aucune intermission ; une fois qu'il les attaque, il persiste et ne cesse qu'à la mort, pendant que la manie a des intermissions complettes et peut même cesser entièrement par un traitement convenable. Il est vrai qu'on ne doit pas compter toujours sur les intervalles où la manie cesse d'elle-même et sans raison, à moins qu'on n'ait obtenu une cure solide par des remèdes propres et dans une saison convenable ; car on voit plusieurs maniaques que l'on croyait entièrement guéris, retomber soit à l'approche du printemps, soit par quelque erreur de régime, soit par un accès fortuit de colère. Les personnes en effet, sujettes à cette maladie, sont d'un caractère vif, prompt à s'enflammer, actif, léger, gai, enfantin ; celles qui sont d'un tempérament contraire, d'un esprit pesant, d'un caractère sombre et apathique, qui apprennent avec beaucoup de peine et de travail et oublient promptement, ont plus de penchant pour la mélancolie. Ceux-là sont aussi plus exposés à la manie chez lesquels le sang et la chaleur abondent, comme parmi les différens âges, les jeunes gens surtout et les hommes dans leur vigueur, au lieu que ceux chez lesquels la chaleur provenant d'une bile noire, et un tempérament sec et aride dominent, tombent plutôt dans la mélancolie. Le genre de vie particulier dispose aussi à la manie, comme de manger trop, de se remplir outre mesure, l'excès dans la boisson, l'abus ou le désir trop ardent des plaisirs vénériens. Les femmes sont aussi sujettes à cette maladie, surtout celles chez lesquelles l'évacuation habituelle n'a pas lieu, ou lorsqu'elles deviennent homasses ; les autres plus difficilement à la vérité, mais une fois attaquées, la maladie chez elles est plus violente. Telles sont les causes de la maladie. On peut ajouter qu'elle attaque ainsi les hommes, si, par quelque cause que ce soit, il y a suppression des évacuations habituelles du sang, de la bile et des sueurs.

Parmi les maniaques, on en voit dont la folie est d'une nature gaie, qui rient, qui chantent, dansent nuit et jour, qui se montrent en public et marchent la tête couronnée de fleurs, comme s'ils revenaient vainqueurs de quelques jeux ; d'autres dont la fureur éclate à la moindre contradiction, qui déchirent leurs vêtemens, qui massacrent leurs domestiques et portent souvent des mains violentes sur eux-mêmes : les premiers ne font de mal à personne tandisque la rencontre de ces derniers est dangereuse. La manie prend une infinité de formes différentes ; parmi les gens bien élevés et qui ont de l'aptitude aux sciences, on en a vu plusieurs devenir astronomes (*a*) sans maître, phi-

(*a*) *Astronomes sans maître etc.* Ceci me paraît être un peu exagéré et doit plutôt s'entendre des mélancoliques que des vrais maniaques. En effet les personnes d'un tempérament mélancolique réfléchissent profondément, poursuivent leurs idées avec beaucoup d'opiniatreté et de persévérance, et peuvent par cette raison aller loin et sans le secours d'autrui dans tout ce qu'elles entreprennent soit dans les sciences, soit dans les arts. C'est ainsi qu'on pourrait supposer un Paschal devenir géomètre sans maître. La plupart

losophes sans précepteur, poëtes d'eux-mêmes et comme par l'inspiration des Muses, la bonne éducation se faisant même sentir dans les maladies ; d'autres parmi les illétrés et les personnes du peuple devenir d'excellents manœuvres, potiers, maçons, charpentiers sans apprentissage. Il y en a d'autres dont la folie roule sur certaines idées extravagantes, comme celui qui s'imaginant être de brique, n'osait boire de peur de se détremper; un autre se croyant être un vase avait la plus grande frayeur de tomber, de peur de se briser. On rapporte aussi l'histoire d'un charpentier, ouvrier très-sensé dans son attelier, qui mesurait, sciait, coupait, joignait avec beaucoup d'adresse son ouvrage et faisait parfaitement bien une charpente ; qui savait d'ailleurs raisonner, calculer, convenir d'un juste prix pour son entreprise, qui était, en un mot, extrêmement sage et de sens rassis, pendant qu'il était dans le lieu où il avait coutume de travailler. Mais était-il obligé de sortir, soit pour

---

de tous ceux qui se sont montrés vraiement originaux et se sont éminemment distingués, soit dans la philosophie, soit dans la politique, soit dans l'art de la guerre etc. étaient des hommes d'un tempérament mélancolique. On pourrait peut-être accorder à notre auteur qu'un maniaque peut devenir poëte suivant ce passage d'Horace : *Excludit sanos helicone poetas Democritus*; encore faudrait-il supposer un tel poëte incapable de faire un long poëme, bien lié, bien ordonné et vraiment inspiré par les muses ; mais on aurait toujours de la peine à convenir qu'un tel homme pût devenir philosophe, astronome, sciences qui demandent beaucoup d'observations, de raisonnemens, et un ordre didactique dans les idées.

aller au marché, soit aux bains publics ou à ses autres affaires particulières, dès qu'il fallait quitter ses outils, il commençait à pousser des soupirs, en sortant de chez lui il se froissait les épaules, et une fois qu'il avait perdu de vue son attelier et ses compagnons, perdait la tête et devenait complettement fou; rentrait-il promptement, il revenait aussitôt à lui. Il paraît qu'il y avait une certaine affinité entre l'attelier et l'esprit de cet homme.

La cause de la manie reside dans la tête et les hypocondres; tantôt l'une et lautre partie souffrent ensemble; tantôt elles se communiquent reciproquement le mal; généralement néanmoins la manie et la mélancolie ont leur siège dans les viscères; la phrénésie a ordinairement le sien dans la tête et dans le *sensorium* commun: les sens paraissent en effet lésés dans cette dernière affection; car les phrénétiques voient souvent les choses absentes comme présentes, et en voient de présentes qui ne paraissent aux yeux de personne, pendant que les maniaques voient les choses comme elles sont et comme on doit les voir; ils se trompent seulement en ce qu'ils en raisonnent mal, et en jugent autrement que l'on doit en juger.

Lorsque l'accès de la manie commence à se faire sentir, les malades deviennent sans cause vifs, extrêmement sensibles, soupçonneux, irascibles, de mauvaise humeur sans raison, si la manie est d'une nature sombre et noire; gais et de bonne humeur dans le cas contraire ; les premiers dorment peu, quoique rien ne paraisse les en empêcher ; ils ont les uns et les autres quelque chose de convulsif dans les yeux ; la tête leur fait mal ou du moins ils l'ont très-pesante ; ils ont l'ouie extrêmement fine, pendant que l'entendement est dans un sens inverse ; chez quelques-uns les oreilles tintent d'une manière particulière et sont frappées d'un bruit semblable à celui d'une trompette. A mesure que le mal fait des progrès, ils deviennent gonflés, pleins de vents, dégoûtés ; ils mangent d'une manière gloûtonne ; l'insomnie les rend voraces, cependant ils maigrissent moins que les autres malades, surtout ceux dont le mal tend à la mélancolie, et conservent une espèce d'embonpoint blafard, à moins qu'il ne survienne quelque inflammation dans les viscères qui leur occasionne un dégoût complet et empêche la nourriture de profiter. Leurs yeux se creusent, leur regard devient fixe. Des spectres d'une couleur bleuâtre, noire, si la maladie tend à la mélancolie ; d'une couleur rouge et approchant de l'écarlate, si elle tend à la fureur, semblent se présenter à leur vue. Plusieurs d'entr'eux s'imaginent voir une lumière vive semblable à un éclair et sont frappés de terreur, comme si la foudre tombait sur eux ; on en voit qui ont les yeux rouges et pleins de sang. Lorsque le mal est parvenu à son comble, ils éprouvent des érections et perdent leur semence ; ils ont un désir insatiable pour le coït, ils n'ont ni honte ni crainte de satisfaire publiquement leurs désirs effrenés ; les avis, les menaces ne servent qu'à les irriter et provoquer leur fureur, qui se manifeste enfin tantôt d'une manière tantôt d'une autre. Les uns courent extrêmement loin, sans savoir où ils vont, puis reviennent sur leurs pas ; les autres suivent le premier venu et l'accompagnent pendant une grande partie de la route ; d'autres crient de toutes leurs forces et se plaignent qu'on veut les voler ou les égorger ; d'autres enfin fuient dans la solitude et s'entretiennent avec eux-mêmes. L'accès fini, ils deviennent languissans, tristes, taciturnes, et se rappelant ce qui vient de leur arriver, ils en sont honteux et confus.

(a) Il y a une seconde espèce de manie dans laquelle les personnes qui en sont attaquées se déchiquetent les membres dans la pieuse pensée que leurs Dieux l'exigent, et que c'est leur faire quelque chose d'agréable. Cette manie ne consiste que dans cette persuasion, car ces personnes se mon-

---

(a) *Il y a une seconde espèce de Manie etc.* Il est assez singulier qu'Aretée mette au rang des maladies cette espèce de fureur qu'on regardait de son temps comme inspirée par les Dieux. Il veut probablement parler ici des Corybantes, des prêtres de la Déesse de Syrie et autres pieux fanatiques de ce genre qui se faisaient des incisions sur les bras avec des instrumens tranchants, qui se déchiraient le corps avec des verges, en poussant des cris et faisant mille contorsions, afin de passer aux yeux du vulgaire pour des hommes saints et inspirés des Dieux. C'est ainsi que l'Ecriture dépeint les prêtres de Baal. « *Clamabant ergò voce magnâ et incidebant se cultris, donec* « *perfundebantur sanguine. Rois. Liv.* 3. *Chap.* 18.

trent en toute autre chose très-sensées ; elles y sont excitées par le son des flûtes, par une délectation particulière, un état d'ivresse et par les exhortations des spectateurs ; c'est une espèce de fureur divine. Revenues à elles-mêmes, elles sont contentes et remplies de joie et se regardent comme du nombre des initiés ; elles restent seulement pâles, défaites et long-temps faibles, à cause des blessures qu'elles se sont infligées.

CHAPITRE VII.

De la Résolution des nerfs ou Paralysie.

L'apoplexie, la Paraplégie, la Parésie, la Paralysie sont des affections du même genre, il y a privation ou du sentiment ou du mouvement ou de l'un et l'autre, quelquefois même de la connaissance et des autres sens intérieurs. L'apoplexie, en effet, est une privation totale du sentiment, du mouvement et de la connaissance même. (*a*) Aussi est-il impossible de guérir une apoplexie forte, et très-difficile d'en guérir une faible. La paraplégie est une perte du sentiment et du mouvement, mais seulement dans un seul membre tel que le bras ou la jambe. Dans la paralysie, il y a privation du mouvement et de l'action ; s'il y a perte du sentiment seulement, ce

(*a*) *Aussi est-il impossible de guérir une apoplexie forte etc.* Hippocrate dit la même chose. *apharisme* 42. *Section* 2.

qui arrive rarement, c'est une *anesthésie* plutôt qu'une paralysie. Quand Hippocratre dit dans son style ordinaire, qu'une cuisse est apoplectique, il veut dire qu'elle est dans un état de mort, sans vie, et faire entendre qu'une paraplégie de cette espèce est à la cuisse ce qu'une forte apoplexie est au reste du corps. La Parésie se dit particulièrement de la retention des urines dans la vessie ou de l'impuissance de les retenir. On appelle Spasme cynique ou convulsion canine un mouvement alternatif des paupières, des joues, des machoires et du menton. La Paralysie soudaine ou défaillance des genoux, suivie de chûte et de perte momentanée de connaissance prend le nom de Lipothymie.

Les membres se paralysent tantôt séparément et un seul à la fois, un sourcil seul par exemple, un doigt seul, ou parmi les plus gros, un bras seul, une jambe seule; tantôt plusieurs ensemble, soit ceux du côté droit, soit ceux du côté gauche; ou bien successivement les uns après les autres, et cela avec différens degrés d'intensité; non-seulement les membres partagés, pairs et du même nom, tels que les bras, les jambes se paralysent ainsi; mais ceux mêmes qui naissent rapprochés et comme joints ensemble, tels qu'une moitié du nez, de la langue jusqu'à la ligne médiane, une amygdale seule, un des côtés du palais et du pharingx. Je pense même que l'estomac, les intestins, la vessie, le rectum jusqu'à l'anus éprouvent quelque chose de semblable ; mais les demi-paralysies de ces viscères, ainsi que leurs fonctions partielles, sont obscures et difficiles à connaître. Ce qui me porte néanmoins à croire que ces parties ne souffrent que par moitié et sont comme divisées en deux par le mal, c'est qu'on observe une différence de nature et de facultés entre les moitiés gauche et droite ; (*a*) lorsqu'en effet les causes prédisposantes sont les mêmes, tels que les crudités, le refroidissement, ces deux moitiés ne sont pas également affectées ; ce qui devrait être, si les facultés étaient les mêmes ; car la nature agit d'une manière uniforme sur les sujets égaux et ne peut agir d'une manière inégale. C'est pourquoi s'il arrive qu'un organe principal situé au dessous du cerveau, comme la méninge de la moëlle épinière, se trouve lésé, toutes les moitiés contiguës et du même nom sont en même-temps paralysées ; savoir celle du côté droit, si la lésion est au côté droit ; et du côté gauche, si la lésion

(*a*) *Une différence entre les moitiés gauche et droite etc.* Cette division du corps humain en deux moitiés distinctes ou deux hémisphères adossés l'un à l'autre et séparés par un raphe général, dont Bordeu, dans ses recherches sur les glandes, s'est attaché à démontrer l'existence dans toutes les parties du corps, n'était pas, comme on le voit, inconnue à Arétée. Aristote entre aussi dans de très-grands détails sur ce sujet au Chap 7. Liv. 3. *Sur les parties des animaux.* Cette manière, au reste, de considérer le corps humain ne laisse pas de repandre du jour sur l'explication de plusieurs phénomènes de l'économie animale, et mérite une attention particulière de la part des médecins.

est au côté gauche ; si le cerveau est attaqué, le contraire arrive ; la paralysie est au côté droit, si la lésion est au côté gauche, et au côté gauche si elle est au côté droit. Ceci provient de l'entre-croisement des nerfs dès leur origine dans le cerveau. Ceux, en effet, qui partent du côté droit au lieu de se porter directement aux membres de ce côté, se détournent et se portent presqu'immédiatement au côté gauche ; ceux du côté gauche se dirigent de la même manière vers le côté droit, de façon que ces nerfs se croisent et forment à peu près la figure d'un X.

Généralement parlant, dans toute paralysie ou résolution de nerfs, soit de tout le corps, soit de quelque membre seulement au côté droit ou au côté gauche, tantôt ce sont les nerfs originaires du cerveau qui se trouvent lésés ; lesquels, pour l'ordinaire, sont facilement privés du sentiment, mais ne perdent pas aussi aisément par eux-mêmes le mouvement, à moins qu'ils ne souffrent en raison de leur sympathie avec les nerfs destinés au mouvement, dans lequel cas ils en perdent un peu ; car ils possèdent naturellement quelque mouvement quoiqu'en petite quantité ; tantôt ce sont les nerfs qui pénètrent d'un muscle à un autre qui se trouvent lésés, lesquels possèdent la plus grande partie du mouvement et le transmettent à ceux du cerveau ; car quoique ceux-ci aient, comme nous venons de le dire, un peu de mouvement par eux-mêmes, la plus grande partie néanmoins leur vient des nerfs moteurs ; ce sont ces derniers, quand ils sont lésés, qui souffrent principalement la perte du mouvement ; rarement ou presque jamais, suivant moi, ils ne perdent par eux-mêmes le sentiment. Lorsqu'en effet un faisceau de nerfs qui (*a*) passe d'un muscle à un autre se trouve lésé ou rompu dans son trajet, le membre reste faible et traînant ; mais il ne perd pas pour cela le sentiment. (*b*)

(*a*) *Lorsqu'en effet un faisceau de nerfs etc.* Arétée semble adopter ici les idées d'Hérophile, relativement à la différence des nerfs. Ce père de l'anatomie en distinguait suivant Rufus d'Ephèse de trois sortes. Les premiers qui servent au sentiment, tirent leur origine, partie du cerveau, partie de la moëlle épinière. Les seconds viennent des os et vont se terminer aux os. Les troisièmes sortent des muscles et vont se terminer aux muscles. Ces derniers servent au mouvement. Ceux qui vinrent après lui se servirent de la même division et continuèrent à donner le nom de nerfs à ce qu'on a appelé dans la suite ligamens ou tendons. Plusieurs passages d'Arétée doivent s'entendre dans ce dernier sens, comme lorsqu'il dit que la vessie est un nerf.

(*b*) J'ai traduit autant littéralement que possible tout ce morceau de théorie sur le système nerveux, par où l'on voit que la plupart des idées d'Arétée sur ce sujet quoiqu'anciennes, semblent rajeunies et assez conformes à celles des modernes. Ce qu'il dit de la paralysie au côté opposé, lorsque les nerfs cérébraux souffrent, et du même coté si ce sont ceux de la moëlle épinière, est une vérité que l'observation confirme tous les jours. Son hypothèse sur l'entre-croisement des nerfs est celle qu'on admet encore aujourd'hui pour expliquer ce phénomène. On voit qu'il attribue comme Cullen, au moins en grande partie le sentiment aux nerfs cérébraux et le mouvement aux nerfs musculaires.

La

La paralysie prend différentes formes, tantôt les parties paralysées se dilatent ou s'allongent au point de ne pouvoir se contracter; d'autres fois elles se contractent au point de ne pouvoir se dilater ou se rallonger, et plus on cherche à les étendre, plus elles se retirent, à peu près comme un tissu de laine. La pupille de l'œil est sujette à ces deux sortes de paralysies; ou elle s'agrandit et se dilate trop, on lui donne alors le nom de platyriase; ou bien elle se contracte et se rapetisse trop, c'est ce qui s'appelle Phthisie ou Mydriase. La vessie peut être aussi paralysée dans ses fonctions, de ces deux manières, ou par trop de dilatation, et l'urine ne peut être retenue; ou par trop de contraction, et elle se trouve alors supprimée.

Les causes de la paralysie sont au nombre de six. Les coups, les blessures, le refroidissement, les crudités, l'abus des plaisirs vénériens, l'ivrognerie auxquels on peut ajouter certaines émotions fortes de l'âme, comme les frayeurs subites, la crainte, les chagrins, la peur chez les enfans, une joie excessive, un rire perpétuel, inextinguible, mais ces causes ne sont qu'occasionnelles. La cause principale et prochaine est le refroidissement de la chaleur naturelle. Quelque fois le mal provient aussi de la sécheresse ou de l'humidité, mais la paralysie produite par celle-ci est plus difficile à guérir que celle qui provient de l'autre; celle qui provient d'une blessure est incurable.

Pour ce qui est des différens âges, les vieillards se guérissent à peine, les enfans beaucoup plus facilement. De toutes les saisons l'hiver est celle où elle règne le plus, ensuite le printemps et l'automne, l'été est la saison la plus favorisée. Quant aux tempéramens, les personnes naturellement grasses, d'une constitution humide, qui mènent une vie peu active, purement animale, y sont les plus exposées.

La paralysie, une fois confirmée, s'annonce par la perte du mouvement, l'insensibilité au froid et à la chaleur, comme aux piqures, au pincement et autres attouchemens douloureux. Il est rare que les extrémités affectées souffrent. Cette absence n'est pas mauvaise et peut contribuer à rétablir la santé. L'attaque est ordinairement soudaine, mais quelque fois la maladie prélude avec assez de lenteur; il y a d'abord sentiment de pesanteur, difficulté à se mouvoir, engourdissement, des alternatives de froid et d'une chaleur excessive, peu de sommeil, des rêves plus fatiguans que de coutume, ensuite la paralysie se déclare tout-à-coup.

Dans le spasme cynique, il est rare que toutes les parties de la figure entrent en même temps en convulsion; c'est ordinairement le côté droit qui se porte vers le côté gauche, ou le gauche vers le droit; la bouche et le menton éprouvent de telles distorsions que la machoire paraît être disloquée, ce qui est quelque fois arrivé : la machoire inférieure reste alors pendante et la bouche énormément entr'ouverte ; il y a strabisme de l'œil situé du côté de la partie affectée, avec palpitation de la paupière inférieure, souvent aussi de la supérieure ou seule ou avec le reste de l'œil. Tantôt les lèvres s'écartent l'une de l'autre, puis se rapprochent avec une espèce de bredouillement, ou bien elles restent fermées et très-closes pendant quelque temps, puis se rouvrent fortement tout-à-coup en faisant sortir avec bruit la salive ordinaire. La langue qui est une èspèce de muscle et de nerf en même temps se convulse aussi ; elle se porte d'abord vers un des côtés du palais, semble s'y coller, puis se détache tout-à-coup avec un espèce de claquement. La luette n'est pas exempte non plus d'un tel mouvement convulsif ; quand la bouche se ferme, on entend un gargouillement soudain ; lorsqu'elle s'entr'ouvre, on aperçoit la luette tantôt placée de travers et comme collée à un des côtés du palais, tantôt violemment allongée et pendante, semblable à un petit fouet et en rendant le son.

Il y a dans les spasmes cyniques une apparence trompeuse en ce que le côté sain paraît être malade ; ce côté, en effet, a l'air d'être plus tendu, plus coloré à tous égards, et avoir l'œil plus grand que l'autre ; mais on s'aperçoit de la méprise, lorsque le malade parle ou rit, ou fait quelques signes ; car alors la partie affectée se contracte avec beaucoup de violence ; les lèvres de ce côté ne rient point et ne se meuvent point quand la personne parle ou rit, le sourcil reste immobile, l'œil roide et fixe ; tout ce côté en un mot reste absolument insensible, pendant que le côté sain parle, rit, se montre sensible et expressif.

CHAPITRE VIII.

De la Phthisie.

S'il se forme un ulcère au poumon par suite d'un abcès, d'une toux chronique, d'une hémoptysie, et que le malade crache du pus, la maladie se nomme Pye ou Phthisie. S'il se fait une suppuration à la plèvre ou dans quelque autre partie de la poitrine, et que la matière purulente s'ouvre un passage à travers le poumon, on lui donne le nom d'Empyème Si de plus le poumon rongé par le passage du pus vient à s'ulcérer, ce n'est plus un Empyème, mais le mal prend le nom de Phthoé ou corruption. Il y a dans cette maladie une fièvre qui ne cesse jamais quoiqu'elle le paraisse, masquée pendant le jour par la sueur et le froid extérieur du corps ; il est même de la nature de cette affection que la fièvre se reveille et s'allume pendant la nuit, et se retire le jour dans l'intérieur des viscères ; mais ce qui prouve qu'elle ne cesse point entièrement alors, c'est l'état de mal-aise, de faiblesse et de dépérissement du malade ; car si la fièvre le quittait totalement, il devrait se trouver moins souffrant, plus fort, la carnation meilleure ; tout au contraire lorsque la fièvre se retire, loin de se trouver mieux, son état paraît empirer ; on lui trouve le pouls faible, à peine sensible, il devient pâle ; il ne peut dormir, on remarque chez lui tous les symptômes d'un homme que la fièvre consume.

Les crachats varient à l'infini dans cette maladie ; il y en a de livides, de noirs, de purs et sans mélange, ou d'un blanc cendré ou d'un blanc verd, d'aplatis, de ronds, d'épais, de ténaces, de clairs et déliés, d'inodores, de fétides. L'examen de ces crachats par le feu ou l'eau ne me paraît pas être un moyen sur lequel on puisse beaucoup compter. Pour bien connaître cette maladie, la vue est un sens bien plus sûr que tout autre pour en juger, non-seulement par l'inspection des crachats, mais par l'apparence extérieure du malade. Il suffit en effet, et même un homme du peuple ne s'y tromperait pas, de voir une personne pâle, défaite, décharnée, poursuivie par une toux continuelle, pour pouvoir prononcer et même sans beaucoup de risque de se tromper, qu'elle est Phthisique. Il n'est pas toujours nécessaire pour être Phthisique qu'il y ait un ulcère au poumon ; ceux qui sans cet ulcère se trouvent consumés par une fièvre lente, avec une toux dure, fréquente, sèche, sans expectoration, n'en méritent pas avec moins de vraisemblance le nom de Phthisiques.

Voici quels sont les symptômes de cette maladie. Il y a sentiment de pesanteur dans la poitrine sans beaucoup de douleur, ce qui provient de l'insensibilité du poumon, un mal-aise, une anxiété, un dégoût considérable, le soir quelques frissons suivis d'une fièvre qui dure jusqu'au matin ; il s'élève sur la poitrine une sueur perpétuelle, plus intolérable que la fièvre même ; de la toux, des crachats avec les variétés dont nous venons de parler. La voix devient enrouée, éteinte, le cou un peu tortueux, effilé, difficilement mobile, paraissant comme tendu ; les doigts grêles, les articulations grosses, on n'en voit plus que les os, toutes les chairs en sont consumées, les ongles deviennent crochus. La partie ventrue des doigts se parche et s'aplatit, et perd par le dépérissement sa tension et sa rondeur, et c'est ce qui donne cette forme aux ongles ; car ces corps quoique naturellement solides s'affaissent, la portion charnue de l'extrémité des doigts n'existant plus pour leur servir comme de repos et de point d'appui. Le nez pointu, aminci, les pommettes saillantes, colorées, les yeux creux, mais purs et brillants, le visage d'un jaune pâle ou livide, bouffi, la partie mince des joues rentrée et serrée contre les dents, ce qui donne l'apparence d'une personne qui rit ; tout le corps prend l'apparence d'un squelette ; car la même maigreur, le même décharnement s'observe partout. Les muscles des bras disparaissent, ils ne restent plus du sein que le mamelon, les côtes deviennent visibles, non-seulement au point de les compter toutes, mais de voir distinctement leurs articulations, tant du côté de l'épine que du sternum, leurs interstices vides et toute leur courbure presqu'à nu; les hypocondres creux, retirés; le ventre aplati et pour ainsi dire collé contre l'épine; les articulations partout décharnées, extrêmement apparentes, tant celles des bras et des jambes et des hanches, que celles de l'épine qui auparavant renfoncée, maintenant que tous les muscles de chaque côté ont disparu, s'avance en dehors et présente ses pointes osseuses. Les omoplates entièrement découvertes et semblables à deux aîles d'oiseaux. Si avec de tels symptômes, le devoiement se déclare, la maladie est désespérée. S'il arrive qu'on recouvre la santé, c'est lorsqu'il survient un changement en mieux et des symptômes directement opposés à ceux-ci. Les vieillards ne sont pas ordinairement exposés à cette maladie, mais quand cela arrive, ils n'en rechappent point. Les jeunes gens jusqu'à leur *acmé*, (vigueur de l'âge,) sont sujets à devenir phthisiques par suite d'hémoptysie, ils peuvent à la vérité se guérir, mais difficilement. Les enfans sont quelquefois vexés par une toux qui les conduit jusqu'à la Phthisie, ils s'en guérissent néanmoins assez facilement. Cette maladie attaque particulièrement les personnes d'une habitude de corps grêle, d'un tempérament délicat, d'une peau blanche, qui ont le cou long, la poitrine enfoncée, qui sont voutées, aîlées. Les regions froides et humides semblent avoir beaucoup d'affinité avec elle, c'est là aussi qu'elle règne particulièrement. (*a*)

CHAPITRE IX.

Des Empyiques. (*b*)

Ceux chez lesquels il se forme une suppuration dans les cavités, soit au-dessus du diaphragme du côté de la poitrine, soit inférieurement, s'appellent Empyiques, lorsque le pus est rejeté par l'expectoration ; si la matière purulente s'évacue par les voies inférieures, le mal prend le nom d'Apostématie. En général toutes les fois que le foyer de suppuration existe dans la cavité thoracique, soit dans la substance du poumon, comme il arrive dans la Phthisie, soit dans la membrane succingente, vers un des côtés, ou sous le sternum, ou postérieurement à l'endroit où le poumon adhère à l'épine, soit dans quelqu'autre lieu de cette cavité, la matière purulente a toujours une issue par le poumon, et c'est par là qu'elle s'évacue ordinairement. Si l'abcès est dans les viscères situés

(*a*) Cette maladie est plus rare dans les pays chauds ; on prétend qu'elle n'existe pas au Bresil ; on a vu des hommes de ce pays attaqués de cette maladie en Europe retourner chez eux et se guérir promptement.

(*b*) Les Médecins ne donnent aujourd'hui le nom d'Empyiques qu'à ceux chez lesquels il n'y a suppuration que dans la poitrine. Les anciens donnaient le nom d'Empyème à tout amas de pus dans quelque cavité que ce fût.

au-dessous du diaphragme, comme dans le foie, la rate, dans les reins, le pus prend son cours par les voies urinaires, et quelquefois chez les femmes par la matrice. Ayant eu moi-même occasion d'ouvrir un abcès situé dans le colon au côté droit près le foie, il sortit beaucoup de pus par cette ouverture ; mais il en passa une grande partie par les reins et la vessie ; cet écoulement persista pendant quelques jours et le malade fut guéri.

Les causes les plus communes de ces suppurations, sont les plaies, les crudités, le froid et autres accidents de cette espèce. Celles de la poitrine ont particulièrement pour cause, ou une toux chronique, une pleurésie, une péripneumonie, un catharre ancien, ou quelque dépôt à la suite d'une maladie aiguë. La matière purulente est quelquefois d'une nature douce et bénigne et s'évacue facilement ; d'autres fois elle est d'une nature âcre et corrosive, et entretient un foyer de putridité jusqu'à la mort ; car, comme nous le verrons bientôt, il y a plusieurs sortes de pus. Une chose étonnante et qui mérite d'être remarquée, c'est la grande quantité de pus qui découle quelquefois de la plèvre, quoique cette membrane soit mince et ait peu d'épaisseur ; dans plusieurs cas on a observé en effet que cette quantité était considérable. Cela me paraît provenir de l'inflammation qui y attire beaucoup de sang et la rend plus épaisse ; mais plus le sang y abonde, plus il s'y forme de pus. Quand cette abondance de pus se porte vers l'intérieur de la poitrine, il n'y a aucun écartement des côtes, mais il survient une Phthisie de l'espèce dont nous avons parlé ci-devant. Quand elle se porte au-dehors, la pointe de l'abcès pénètre entre les côtes, les écarte et forme une saillie extérieure.

Parmi les signes qui annoncent ces suppurations, il y en a qui sont communs et d'autres qui sont particuliers ; il y a assez généralement un sentiment de pesanteur dans la poitrine, sans douleur, car le poumon est insensible ; il survient une fièvre obscure avec des frissons le soir, suivis de sueur pendant la remission, il y a insomnie. Les extrémités des pieds, ainsi que les doigts des mains enflent et désenflent par intervalles ; il y a beaucoup d'anxiété, de dégoût, une émaciation générale ; et si le mal traîne en longueur, une disposition de corps phthisique, car la nature ne remplit plus ses fonctions, la digestion ne se fait plus comme auparavant, il n'y a plus d'embonpoint ni de bonnes couleurs. Il y a chez tous une grande difficulté de respirer, mais particulièrement lorsque la suppuration a lieu dans la cavité supérieure ; il y a d'abord peu de toux pendant que l'inflammation subsiste encore ou est dans sa vigueur ; mais bientôt la douleur ainsi que le frisson augmentent, la fièvre, l'insomnie, la difficulté de respirer semblent redoubler, le pouls devient petit, languissant, extrêmement faible, le délire s'empare du malade ; la poitrine se dilate, et lorsque la suppuration vient à se former, tout devient extrême. Quoique la toux augmente beaucoup alors, l'expectoration est peu de chose à cause de la violente extension qu'occasionne l'abcès. La première matière qui passe n'est qu'une espèce de pituite teinte de bile, noirâtre, fuligineuse ; elle devient ensuite plus sanguinolente et plus épaisse ; lorsque la vomique est sur le point de se rompre, elle épaissit encore davantage et prend une apparence de chair ; lorsqu'elle crève, il est à craindre que l'effusion soudaine du pus n'occasionne la suffocation ; si la vomique se vide peu à peu, la guérison est certaine. Quand la matière purulente prend son cours par les voies inférieures, on ressent d'abord une douleur aiguë supérieurement dans l'endroit où était le foyer du mal ; le ventre se relâche, il passe des matières aqueuses mêlées de pituite, ensuite sanguinolentes, puis d'une apparence de chair ; l'apostème rompu, il se fait une évacuation de pus par les selles ou par les urines. Cette dernière voie est la plus avantageuse.

Le pus qui s'évacue ainsi par haut ou par bas est de différentes espèces ; il y en a de blanc, de cendré, de livide, de noir, d'inodore, de fétide, d'épais, de moins épais, d'uni et homogène, de rude et inégal ; les apparences charnues qui y surnagent sont aussi variées ; il y en a de rondes, d'aplaties, de ténaces, d'autres qui se détachent facilement par l'ablution. En général parmi ces différentes espèces de pus, celui qui est blanc, bien cuit, sans odeur, globuleux, qui s'expectore facilement, ou passe aisément par les selles, est regardé comme salutaire; celui au contraire, qui est d'une couleur pâle, bilieuse, qui est peu lié, est regardé comme mauvais; celui qui est livide ou noirâtre, comme bien plus mauvais encore: cette dernière espèce annonce la putridité et des ulcères rongeants.

Outre l'examen du pus, pour bien juger de la suppuration, il faut faire attention aux autres symptômes qui l'accompagnent et au reste de l'habitude; si le malade la supporte bien, s'il est sans fièvre, si la digestion se fait bien, s'il a bonne couleur, bon appétit, s'il tousse aisément, si les forces se soutiennent, le pronostic est favorable; mais si la fièvre le consume et que tout chez lui prenne une mauvaise tournure, il n'y a rien de bon à espérer. Le lieu où elle se fait doit être aussi pris en considération; l'abcès, en effet, qui se forme au sternum est long-temps à aboutir; ces parties et telles autres semblables étant minces, cartilagineuses, dépourvues de chair et d'ailleurs d'une nature froide, comme le sont tous les cartilages, ne reçoivent point facilement une surabondance de matière pour alimenter l'inflammation et restent par cette raison long-temps sans suppurer. Le foie, la rate, le poumon suppurent bien plus promptement, mais d'une manière dangereuse et souvent mortelle.

CHAPITRE X.

Des Abcès au poumon.

Lorsque dans les Péripneumonies, il y a formation de phlegme ou pituite, sans résolution, les malades survivent; mais après avoir résisté à ce qu'il y a de plus aigu dans le mal, l'empyème survient. Nous avons exposé dernièrement les signes, qui, chez ces sortes de malades, annoncent la suppuration et ceux qui indiquent qu'elle est faite. Lorsque ce dernier cas arrive, il n'est besoin d'employer ni violence ni beaucoup de peine pour effectuer la rupture de l'Abcès et évacuer le pus, comme cela se pratique ordinairement dans les autres endroits du corps. Ici la matière purulente se porte plus facilement en haut, d'autant plus que la substance peu serrée par où elle doit passer, se trouve plus perméable que le reste de l'habitude; le poumon est en effet d'un tissu rare, poreux, semblable à une éponge; ce viscère d'ailleurs souffre peu de la présence du pus qui s'avance par dégrés de cellule en cellule, jusqu'à ce qu'il parvienne aux bronches. Cette circulation à travers le poumon est en outre facilitée par la nature onctueuse et coulante du pus, ainsi que par le mouvement de la respiration qui le fait sortir avec l'air. Les malades se guérissent assez fréquemment, à moins qu'il ne se forme un épanchement soudain et considérable de pus dans les bronches, et que le passage de l'air se trouve obstrué, et alors ils périssent suffoqués. On en voit cependant qui succombent à la longue avec tous les symptômes de la phthisie et de l'empyème réunis. La matière qu'ils expectorent est blanche, mêlée d'écume et de salive, d'autres fois cendrée et un peu noirâtre; elle varie suivant le siège du mal : il y en a qui crachent des fragments de bronches; (*a*) d'autres, si l'ulcère est plus profond, des morceaux de la substance du poumon même; ils ont la voix rauque, l'haleine courte, leur poitrine quoique dilatée leur semble trop étroite pour le liquide qu'elle renferme. Ils ont la prunelle éclatante, le blanc des yeux perlé, les joues colorées, les veines de la figure gonflées et saillantes. Une chose digne de remarque chez ces sortes de malades, c'est que les forces se soutiennent mieux que l'embonpoint, et le courage mieux que les forces.

CHAPITRE XI.

De l'Asthme.

Lorsque par la course, tout autre exercice ou travail quelconque, la respiration devient difficile, cette affection prend le nom d'*Asthme*. *L'Orthopnée* est aussi une espèce d'Asthme et en porte le nom; car les personnes attaquées de cette dernière

(*a*) Il est bien plus vraisemblable que ces fragmens ne sont rien autre chose qu'une exfoliation de la membrane interne des bronches, une espèce de phlegme visqueux épaissi par la chaleur.

maladie éprouvent dans le paroxisme la même chose que les asthmatiques : comme elles ne peuvent facilement respirer que dans une situation érecte, et que, quand elles se couchent, elles étouffent, on a donné à cette manière de respirer le nom d'*Orthopnée*; ces personnes en effet sont obligées de se tenir droites et en avant pour avoir leur haleine ; quand elles se renversent ou se couchent, elles courent risque d'étouffer. Dans l'asthme le poumon souffre, ainsi que tous les organes qui servent à la respiration, le thorax, le diaphragme, etc. Lorsque le cœur se trouve en même-temps affecté, le mal ne peut subsister long-temps, car ce viscère est le principe de la vie et de la respiration. Cette maladie a pour cause le refroidissement et l'humidité du poumon, et pour cause matérielle, l'humeur épaisse et visqueuse dont il est farci. Les femmes comme d'une constitution froide et humide y sont plus sujettes que les hommes ; les enfans s'en guérissent facilement, car cet âge qui tend à l'accroissement, abonde en chaleur. Quoique les hommes y soient moins exposés que les femmes, ils en périssent plutôt. La vie peut se prolonger chez les personnes qui s'occupent de certains ouvrages propres à fomenter ou exciter la chaleur du poumon, tels sont les ouvrages en laine ; il en est de même de ceux qui travaillent le fer et l'acier ou chauffent les bains publics.

Voici les signes précurseurs du paroxisme : sentiment de pesanteur dans la poitrine ; lenteur à exécuter les travaux ordinaires et en général dans tout ce que l'on fait; difficulté de respirer quand on marche un peu vite ou sur un terrain élevé; la voix devient rauque, la toux fréquente; les hypocondres se remplissent de vents et on en rend une quantité énorme; il y a insomnie, et pendant la nuit un peu plus de chaleur que de coutume, quoique peu sensible; les narines comprimées comme toujours prêtes à attirer le plus d'air possible. Lorsque le mal augmente, ou dans l'intensité du paroxisme, les joues sont animées; les yeux protuberants, comme chez ceux que l'on étrangle; la respiration devient stertoreuse en tout temps, mais bien davantage pendant le sommeil; la voix se mouille et n'a plus de son; dans le besoin continuel de respirer beaucoup d'air frais, les malades vont en plein air; tout appartement leur paraît trop étroit et trop étouffé; ils se tiennent debout dans une position érecte, afin d'attirer le plus d'air possible et d'en jouir; et comme s'il était encore trop rare et qu'ils ne pussent en aspirer assez, ils restent la bouche ouverte, afin de s'en procurer davantage. A l'exception des pommettes qui sont rouges, tout le reste de la figure est pâle; il s'élève une sueur partielle sur le front et le derrière du cou; la toux devient continuelle, violente; ce que les malades rejettent n'est qu'un peu de pituite tenue, froide, ressemblant à une espèce d'efflorescence écumeuse. Le cou se gonfle pendant les efforts pour respirer, les flancs se contractent, le pouls est petit, fréquent, déprimé, les cuisses grêles,

grêles. Quand le mal est à son comble, il arrive souvent que le malade périt suffoqué, comme dans l'accès épileptique.

Quand le mal prend une tournure plus favorable, la toux devient moins pressante, moins fréquente; il survient une expectoration abondante d'une matière puriforme, plus cuite, plus épaisse; le ventre se trouble, il y a abondance de selles aqueuses et d'urines qui ne présentent encore aucun sédiment; la voix devient plus sonore, le sommeil plus long et suffisant, les hypocondres se détendent; il survient quelquefois dans le remission une douleur à l'épaule; la dyspnée devient plus rare, plus facile, la voix cependant reste toujours un peu rauque. C'est ainsi que les asthmatiques échappent au danger. Dans les intervalles du paroxisme, ils portent à la vérité le mal debout, mais ils en portent aussi l'empreinte.

CHAPITRE XII.

Des Pulmoniques.

La Pulmonie est une espèce d'asthme; (*a*) elle vient du poumon ainsi que cette dernière maladie. Les symptômes sont à peu près les mêmes ou du moins diffèrent peu. La difficulté de respirer, la

(*a*) Sauvages fait mention de cette variété d'asthme sous le nom d'asthme pneumodes ou pulmonie des maréchaux.

toux, l'insomnie, la chaleur pendant la nuit leur sont communes ; il y a la même repugnance pour la nourriture, le même amaigrissement général. Il est rare que cette maladie, quoique chronique, s'étende loin, elle ne passe pas l'année ; si elle commence dans l'automne, elle se termine par la mort le printemps ou l'été suivant ; si c'est dans l'hiver, le malade meurt l'automne d'après. Les vieillards sont aisément attaqués et comme atterrés par cette maladie ; une fois qu'ils en sont atteints, la catastrophe est prompte, il n'est besoin que d'un cercueil. Outre les symptômes communs à cette maladie et à l'asthme, tels qu'une respiration laborieuse, un pouls fréquent, petit, faible, on en remarque de particuliers : les malades toussent comme s'ils devaient cracher quelque chose, mais inutilement ; si après bien des efforts, ils réussissent enfin à arracher quelque matière de la poitrine, ce qu'ils rejettent est blanc, d'une forme ronde, semblable à de la grêle. Chez eux la poitrine est assez large, elle n'est ni mal conformée, ni ulcérée ; il n'y a aucune suppuration au poumon, mais il est plein de concrétions. Les intervalles entre les accès sont plus longs que dans l'asthme. On en voit qui sont suffoqués avant que quelqu'autre mal plus considérable n'attaque la constitution. Chez d'autres la maladie se change et se termine par l'Ascite ou l'Anasarque.

CHAPITRE XIII.

Du Foie.

Le Foie est dans le système le pendant de la rate; (a) un de ces viscères est placé au côté droit et l'autre au côté gauche; ils sont pairs à la vérité, quant au nombre, mais très-impairs relativement à leurs facultés, tant dans la santé que dans les maladies. Dans la santé, parce que le foie préside à l'alimentation; comme étant la souche commune des veines, et même dans les maladies, il est encore relativement à la rate une cause plus énergique de santé que de mort: aussi ses maladies sont elles d'autant plus graves, qu'il contribue plus à la santé que ce viscère. Il suppure aussi plus fréquemment et d'une manière plus pernicieuse; les squirres qui s'y forment sont plus doulourenx et plus promptement funestes.

Nous avons parlé ci-devant de l'inflammation du Foie en traitant des maladies aiguës. S'il arrive donc que la maladie tourne à la suppuration, une

(a) Si on considère le corps comme composé de deux moitiés égales, toutes les parties doivent être doubles, ou du moins celles qui ne le sont pas doivent avoir dans la moitié opposée quelque chose de correspondant et qui maintienne l'équilibre. La rate est donc regardée comme le pendant du Foie. Aristote qui maintient ce système donne à la rate le nom de foie batard νοθον ηπαρ.

douleur aiguë se fait sentir jusqu'à la clavicule et au haut de l'épaule ; car le foie suspendu au diaphragme attire celui-ci en bas par son poids ; le diaphrame entraîne à son tour la plèvre ou membrane qui tapisse les côtes ; cette membrane s'étend jusqu'à la clavicule et le haut de l'épaule, et de cette sorte toutes ces parties se trouvent attirées inférieurement. Il s'élève en même-temps que la suppuration s'établit une fièvre brûlante, avec des frissons, une toux sèche, peu fréquente. La peau prend une teinte verdâtre ou d'un jaune qui tire sur le blanc, si les malades ont une jaunisse plus marquée ; le sommeil est assez calme, peu troublé par des rêves. Les malades sont assez recents ; s'il leur arrive par occasion de tomber dans le délire, ils reviennent à eux facilement. Il paraît sous les fausses côtes une tumeur que bien des personnes prennent à tort pour une tumeur du péritoine ; mais il est facile de saisir la différence. La tumeur formée par le foie cause de la douleur lorsqu'on la presse, le foie se gonfle, car il est plein d'humidité ; cette élevation (*a*) est circonscrite et a des limites évidentes, comme on peut s'en assurer en tatant tout-au-tour avec la main qui s'enfonce et tombe dans le vide de l'épigastre ; la tumeur provenant du péritoine a une

---

(*a*) La phrase qui précède celle-ci est tronquée ; il y a une lacune dans le texte, ce qui le rend obscur. On n'a trouvé jusqu'ici aucun manuscrit au moyen duquel on puisse restituer ce qui manque.

circonférence indéterminée et les prolongemens de ses extrémités sont incertains.

Quand le foyer de suppuration s'ouvre intérieurement, la nature dans ce cas agit beaucoup plus que le Médecin. Le pus se fraye une issue par la vessie ou par les intestins, mais l'évacuation par la vessie est préférable et fait courir moins de risques. Si le pus paraît se porter au dehors, il y a du danger à ne point ouvrir l'abcès; car si on ne le fait pas, il est à craindre que la matière purulente ne corrode le foie et ne fasse promptement périr le malade; mais d'un autre côté, si on se décide à le faire, il peut survenir une hémorragie redoutable et promptement funeste; car on n'a aucun moyen d'arrêter le sang. Quand on est cependant contraint de faire l'ouverture, voici comment il faut opérer: vous prendrez un fer propre à cet effet; après l'avoir fait rougir, vous l'introduirez pendant l'incandescence jusqu'à l'endroit où est le pus; de cette sorte vous inciserez et cauteriserez tout à la fois. Si le malade doit se retablir, il sort un pus blanc, bien cuit, uni, inodore, épais. La fièvre disparaît ainsi que tous les mauvais symptômes, et tout s'appaise facilement.

Lorsque l'abcès s'ouvre une issue par les intestins, il passe d'abord une matière aqueuse, puis semblable à des lavures de chair, ou un flux provenant d'intestins ulcérés; quelquefois une espèce de sanie sanguinolente ou des grumeaux de sang ; il passe une bile extrêmement jaune ou porracée, enfin une bile noire, qui est un signe mortel. Si la plaie est sans suppuration et qu'il passe par les selles des matières corrompues et d'une odeur fétide, ce sont des alimens qui passent ainsi sans être digérés, à cause de l'intempérie ou défaut de ton de l'estomac et des intestins ; car le foie même sain n'élabore point les crudités qui lui sont transmises. Les malades sont en même-temps consumés par une fièvre brûlante ; tout va de plus mal en plus mal ; les chairs se fondent, le pouls devient petit, la respiration difficile, et la mort ne tarde pas à venir. Il arrive par fois que quoique le flux hépatique cesse et que l'ulcère paraîsse se cicatriser, les malades tombent néanmoins dans l'hydropisie.

Si tous les symptômes se modérent, si le pus qui passe par les selles est blanc, uni, pur, inodore ; si l'estomac digère bien, il y a lieu d'espérer la guérison. La crise qui se fait par les urines est la plus avantageuse de toutes, le passage du pus par cette voie est plus sûr et moins nuisible.

Quand après l'inflammation du foie, il ne se fait point de suppuration, il arrive indubitablement que la tumeur qui subsiste se durcit et devient squirreuse. La douleur cesse alors d'être continue ; quand par fois elle se fait sentir, elle est obtuse : il y a peu de fièvre ; les malades sont dégoûtés et n'aiment que les choses amères, ce qui est doux leur repugne ; ils éprouvent des frissons ; leur teint devient légèrement jaune ou vert, les lombes et les pieds s'enflent ; la peau du visage devient rude et ridée ; le ventre se dessèche ; il survient de fréquens dévoiemens, et en dernier lieu, pour comble de maux, l'hydropisie se déclare. S'il se fait alors une évacuation copieuse et soudaine d'urines épaisses, avec beaucoup de sédiment limonneux, il y a lieu d'espérer que l'humeur hydropique disparaîtra ; mais si elle ne passe qu'en petite quantité, si elle est tenue, sans sédiment, le mal ne fait qu'augmenter ; s'il arrive néanmoins que la nature recouvre assez de forces pour détourner par les selles l'humeur superflue, souvent après une éruption abonbante de matières aqueuses, ou séreuses, l'hydropisie disparaît entiérement ; mais la guérison qui se fait ainsi n'est pas toujours sans danger ; car assez fréquemment, après de telles évacuations soudaines et l'affaissement extrême des vaisseaux, les malades périssent de défaillance, comme à la suite d'hémorragies violentes. Il y aurait beaucoup moins d'inconvenient à dissiper l'hydropisie par les sueurs, mais les hydropiques suent difficilement. C'est ainsi que se terminent les affections qui surviennent au foie, lorsqu'il y a suppuration de ce viscère.

Les Jeunes gens, les hommes jusqu'à la vigueur de l'âge sont sujets à cette maladie, elle attaque moins les femmes. Les causes sont l'intempérance, un état valétudinaire, sur tout à la suite d'affections d'intestins et de colliquations ; on a même coutume d'appeler synlectiques ou colliquatifs ceux qui meurent dans un état de marasme par suite d'ulcère au foie.

CHAPITRE XIV.

De la Rate.

La Rate suppure difficilement, mais elle est sujette à devenir squirreuse ; on ressent alors une douleur obtuse en même-temps qu'il se forme une tumeur considérable, plus incommode que la douleur même ; cette tumeur (*a*) s'accroit quelquefois au point d'occuper le milieu du ventre et de s'étendre du côté droit jusqu'au foie ; ce qui est cause que plusieurs s'y sont trompés et l'ont prise pour une affection du péritoine. (*b*)

(*a*) *Cette tumeur etc.* La Rate acquiert quelquefois un volume si demésuré qu'elle remplit tout le bas ventre et fait saillir extérieurement cette région comme dans l'ascite et la grossesse. On trouve dans le *Sepulchretum* de Bonnet plusieurs exemples de rates squirreuses, pesant de 15 à 35 livres. On a quelquefois trouvé la rate assez endurcie pour être brisée par un marteau.

(*b*) *Ce qui est cause que plusieurs s'y sont trompés etc.* Le déplacement naturel de la rate, lorsqu'elle est dans un état sain, peut donner lieu à ces méprises. Riolan a vu quel-

cette tumeur est dure comme une pierre et aussi difficile à amolir. Lorsque la rate est squirreuse à ce point, elle est totalement indolente; quand la suppuration s'établit, elle devient plus molle dans l'endroit où pointe l'abcès et céde au toucher. Cette masse suspendue dans la cavité abdominale se porte de côté et d'autre suivant l'impulsion qu'elle reçoit, à moins que plus petite, elle n'ait un espace suffisant pour flotter d'elle-même. Lorsque l'abcès crève, on éprouve des nausées et beaucoup d'anxiété; les signes qui l'annoncent ordinairement sont: la fièvre, la douleur, sur tout les frissons; quelquefois cependant, il n'y a ni frisson, ni douleur et très-peu de fièvre; ce qui fait que l'abcès se forme souvent dans la rate sans qu'on s'en apperçoive; car ce viscère est spongieux et peu sensible, même dans l'état de santé. Les malades deviennent enflés, bouffis, d'un jaune vert; ils éprouvent un malaise général, ils se trouvent oppressés comme s'ils avaient un poids sur la poitrine et ne respirent

quefois la rate placée dans l'hypogastre, situation singulière, capable de tromper des gens inattentifs, en leur faisant prendre cette tumeur pour un mole ou squirre de la matrice dans les femmes, et dans les hommes pour une tumeur stéotomateuse du mésentère. Vicq-d'azir rapporte que la rate déplacée et repoussée dans la région lombaire a été prise dans un cas particulier pour une tumeur contre nature. L'empereur Trajan, qui était un homme à bons mots, comparaît le Fisc à ces grosses rates qui croissent dans le corps aux dépens des autres parties.

qu'avec la plus grande difficulté ; la cause en est évidente ; toute la cavité abdominale est remplie d'un souffle épais, nébuleux, humide en apparence, sans l'être en effet ; ils ont de la toux, beaucoup d'irritation, mais cette toux est sèche et l'expectoration presque nulle. S'il survient un dévoiement aqueux, ils se trouvent un peu soulagés ; mais si ce devoiement devient abondant, il ne fait qu'augmenter la colliquation sans diminuer beaucoup le mal. L'abcès rompu, le pus qui en découle n'est jamais ni pur, ni bien cuit, mais il est d'un blanc sale couleur de cendre, quelquefois bourbeux et livide, et même quand l'abcès est profond, il en sort une matière ou une espèce de sanie qui paraît être une portion de la rate en putréfaction ; on a vu quelquefois se détacher de la rate des morceaux entiers, car ce viscère est d'une nature friable. S'il ne s'établit point de suppuration, et que la maladie traîne en longueur, les malades perdent l'appétit, deviennent cachectiques, boursoufflés, d'un aspect hideux ; toutes les parties du corps et particulièrement les jambes se couvrent d'ulcères livides, ronds, creux, sordides, difficilement curables ; ils finissent par tomber dans le marasme et périr. Ceux chez lesquels le squirre est dur, rénitent, insensible peuvent vivre plus long-temps ; mais une fois vainçus par le mal, l'hydropisie ou la consumpture surviennent et mettent nécessairement un terme à leur vie.

Les enfans et les jeunes gens sont plus sujets à cette maladie et s'en tirent facilement. Les vieillards y sont moins exposés, mais une fois attaqués, ils ne peuvent se retablir. On a vu des vieillards périr par des squirres de la rate sans s'appercevoir qu'ils en étaient attaqués. Cette affection vient souvent à la suite d'une longue maladie et d'un état valétudinaire. Elle attaque les jeunes gens qui mènent une vie inactive, trop sédentaire ; ceux qui après s'être donnés aux exercices gymnastiques, tombent dans l'oisiveté ; ceux qui habitent des endroits marécageux, où les eaux sont stagnantes, salées, infectes. Parmi les saisons, elle règne avec beaucoup de malignité dans l'automne.

CHAPITRE XV.

De l'Ictère.

Si une bile jaune, saffrannée, ou d'un noir mêlé de vert se repand d'un viscère quelconque sur la surface du corps, la maladie prend le nom d'Ictère ou Jaunisse, C'est une affection grave et dangereuse dans les maladies aiguës, qui tue non-seulement lorsqu'elle paraît avant le septième jour, mais qui fait périr une infinité de personnes, lors même qu'elle ne paraît qu'après cette époque ; rarement elle amène une bonne crise quand elle se montre vers la fin de la fièvre ; seule, elle se guérit très-difficilement.

La jaunisse ne provient pas seulement du foie, comme le prétendent quelques Médecins ; (a) elle peut avoir sa cause dans l'estomac, la rate, les reins et le colon. Et d'abord le foie attaqué de squirre ou d'inflammation la produit, non parce que la secrétion de la bile se trouve interrompue, car c'est là qu'elle est formée et secrétée, ensuite par la vessie située dans ce viscère ; mais lorsque les conduits qui la transmettent aux intestins sont obstrués par le squirre ou l'inflammation, et que la bile redondante dans la vessie rétrograde et se mêle avec le sang qui l'entraîne avec lui dans le reste du corps qu'elle teint en jaune. Dans cette espèce de jaunisse, les excrémens sont blancs et

(a) *Comme le prétendent quelques Médecins, etc.* On est encore du même avis que ces Médecins, et on pense avec raison que la jaunisse occasionnée par la bile ne peut provenir que du foie qui en est le seul organe secrétoire. Ce qu'Arétée dit ici de la formation de la bile dans les autres viscères, et même dans toute l'habitude du corps, était probablement une opinion accréditée de son temps, ou qui lui était peut-être particulière ; car à l'exception de la formation de la bile noire dans la rate, aucun auteur ancien, autant que je sache, ne parle de la formation de la bile dans l'estomac et le colon et généralement dans tout le système. Il faut au reste avouer que, quoique dans la jaunisse ordinaire dont il est ici question, la couleur qu'acquiert la peau dépende d'une certaine quantité de bile absorbée du foie par les vaisseaux lymphatiques et répandue dans la masse du sang, il peut exister quelques autres causes difficiles à expliquer, qui donnent à la peau une pareille couleur. D'où vient par exemple la jaunisse que produit la morsure de certaines vipères ?

argilacés, parce qu'ils ne sont plus colorés par la bile qui ne peut passer dans les intestins. Le ventre qu'elle n'humecte et ne stimule plus reste constipé, la peau est d'un jaune qui tire sur le blanc.

Quand la jaunisse vient de la rate, sa couleur est d'un noir mêlé de vert, car ce viscère se nourrit de bile noire. (*a*) C'est en effet dans la rate qui a l'apparence d'un grumeau de sang que viennent se rendre les impuretés du sang propres à former l'atrabile, qui, lorsqu'elles ne peuvent y être reçues et élaborées par un vice quelconque de cet organe, refluent avec le sang dans le reste du corps et donnent à la peau cette couleur d'un noir mêlé de vert, particulière à la jaunisse provenant de la rate. Les matières fécales dans cette espèce de jaunisse conservent une couleur noire; car une partie de la matière surabondante dont se nourrit la rate passe directement dans les intestins comme excrément.

La jaunisse vient du colon et de l'estomac, lorsque les facultés digestives de ces viscères se

---

(*a*) *Car ce viscère se nourrit de bile noire, etc.* La rate, comme nous l'avons remarqué dans une note précédente, était regardée par Hippocrate et tous les anciens comme le réservoir de l'humeur atrabilaire et son organe secrétoire. Sa couleur assez livide chez les hommes les plus robustes et les plus sains leur semblait analogue à cette fonction et leur paraissait même en indiquer la nature.

trouvent lésées ; car la coction se fait aussi dans le colon (*a*) et la nourriture passe de là au foie ; si donc par quelque vice de ce dernier viscère les alimens y sont transmis sans être digérés, comme le foie n'élabore que ce qui convient à sa fonction et laisse aller le reste, les crudités superflues et tout ce que le colon ne peut digérer passe dans le sang, et se trouve disséminé avec lui dans le reste du corps auquel il donne une couleur bilieuse ; car ce que le colon ne digère pas se change en bile.

Il est aussi possible que la jaunisse ait sa cause dans tous les autres viscères, non-seulement dans ceux qui envoient la nourriture au foie, mais dans ceux-mêmes qui la reçoivent de lui ; car ce n'est pas seulement par des conduits sensibles que la nourriture est distribuée dans toutes les parties du corps ; il y en passe une grande partie en forme de vapeurs que la nature sait diriger et faire pénétrer d'une extrémité à l'autre à travers les parties même les plus denses. (*b*) Il peut donc

(*a*) *Car la coction se fait aussi dans le Colon, etc.* La remarque que fait ici Arétée que la digestion ne se fait pas seulement dans l'estomac, mais aussi dans le colon, si toutefois il n'en exclut pas les autres intestins, est juste. On peut en effet regarder tout le canal alimentaire comme servant à la digestion, quoique l'estomac en soit le premier et le principal organe.

(*b*) *Car ce n'est pas seulement dans des conduits, etc.* Ce que dit ici Arétée mérite d'être remarqué et paraît l'avoir été déjà par Bordeu, *Recherche sur le tissu muqueux art.* 71.

s'y engendrer de telles vapeurs teintes de bile qui transmettent cette couleur dans toutes les parties où elles se fixent; dans ce cas, les excrémens ne sont point blancs; car le foie n'étant point particulièrement affecté, le passage dans les intestins reste libre.

Toute l'habitude du corps est en outre très-propre à produire la jaunisse; car la jaunisse peut avoir sa cause partout. Voici comme la chose arrive : il y a dans toutes les parties du corps une chaleur propre à la coction; il se fait partout une secrétion d'humeurs particulière et propre à chaque partie; c'est ainsi que la sueur se forme à la peau, les larmes dans les yeux, le mucus dans les articulations, le cérumen dans les oreilles. (*a*) Lors donc que cette chaleur s'exerce trop, se fatigue

(*a*) *Les larmes dans les yeux, etc.* On sait aujourd'hui que toutes les secrétions s'opèrent au moyen d'organes propres à cet effet auxquels on donne le nom de glandes. quoiqu'on ne soit point d'accord sur la manière dont la secrétion s'effectue dans ces glandes, et que tout ce que les Médecins, soit chimistes, soit mathématiciens ont dit à ce sujet, ne soit que très-conjectural; on pense néanmoins que les fonctions de ces glandes ne peuvent s'altérer au point de produire des humeurs d'une nature différente de celles qu'elles ont coutume de secréter, de la bile, par exemple, au lieu de larmes, ou de la semence au lieu d'urines. Arétée qui regardait ces humeurs comme le produit d'une coction particulière opérée par la chaleur naturelle, pensait qu'elles pouvaient dégénérer et se changer en bile par suite d'une altération dans cette chaleur; d'après cette idée que la bile était le dernier terme auquel la chaleur peut reduire les humeurs, à moins qu'elle

en faisant ses fonctions, elle se change en âcre et en ignée, et toutes les humeurs se transforment en bile ; car les productions du feu sont âcres et de couleur de bile ; si la même chose arrive au sang, ce fluide devient bilieux, et comme il se distribue dans toutes les parties du corps, la bile se montre par tout.

L'Ictère est une maladie grave et d'un aspect désagréable ; car cette couleur d'or qu'elle donne au corps, quoique belle dans un métal, ne l'est nullement dans l'homme. Je ne m'arrêterai pas à disserter longuement sur l'origine de ce mot ; je remarquerai seulement que plusieurs croient que ce nom lui vient de celui de certains quadrupèdes terrestres nommés Ictis, (*a*) animaux dont les yeux ont une couleur jaune.

On distingue de deux espèces de jaunisse : dans la première, la couleur est plus ou moins jaune ; dans la seconde, elle est livide ou noire. La différence de ces couleurs vient de la bile qui est tantôt

ne les dessèche entièrement; ou en d'autres termes, que la chaleur portée à ce point d'airété et d'excandescence rend les humeurs empyreumatiques, lorsqu'elle ne les brûle point entièrement. Il est surprenant qu'Arétée qui se montre en général assez réservé sur tout ce qui est purement théorique entre contre son ordinaire en tant de détails sur les différente causes de la jaunisse.

(*a*) *Ictis*, Quadrupède terrestre qu'on croit être la fouine ou le putois actuels.

tantôt déliée, transparente et légèrement teinte en jaune, tantôt d'un jaune plus foncé, comme le safran ou le jaune d'œuf; tantôt d'un vert noir, tel que la couleur du poireau ou du glaïeul, ou enfin entièrement noire, car il y a une infinité de nuances entre ces couleurs extrêmes. Cette variété dans la jaunisse dépend des différens dégrés de chaleur et d'humidité, et a sa cause dans la différence des viscères; par exemple, la bile qui appartient au foie est jaune, celle qui provient de la rate est noirâtre; lors donc que la jaunisse provient d'un viscère quelconque soit du foie ou de la rate ou de quelqu'autre endroit, elle en porte l'empreinte; s'il n'y a rien qui annonce qu'elle vienne d'un lieu particulier, c'est une affection de tout le système. C'est surtout dans les yeux, lorsqu'ils sont d'un beau blanc que paraît le mieux la jaunisse, ensuite aux tempes des personnes qui ont naturellement le teint blanc. Quand l'Ictère est peu considérable, la couleur n'en est que plus vive et plus saillante.

Les personnes attaquées d'une jaunisse noire ont la peau d'un noir mêlé de vert; elles sont frileuses, faibles, nonchalantes, sans courage, exhalent une odeur fétide, ont le goût amer, la respiration difficile, sentent une douleur mordicante à l'estomac; leurs excrémens sont poracés, noirâtres, secs et passent avec peine; leurs urines sont chargées d'une couleur tirant sur le noir; elles digèrent mal, sont sans appétit, sans sommeil, tristes et mélancoliques.

Dans l'autre espèce de jaunisse, les malades ont le teint d'un jaune qui tire sur le blanc; ils sont plus gais, ils font d'abord difficulté de manger, puis ils prennent la nourriture avec voracité; ils digèrent mieux que les premiers, leurs excrémens sont blancs, desséchés, couleur de craie, leurs urines pâles ou safrannées.

Ces malades éprouvent les uns et les autres une espèce de prurit par tout le corps, une petite chaleur mordicante aux narines; car la bile a quelque chose d'âcre et de cuisant; les choses amères ne leur paraissent point amères, et ce qu'il y a de plus surprenant les choses douces leur paraissent amères; la cause de cette illusion dans le goût, vient de ce que la langue infectée de bile ne perçoit pas le goût des choses amères parce qu'elle est habituée à ce goût, et que les amers ajoutés aux amers ne font aucune impression; mais quand elle reçoit des mets doux et d'une qualité contraire, la bile dont elle est imbue, paisible jusqu'alors, entre en effervescence, se développe et émousse le goût de douceur en excitant un goût contraire. C'est pourquoi si ce qu'on prend est amer, on perçoit un goût amer ordinaire; s'il est doux, c'est un goût de bile; car la bile corrompt tous les autres goûts. Ceux qui prétendent que dans ce cas les amers ont un goût de douceur, se trompent, la chose n'est pas ainsi; mais parce que l'organe imbu d'une substance amère ne perçoit pas le goût d'amertume, auquel il est habitué, pour cette raison il se représente les amers doux; mais les mets doux ainsi que les amers ont dans ce cas la même saveur, la bile est le voile qui couvre le véritable goût des alimens et la cause de l'illusion.

Si dans la jaunisse, il n'y a aucune inflammation de viscère, la maladie est le plus souvent sans danger, mais elle dure long-temps; si la jaunisse est chronique et qu'il y ait en même-temps quelque viscère d'attaqué, elle finit ordinairement par l'hydropisie ou la cachexie, on en voit néanmoins plusieurs qui périssent par le marasme sans devenir hydropiques.

La jeunesse est sujette à cette maladie et en souffre peu, l'enfance qui y est moins sujette en souffre davantage.

CHAPITRE XVI.

De la Cachexie.

La Cachexie est la conversion de toutes les maladies ensemble en une seule, car toutes contribuent à lui donner naissance: cependant on peut la regarder par elle-même et abstraction faite du concours des autres maladies, comme une affection primitive, lorsqu'elle a acquis un dégré considérable de cacochymie. Il y a bien une simple cachexie ou mauvaise habitude du corps, commune à plusieurs maladies, un ensemble de symptômes qu'on désigne aussi sous ce nom; mais ces symptômes, comme la maigreur, la pâleur, la bouffissure n'affectent l'habitude que pour un temps. La cachexie dont il est ici question est un genre de maladie bien plus grave, ainsi que l'indique le nom: effectivement dans l'*Euexie*, état qui lui est opposé, il y a chez celui qui en jouit une bonne disposition en tout, dans la coction, dans la distribution des alimens, dans la sanguification; tout le travail de la nature en conséquence se fait bien, et par suite la respiration, les forces, la carnation sont bonnes, et pour tout dire, il y a un état parfait de santé. Mais quand la nature passe de cet état à la faiblesse et à la dépravation cacochymique, c'est alors la cachexie dont nous parlons; maladie à peine curable, extrêmement longue, qui met beaucoup de temps à se former, qui ne prend pas seulement sa source dans quelque vice particulier du corps ou dans quelque viscère, mais qui est la conversion de toutes les autres maladies dans un état plus mauvais. Aussi les maladies qu'elle produit à son tour sont-elles par elles-mêmes inévitablement funestes, comme les hydropisies, les phthisies, les colliquations; cette dernière maladie a même beaucoup de rapport dans ses symptômes avec la cachexie. Le mal traîne en longueur, il y a un devoiement habituel; chez quelques-uns le mal est sujet à des retours; il y a assez d'appétit, mais quoique les malades prennent beaucoup de nourriture, les alimens passent crus et indigérés à raison de l'appauvrissement des forces digestives et de leur peu de travail pour la coction des alimens.

Cette maladie a pour cause la suppression des hémorroïdes, des vomitifs (*a*) auxquels on est habitué, la repercussion des sueurs, le défaut d'exercice, une vie trop sédentaire après une vie active et laborieuse.

Quand il se fait un pareil changement et que ce qui était une habitude ne revient plus, le corps devient pesant, pâlit par intervalles, l'estomac se remplit de vents, les yeux se creusent, le sommeil devient lourd, le malade tombe dans un assoupissement continuel. Lorsque ces symptômes sont encore peu fixes, vont et viennent, c'est une

(*a*) *La suppression des vomitifs quand on y est habitué etc.* Les anciens et surtout les romains faisaient un fréquent usage des vomitifs, particulièrement après le repas du soir, comme il paraît par plusieurs passages des auteurs de ce temps. Celse approuve avec raison Asclépiade de s'être élevé contre ces abus. *Rejectum esse ab Asclepiade vomitum video neque reprehendo, si offensum est eorum consuetudine, qui quotidiè ejiciendo, vorandi facultatem moliuntur.* Pline parlant d'Asclépiade s'exprime à peu près de la même manière. *Damnavit meritò*, dit-il, *vomitiones tàm suprà modum frequentes.* Suétone dans la vie de Vitellius nous apprend que cet empereur se faisait fréquemment vomir afin de jouir du plaisir de pouvoir répéter plusieurs fois le même repas. Suivant Hérodote, les anciens Egyptiens se faisaient vomir trois fois par mois, c'était ce qu'ils appelaient συρμαΐζειν comme qui dirait se raphaniser, parce qu'ils se servaient pour cet effet du Raphanus ou Raifort.

marque que la maladie est encore douteuse ; mais si elle s'enracine de plus-en-plus, se fixe opiniâtrément et ne quitte plus le malade, il n'y a plus de doute que le mal ne soit extrêmement grave. Les pieds et les jambes enflent, lorsque les malades sont debout, et les parties les plus inclinées, lorsqu'ils sont couchés. S'ils changent de situation, la tumeur se porte vers la partie la plus basse. Ce poids, vers la partie la plus basse, provient de la circulation du froid et de l'humide ; car lorsque la chaleur raréfie l'humide et que celui-ci ne s'épanche pas, il retombe ensuite. (*b*) Les malades ont un bon appétit, mangent beaucoup, ils sont même voraces ; mais les alimens passent plus promptement qu'ils ne sont digérés et restent dans un état de crudité ; la digestion ne se fait point, la nature n'ayant point assez de force pour opérer la coction ; car il y a dans l'estomac le même défaut de ton et de chaleur que dans le reste du corps ; le sang qui se forme ainsi, n'est ni très-bon ni bien coloré ; ainsi donc, lorsque le corps s'est rempli tout entier de crudités et que le dégoût pour les alimens survient, la cachexie étendant ses ravages jusqu'à l'estomac même, et que le mal se trouve ainsi porté à son comble, les malades deviennent bouffis, languissans, sans courage et incapables de s'occuper de quelque chose ; leur ventre est extrêmement serré, les excrémens qui

(*a*) Il y a dans cet endroit du texte, tel qu'on le lit aujourd'hui, quelque chose d'obscur et d'inintelligible.

passent sont dénués de bile pour la plupart, blancs, apres, crus; la peau devient sèche, imperspirable prurigineuse; leur sommeil est peu profond, ils dorment les yeux à moitié ouverts; ils respirent avec beaucoup de lenteur; leur pouls est obscur, faible, fréquent, très-accéléré à la moindre action petite ou grande, ainsi que leur respiration qui devient extrêmement courte; ils ont les veines des tempes saillantes par l'amaigrissement des parties voisines; celles du poignet paraissent encore davantage et sont gorgées d'un sang noir tirant sur le vert; à cet état succède le phthisie, ou la colliquation, ou l'hydropisie anasarque ou bien l'ascite, cette dégénération est inévitable.

Parmi les différens âges, la vieillesse est sujette à cette maladie et y succombe. L'enfance en est facilement atteinte et s'en retablit facilement. Les jeunes gens n'y sont pas aussi exposés, mais s'en guérissent avec plus de peine. Elle n'a aucune saison déterminée, car toutes peuvent la produire. L'automne l'engendre, l'hiver la nourrit, le printemps la porte à son comble, l'hiver la tue.

LIVRE DEUXIÈME.

CHAPITRE PREMIER.

De l'Hydropisie.

L'Hydropisie est une maladie désagréable à voir; difficile à supporter ; peu de personnes s'en retablissent, et quand cela arrive, ce bonheur vient moins de l'art que d'un heureux hasard ou plutôt du secours des Dieux, qui guérissent seuls les grands maux. Car ou le vice, caché dans quelque viscère principal, pervertit ensuite le reste de l'habitude, ou la dépravation commence par le reste du corps et se communique ensuite aux viscères, et lorsque l'un et l'autre se prêtent la main mutuellement pour une destruction générale, il ne reste aucune partie saine, intacte, qui puisse fournir le moindre secours à la nature.

L'hydropisie a pour cause prochaine un air ou souffle froid et épais, qui tel qu'un nuage (*a*)

(*a*) Héraclite comparait aussi l'hydropisie à un nuage: Diogêne de Laerce rapporte que ce philosophe s'étant rétiré dans les montagnes où il vivait de racines et d'herbes contracta une hydropisie et qu'étant revenu à la ville, il demanda enigmatiquement, suivant sa coutume, aux médecins si on pourrait trouver le moyen de dessécher un nuage : ἐξ ἐπομβρίου αυχμον ποιησαι. On attribue aujourd'hui l'hydropisie à des causes plus vraisemblables.

qui se résout en pluie repand une humidité générale ; autrement, c'est le résultat d'une cause froide et humide qui s'assimile ou change en elle-même toute l'habitude entière. On ne donne pas, en effet, le nom d'hydropisie à une simple fluctuation d'eau dans la cavité abdominale, car ce n'est point là où est le vice ; pour qu'il y ait hydropisie, il faut que cette fluctation soit accompagnée de mauvais teint, de bouffissure et autres signes de cette espèce ; c'est cette disposition cachectique, qui se fond en eau, qui constitue la vraie hydropisie et en porte le nom : effectivement, quand bien même l'eau s'évacuerait spontanément par une rupture, ou bien par l'effet de l'art, les malades n'en resteraient pas moins hydropiques quant à leur disposition.

La Cachexie est donc la cause principale de l'hydropisie. On en distingue de plusieurs espèces auxquelles on donne différens noms : s'il se fait un épanchement humide dans la cavité abdominale, et que le ventre frappé résonne comme un tambour, cette espèce d'hydropisie prend le nom de *Tympanite ;* si cette même cavité se remplit d'eau seulement et que les intestins y surnagent, c'est une *Ascite.* S'il n'arrive rien de semblable dans tout l'intérieur du ventre et que tout le reste du corps s'enfle, ou l'Hydropisie provient d'une pituite blanche, froide et épaisse, et on lui donne le nom de *Leucophlegmatie* ; ou elle provient de la fonte des chairs en une humeur tenue, sanguinolente, aqueuse, et on l'appelle *Anasarque.* Toutes ces espèces sont mauvaises chacune dans leur genre, mais leur complication est plus mauvaise encore ; car il arrive souvent qu'une des hydropisies de l'abdomen se complique avec une de la surface ; ainsi la tympanite mariée avec l'anasarque, est une mal extrêmement grave. Parmi les hydropisies abdominales, la tympanite en effet est pire que l'ascite, comme parmi les hydropisies extérieures, la leucophlegmatie est moins mauvaise que l'anasarque. L'hydropisie est bénigne autant que peut l'être un tel mal, quand une moindre espèce se joint à une moindre espèce ; mauvaise, quand une des moindres espèces se joint à une des espèces graves ; mauvaise au dernier point, quand les deux espèces les plus graves se compliquent ensemble.

Les signes de l'hydropisie sont évidents par eux-mêmes et sont sensibles à la vue, à l'ouie et au toucher. Dans l'ascite, le ventre présente à la vue une tumeur considérable, les pieds sont enflés, pendant que la figure, les bras et le reste du corps paraissent grêles ; l'enflure du ventre s'étend aux testicules et au prépuce, ainsi qu'à la verge qui devient tortueuse à cause de l'inégalité de l'infiltration ; si on comprime ou frappe avec la main le ventre, on sent l'eau flotter et couler au côté opposé ; si le malade se tourne d'un côté sur l'autre, le fluide se porte davantage vers le côté incliné et y forme une tumeur et une fluctuation sensible à l'ouie ;

si on enfonce le doigt dans un endroit quelconque, l'empreinte qu'il forme subsiste quelque-temps ; c'est ainsi qu'il est facile de connaître l'ascite.

Outre que la tympanite est sensible à la vue par le ballonnement du ventre, elle l'est aussi à l'ouie par la résonnance de cette cavité ; car lorsqu'on la frappe avec le plat de la main, elle rend un son, mais il n'y a aucune fluctuation. L'air ou souffle ne change point de place par le changement de position du corps, et de quelque côté que celui-ci soit incliné, l'air se soutient également en dessus comme en dessous ; quand cependant une partie de cet air se change en nuage et ensuite en eau, car la tympanite finit par produire l'ascite, il en resulte une espèce de demi-fluctuation.

L'anasarque et la leucophlegmatie n'occupent point la cavité abdominale, elles la laissent vide ; mais l'enflure paraît à la figure et aux bras, et toutes les parties qui restent vides dans les espèces précédentes se trouvent ici remplies. Comme dans la leucophlegmatie, c'est une pituite blanche, froide, épaisse, surabondante, tout le corps en est rempli ; de-là, l'œdème de la figure, du cou, des bras, l'épaississement des parois du ventre, et chez les personnes jeunes et à la fleur de l'âge, le gonflement des seins. Dans l'anasarque le fluide ressemble à une fonte de chairs ou à la sanie sanguinolente que rendent les intestins ulcérés, ou à ce qui découle d'une partie contuse, quand on en incise la peau satinée. Quand deux espèces d'hydropisie sont mêlées ensemble, les signes propres à chaque espèce les font connaître.

En général dans toutes les hydropisies, le teint est pâle, la respiration difficile, la toux se manifeste de temps-en-temps; il y a de l'engourdissement, beaucoup de nonchalance, du dégoût pour la nourriture; quand les malades en prennent, quoique ce soit en petite quantité et qu'il n'y ait rien qui puisse donner des vents, ils se trouvent gonflés et pleins comme s'ils avaient beaucoup mangé; ils ont la peau sèche, elle ne s'humecte jamais, pas même dans le bain, le teint blanc, efféminé; cependant dans l'anasarque, il est d'un noir mêlé de vert, les veines sont noires; elles sont apparentes et très-saillantes principalement sur le poignet et le ventre dans l'ascite et la tympanite, pendant que dans l'anasarque et la leucophlegmatie, tout est oblitéré par l'enflure. Les malades dorment peu, leur sommeil est pesant; il y a plus d'assoupissement que de vrai sommeil; ils deviennent pusillanimes, sordides, avares, extrêmement attachés à la vie et pleins de confiance. Cette sécurité chez eux n'est point l'effet du courage ou d'un espoir bien fondé, comme chez ceux qui jouissent d'une santé prospère; mais elle vient de la nature du mal, quoiqu'il ne soit pas facile d'en rendre raison. C'est quelque chose de bien étonnant que dans les autres affections, qui de leur nature ne sont nullement pernicieuses, les malades soient tristes et découragés et ne désirent que la mort, pendant que dans celle-ci, ils conservent toujours beaucoup d'espérance, ont un amour extrême de la vie; ce contraste provient de la différence des maladies.

L'hydropisie survient quelquefois tout-à-coup; lorsqu'une personne altérée boit une grande quantité d'eau froide, le liquide transmis ainsi soudainement dans l'intérieur des viscères refroidit la chaleur naturelle de ces parties, et les gouttes d'eau, qui dans toute autre circonstance s'exhaleraient par la transpiration en forme de vapeurs, s'épanchent et restent stagnantes dans la cavité abdominale. L'hydropisie qui vient de cette cause se guérit facilement, si on y apporte remède avant qu'aucun viscère ou le reste de l'habitude aient souffert. Les alimens venteux, les crudités, certains insectes que l'on nomme Buprestes (*a*), sont aussi des causes d'hydropisie. Cette maladie est com-

(*a*) Suivant Dioscoride et Gallien les Buprestes sont une espèce de cantharides. Pline compare le Bupreste au Scarabée aux longs pieds. Linnée désigne cette famille d'insectes sous le nom de Scarabées. Le nom de bupreste est formé de deux mots grecs qui signifient faire enfler ou crever les bœufs, parce qu'on croyait que ces petits animaux faisaient périr les bœufs qui en mangeaient par mégarde dans les prés où ils se trouvent souvent. Cette propriété de ces insectes qu'on regarde d'ailleurs comme assez dangereux et malfaisants ne semble à l'auteur de l'histoire des insectes ni bien avérée, ni bien prononcée. Il paraît néanmoins que les anciens l'avaient observée puisqu'Arétée range ces insectes au nombre des causes de l'hydropisie.

mune aux hommes comme aux femmes, ainsi qu'à tous les âges. Il y a seulement cette différence que les uns sont plus sujets à une espèce, les autres à une autre. Les enfans, par exemple, sont exposés à l'anasarque et à la leucophlegmatie; les jeunes gens et les hommes faits aux hydropisies abdominales; les vieillards sont à la vérité sujets à toutes les espèces, car ils sont dépourvus de chaleur par suite du refroidissement de l'âge; mais comme il ne peut se former chez eux qu'une accumulation modique d'eau, ils ont plus de tendance à la tympanite.

Toutes les différentes espèces d'affections hydropiques sont mauvaises, car en un mot, l'hydropisie est le vice de toutes, on regarde cependant la leucophlegmatie comme plus bénigne; effectivement les chances de guérison sont plus nombreuses et plus variées; il peut se faire par exemple une évacuation abondante par les sueurs, les urines, les selles, et l'habitude hydropique disparaît. La tympanite est difficile à guérir, mais l'anasarque est plus difficile encore; il faudrait dans cette dernière affection que le médecin changeât l'homme en entier, chose qui ne serait pas facile aux Dieux mêmes.

Quelquefois l'hydropisie n'occupe qu'un très-petit espace dans le corps, par exemple la tête seule, comme dans cette maladie que l'on nomme Hydrocéphale, ou le poumon seul ou le foie ou la rate seulement, ou chez les femmes la matrice seule. (*a*) Dans cette dernière espèce l'hydropisie se guérit plus facilement que dans les autres. Lorsqu'en effet l'orifice de la matrice auparavant fermé vient à s'ouvrir, s'il y a de l'eau elle s'écoule, si c'est de l'air il sort avec bruit : quand l'hydropisie de la matrice est de la nature de l'anasarque, il y a ordinairement une hydropisie générale.

Il y a une autre espèce d'hydropisie que l'on reconnaît de cette manière : ce sont de petites vésicules pleines (*b*) de liquide, qui s'engendrent

(*a*) *ou la rate seulement etc.* Ces hydropisies locales ou de quelques viscères seulement sont en général obscures et assez difficiles à connaître. Elles ont ordinairement pour cause les hydatides : Cela se remarque surtout à l'égard du foie et de la rate. Elles peuvent être aussi occasionnées par un épanchement sereux dans le tissu cellulaire de ces viscères. Simson cité par Wansuéten parle d'une hydropisie du poumon qu'il attribue à cette dernière cause et dont il s'est assuré par la dissection. L'hydrocephale interne, maladie si commune parmi les enfants, et sur laquelle on se trompe si souvent provient d'un épanchement d'une matière sereuse dans les ventricules du cerveau. Il est fait mention des hydropisies du poumon, du foie, de la rate, dans les livres publiés sous le nom d'Hypocrate. L'auteur du livre des *affections internes* attribue l'hydropisie du poumon à certains tubercules qui se remplissent d'eau. Il dit qu'on rencontre de semblables tubercules dans les bœufs, les chats et les brebis et qu'en les ouvrant on les trouve remplies d'eau.

(*b*) *Ce sont de petites vésicules etc.* Ces petites vésicules sont connues aujourd'hui sous le nom d'hydatides. On les rencontre fréquemment tant dans le corps humain que dans celui des animaux. Les tubercules dont il vient d'être fait mention dans la note précédente ne paraissent être autre

dans l'endroit ou l'ascite a coutume de se former: la preuve qu'elles sont remplies de liquide, c'est que si vous faites la ponction de l'Epigastre, vous ne ferez sortir que très-peu de liquide, car la vésicule le renferme intérieurement, et que si vous venez à plonger l'instrument dans la vésicule même, le liquide commence à couler de nouveau. Quoiqu'il en soit, cette espèce d'hydropisie n'est pas d'une nature très-bénigne. Il est difficile de savoir d'où surgissent ces vésicules; on ne voit point de passage perméable. Il y en a qui prétendent qu'elles viennent des intestins; c'est ce que je n'ai jamais eu occasion d'observer; ainsi je ne puis rien en écrire et je me garderai bien d'affirmer si elles viennent en effet du colon ou de quelqu'autre partie du ventre, et comment elles se forment; (*a*) toute humeur quelconque dans les

---

chose que des hydatides. La cavité abdominale de plusieurs animaux paraît en contenir naturellement. Tels sont le lièvre et le lapin, mais c'est ordinairement dans le foie qu'on les trouve. Les hydatides sont de plusieurs espèces, les unes sont groupées comme une grappe de raisin, d'autres sont invaginées, c'est-à-dire se recouvrent l'une sur l'autre; d'autres sont isolées; on en a vu de parfaitement rondes avec un appareil organique dans leur enveloppe qui n'était pas plus épaisse dans un point que dans l'autre. Il y en a qui deviennent extrêmement grosses; on en a trouvé dans le foie d'un bœuf une qui pesait neuf livres, suivant Morgagni cité par Vicq-dazir.

(*a*) *Comment elles se forment, etc.* Il y en a qui pensent que ces vésicules doivent leur origine à une espèce particulière de ver qui s'engendre dans le corps des animaux. Voici quel est le resultat des recherches de Vicq-dazir à ce

intestins

intestins ayant une issue facile par l'anus, on ne peut supposer que ces vésicules viennent de cet endroit et en sortent par une rupture, cela n'est guère croyable. Une telle déchirure ne se ferait pas impunément, et sans occasionner une plaie mortelle.

CHAPITRE II.

Du Diabétès.

La maladie à laquelle on donne le nom de Diabétès est très-rare (*a*) et extrêmement surprenante. Dans cette affection qui provient ainsi que l'hy-

sujet. En ouvrant un lapin il aperçut dans la cavité abdominale près du foie et sur la surface externe des intestins des hydatides flottantes et assez nombreuses, elles étaient grosses comme de petits pois ; il y remarqua 1°. un ventre ou arrondissement rempli d'une liqueur transparente et en apparence lymphatique ; 2°. à la partie moyenne d'un des hémisphères, un point blanc opaque et dur, au milieu duquel était une fente remarquable terminée par de petites lèvres. Aucune région de la cavité abdominale qui renfermait ces corps, et où la plupart étaient flottantes, n'était excoriée ni affectée d'aucune lésion quelconque. Cette considération jointe à la régularité de leur forme lui fit présumer que ces prétendues hydatides étaient des espèces de vers ronds et susceptibles de divers developpemens. Cette opinion était aussi celle de Redi. Tyson a vu également des hydatides qu'il a considerées comme des animaux particuliers. D'après ces motifs Vicq-dazir n'était point éloigné de croire que les hydatides bien arrondies et bien transparentes étaient des animaux ou des demeures d'animaux.

(*a*) *Est très-rare, etc.* Il paraît que cette maladie avait été très-rarement observée par les anciens. Galien dit ne

dropisie (*b*) d'une cause froide et humide, ce sont les chairs et les parties solides du corps qui se fondent et se changent en urine. Les reins et la vessie sont le canal habituel par où ce fluide se décharge ; car l'urine ne passe pas seulement par intervalles, mais comme si tous les conduits étaient entièrement relachés, il s'en fait un écoulement

---

l'avoir vue que deux fois. Rabbi Moyse dans un de ses aphorismes cité par M. Petit dit qu'il ne l'a jamais observée en Occident, ni avoir entendu dire à aucun de ses prédécesseurs qu'ils l'y eussent observée. Il a vu néanmoins, ajoute-t-il, quelques personnes attaquées de cette maladie en Egypte, et pense d'après cela qu'elle est plus commune dans les pays chauds et surtout en Egypte, où elle est occasionnée suivant lui par l'usage des eaux du Nil ; ce dont Prosper Albin, qui entre dans beaucoup de détails sur les maladies de ce pays, ne fait aucune mention. Les modernes et même ceux qui habitent l'Occident, savoir les Anglais, ont néanmoins assez fréquemment observé cette maladie, soit qu'elle soit devenue plus commune, soit qu'ils aient donné une attention plus particulière à ses différens symptômes. Il n'est pas rare de la rencontrer dans les îles britanniques. J'ai eu occasion de la voir trois fois à l'Infirmerie royale d'Edimbourg ; sur trois personnes attaquées de ce mal, deux périrent par suite de marasme et de la plupart des symptômes qui se trouvent ici si bien decrits par Arétée. La troisième parut être beaucoup soulagée par l'usage de la diète animale et fut renvoyée convalescente. J'ai traité depuis à l'Hôpital civil et militaire de Fougères un jeune homme attaqué de cette maladie ; les astringents furent les remèdes qui me parurent avoir le plus de succès ; il eut plusieurs rechûtes et fut enfin renvoyé entièrement guéri.

(*b*) *Qui provient ainsi que l'hydropisie, etc.* Si le Diabétès provient de la même cause que l'hydropisie, et si elle n'en a point qui lui soit particulière, on pourrait demander à l'auteur pourquoi cette fonte générale des humeurs, s'évap

continuel. Cette maladie est lente de sa nature et met beaucoup de temps à se former; mais une fois formée, le malade ne vit pas long-temps, la colliquation fait des progrès rapides, et la mort qui arrive quelquefois très-promptement, met un terme à une vie dégoûtante et douloureuse.

Les malades éprouvent une soif intolérable, la boisson abondante qu'ils prennent ne répond pas à la quantité de leurs urines, car ils en laissent passer une quantité prodigieuse, et il n'y a aucun moyen de les empêcher de boire ou d'uriner. Si on les empêche, en effet, pour un moment, et d'abord si on leur interdit la boisson, leur bouche devient sèche, tout leur corps aride, leurs entrailles paraissent être en feu; ils éprouvent une angoisse,

---

cue plutôt par les reins que par toute autre emonctuaire. Galien attribuait la cause du Diabétès à une affection particulière des reins, qui, suivant lui, attiraient avec beaucoup de force la serosité du sang, et ne pouvaient la retenir à cause de leur faiblesse. Il comparait cet état des reins à celui de l'estomac et des intestins dans la faim canine et la lienterie, lesquels ont un besoin continuel de nourriture et ne peuvent la retenir. Les modernes ont depuis quelque temps beaucoup disputé sur la cause de cette maladie, surtout depuis que le célèbre Willis ayant examiné les urines des diabétiques trouva qu'elles contenaient souvent une matière sucrée dont on pouvait faire une espèce de melasse (observation qui paraît avoir échappé aux anciens.) Plusieurs ont cru que la cause de cette maladie était un vice des puissances assimilatrices, ou de celles qui convertissent les matières alimentaires en vrais fluides animaux, et que le siège en était en conséquence dans l'estomac; d'autres que cette affection provenait d'une secrétion depravée et que le siège en était dans les reins mêmes.

une anxiété inexprimable et meurent bientôt tourmentés par une soif dévorante. Quant aux urines, comment pourraient-ils les retenir? la raison et la pudeur l'emporteraient-elles sur la douleur; mais supposé que les malades puissent réussir à les retenir pendant quelque temps, les reins, les aines, les testicules se gonflent, et lorsqu'il se fait un relachement les urines recommencent à couler, et à mesure que les parties tumefiées s'affaisent, il s'en fait un reflux surabondant dans la vessie.

Lorsque la maladie est confirmée, les symptômes en sont évidens; mais voici ceux qui l'annoncent: la bouche devient sèche, la salive blanche, baveuse, comme dans la soif, il n'y a cependant encore aucune altération, les malades éprouvent un sentiment de pesanteur dans les hypocondres; ils sentent une espèce de froid ou de chaleur qui paraissent s'avancer progressivement du ventre à la vessie, c'est en quelque sorte le prélude du mal. L'urine commence à devenir ensuite un peu plus abondante que de coutume, la soif se manifeste, mais elle n'est pas encore très-grande. A mesure que le mal fait des progrès, ils ressentent une chaleur peu considérable à la vérité, mais mordicante, qui se fixe dans les entrailles; la peau du ventre se ride, les veines deviennent plus saillantes, toute l'habitude du corps maigrit, la soif et les urines augmentent considérablement, et lorsque le mal s'étend jusqu'à l'extrémité de la verge, les malades urinent incontinent. D'où il me semble que cette maladie a reçu le nom de Diabétès ou Siphon, à cause qu'il ne reste rien de liquide dans le corps de ceux qui en sont attaqués, mais que tout en sort comme par un siphon; l'urine en effet ne reste point dans le corps, mais ne fait qu'y passer comme à travers un tube. Lorsque la maladie est parvenue à ce dégré, les malades peuvent encore vivre, mais c'est pour peu de temps; ils n'urinent qu'avec beaucoup de douleur, il se fait une colliquation énorme, il ne passe qu'une très-petite partie de la boisson dans le reste du corps, et une grande partie des chairs se fond dans les urines.

Cette affection peut avoir pour cause quelque maladie aiguë qui se porte sur l'endroit; car les maladies dans leur crise peuvent laisser quelque dépôt secret d'une nature maligne. Il n'est pas non plus incroyable qu'elle ne soit occasionnée par certaines substances délétères qui attaquent de préférence les reins et la vessie. Ceux qui sont mordus par les Vipères appelées Dipsades, (a)

(a) *Par les vipères appelées Dipsades, etc.* Galien pensait que les vipères appelées dipsades n'étaient point une espèce particulière de vipères; il dit qu'ayant pris des renseignemens des Marses qui gagnaient leur vie à prendre des vipères, ils lui repondirent que les vipères nommées Dipsades n'étaient point différentes des autres, mais qu'on donnait ce nom à celles qui venaient d'Afrique et des lieux maritimes, dont les chairs, en raison de la nourriture que ces reptiles prenaient, étaient plus salées et plus propres à exciter la soif

éprouvent quelque chose d'analogue à cette maladie. Les personnes, en effet, mordues par ces reptiles ont une soif intolérable ; elles boivent abondamment, non jusqu'à ce que leur soif soit étanchée, mais jusqu'à ce que leur ventre devienne par trop tendu, la douleur qui en résulte fait qu'ils cessent pour un moment de boire, puis la soif les pressant, ils recommencent de nouveau et passent ainsi d'un mal à l'autre, alternativement vexés par la soif et l'excès de boisson qui semblent se réunir pour perpétuer leurs souffrances. Il y en a qui n'urinent point du tout, et qui ne peuvent rendre par aucune voie la boisson qu'ils prennent ; de sorte que tant par leur avidité insatiable pour la boisson, que par l'accumulation du liquide, le ventre se tend énormement et finit par crever tout-à-coup.

CHAPITRE III.

Des affections des Reins.

Les Reins sont d'une nature glanduleuse, d'une couleur rougeâtre, et ils ressemblent plus sous ce dernier rapport, au foie qu'aux mamelles et aux testicules qui sont aussi des glandes, mais d'une

Est-ce en raison de cette propriété que la morsure de ces animaux excite la soif insatiable dont parle ici Arétée. Quoi-qu'il en soit, ce n'est pas seulement cet auteur qui témoigne que la morsure de ce reptile cause une soif inextinguible, Galien, Celse, Aetius nous disent la même chose.

couleur plus blanche. Leur figure approche de celle des testicules, excepté qu'ils sont plus applatis et plus courbés. Ils ont de petites cavités ou sinus percés comme un crible pour la filtration des urines. Il part de chaque rein comme un espèce de chalumeau qui va s'insérer de chaque côté à la partie postérieure de la vessie. Ces conduits sont d'une dimension égale depuis les reins jusqu'à la vessie.

Les reins ainsi que leurs conduits, sont sujets à un grand nombre de maladies différentes, dont les unes sont aiguës, comme l'hémorragie, les fièvres, les inflammations, et font périr promptement le malade; il en a été parlé ci-devant. Les autres sont chroniques, et le jettent à la longue dans le dépérissement; elles ne sont pas aussi promptement funestes à la vérité, mais n'en sont pas moins incurables et ne finissent qu'avec la vie du malade; de cette sorte sont les abcès, les ulcères, la formation des calculs, les hemorroïdes ou pissement de sang.

Les ulcères qui naissent des abcès sont extrêmement opiniâtres, et sont de tous les plus difficiles à guérir.

Quant aux calculs, la formation en est lente; ils occasionnent des enclavemens pénibles, (car la sortie n'en est point facile,) et de plus des retentions d'urine cruelles. Quand plusieurs petits calculs coagulés ensemble ou un seul plus gros viennent à s'enclaver et à obstruer le passage, et que cela arrive en même-temps dans l'un et l'autre rein, la suppression des urines et la distension des parties font périr le malade en peu de jours. Aussi la nature a-t-elle eu soin de donner à la cavité des reins une forme oblongue, et une capacité correspondante aux uretères et un diamètre plus grand que celui des petits calculs, afin que quand il s'en forme supérieurement, ils puissent descendre facilement dans la vessie. C'est pour la même raison que ces calculs prennent une forme oblongue, car ils se forment pour la plupart vers l'orifice des uretères, et ceux qui se forment dans cet endroit sont d'une épaisseur inégale, plus minces en avant, à cause de la moindre dimension de l'uretère, et plus compactes en arrière, ce qui fait que dans cette forme, ils descendent plus facilement du rein qui les pousse en avant. C'est dans les reins seuls que se forment ces concrétions par suite d'une chaleur ou fièvre locale ; ces calculs ne siègent point dans les uretères ; les graviers qui descendent inférieurement avec les urines par ces conduits sont et l'indice et la matière de la maladie.

Lors donc qu'un calcul devenu très-gros, vient à s'enclaver dans la cavité des reins, il y a une douleur dans la région lombaire le long des muscles psoas, laquelle s'étend jusqu'au milieu des côtes. Cette douleur en impose quelquefois au point que quelques-uns l'ont prise pour une affection pleurétique. Il y a en même-temps un sentiment de pesanteur dans ces mêmes parties. L'épine du dos devient à peine flexible, les malades ne peuvent se courber ni même s'incliner; ils ont des tranchées vives, continuelles, gravatives, qui semblent correspondre aux sinuosités de l'uretère. Quand l'urine s'accumule dans les reins, et que les parties sont extrêmement distendues, ils ont de fortes envies d'uriner avec des épreintes telles que dans le travail de l'enfantement; ils sont pleins de vents et ne peuvent en rendre; il survient une fièvre accompagnée d'une chaleur mordicante, la peau est sèche, la langue parchée, et le ventre serré; le corps maigrit, la nourriture repugne, et quand on en prend, elle se digère difficilement, ne profite point. Quand le calcul tombe dans l'uretère, le malade éprouve un tremblement comme dans un frisson de fièvre; il sent le calcul descendre avec beaucoup d'effort le long du conduit. Lorsqu'il tombe ensuite dans la vessie, il se fait un écoulement abondant d'urines aqueuses, le ventre se relâche, l'estomac se degonfle et les vents passent librement et par haut et par bas; il se fait alors une trève momentanée avec le mal. Si le calcul dans son passage blesse l'uretère dans quelques endroits, il vient un peu de sang avec les urines: quand il sort de la vessie et passe dans le conduit de la verge, un nouveau travail se commence, surtout s'il est trop gros pour le conduit, il y reste enclavé très-long-temps, et dans ce cas la vessie se remplit d'urines; il survient une ischurie violente, l'urine regorge jusque dans les uretères. Les calculs anguleux causent en passant beaucoup plus de peine que les autres. J'en ai vu qui étaient recourbés en forme d'hameçon, (*a*) et ayant des callosités formées dans l'uretère à la suite d'ulcérations produites par des calculs. La plupart cependant sont oblongs et prennent la forme et la direction des conduits ; on en voit qui sont blancs, couleur de craie, on les remarque surtout chez les enfans ; il y en a d'autres qui sont d'une couleur saffrannée, ceux-ci se trouvent plus particulièrement dans les reins chez les vieillards, pendant que chez les enfans, ils s'engendrent de préférence dans la vessie. La concrétion de ces calculs peut avoir deux causes : chez vieillards, le refroidissement du corps, l'épaisissement du sang ; car le froid coagule les matières épaisses ; c'est ainsi que les sources des eaux naturellement chaudes ou thermales se condensent par le froid dans une espèce de pierre calleuse : chez les enfans, cette concrétion peut provenir d'une certaine quantité de matière limonneuse cuite par le sang ; car ici la chaleur du sang produit le même effet que le feu pour la

(*a*) *J'en ai vu qui étaient en forme d'hameçon*, *etc.* Ce que dit ici Arétée de la forme de certains calculs et de leurs différentes espèces mérite assez d'être remarqué. Quant à sa théorie sur la cause de ces différens calculs, je ne pense pas qu'elle rencontre aujourd'hui beaucoup de partisans. La manière de raisonner des modernes est au moins plus satisfaisante, surtout depuis qu'on s'est servi des connaissances chymiques pour expliquer plusieurs phénomènes de l'économie animale.

génération du calcul. Telles sont les affections occasionnées par la formation des calculs.

Chez quelques personnes il survient un pissement de sang periodique, qui ressemble beaucoup au flux hémorrhoïdal; il produit les mêmes symptômes et une habitude pareille du corps. Ceux qui en sont attaqués deviennent pâles, indolens, incapables d'aucune affaire; ils sont sans appétit et digèrent mal; après l'évacuation accoutumée, ils se trouvent faibles, sans force dans les membres, mais la tête plus légère et moins embarrassée : si l'évacuation sanguine vient à manquer au temps ordinaire, ils deviennent sujets à des maux de tête, leur vue s'obscurcit; ils éprouvent des éblouissemens, des vertiges; de là une infinité de gens deviennent épileptiques, bouffis, perdent la vue, tombent dans l'hydropysie; d'autres deviennent mélancoliques, paralysés. Quand le sang vient ainsi des reins, la vessie le transmet ordinairement pur et sans mêlange d'urines. Si l'hémoragie est occasionnée par une rupture, le sang coule tout-à-coup et en grande quantité; mais il arrive aussi qu'il se coagule et forme des grumeaux, comme il le ferait à l'extérieur; il se coagule ainsi quelquefois dans la vessie et il survient une ischurie des plus violentes.

La rupture des vaisseaux sanguins dans les reins est suivie d'ulcères chroniques difficilement curables; un signe qui les annonce, c'est lorsqu'on aperçoit dans les urines et qu'il s'en sépare des espèces de raclures, des membranes minces, rougeâtres, figurant des toiles d'araignée, ou lorsque le malade passe en urinant beaucoup de pus blanc, tantôt pur et sans mélange, tantôt mélangé d'urines. Voici à quelles marques on doit reconnaître la formation d'un abcès : s'il survient vers le soir une fièvre accompagnée de frisson, s'il y a en même-temps douleur et une espèce de prurit dans la région lombaire. L'évacuation de grumeaux purulens et d'une apparence charnue ou le dépôt d'un pus blanc annoncent que l'abcès est ouvert. Les ulcères sont rongeans, ou sans sanie, ou avec sanie. C'est ce dont on peut s'assurer par le pus et aussi par les urines qui tantôt sont fétides, tantôt ne le sont pas.

Le printemps produit les affections rénales et les abcès ; l'hiver et l'automne, les calculs ; les ulcères occasionnés par les calculs causent des maladies incurables ; le marasme et la mort arrivent bientôt.

CHAPITRE IV.

Des affections de la Vessie.

Parmi les affections de la vessie, il n'y en a aucune qui soit d'une nature bénigne ; celles qui sont aiguës comme l'inflammation, les blessures emportent le malade par les convulsions et la violence de la fièvre. L'ulcère, l'abcès, ou la paralysie, ou bien la pierre, si elle est considérable, sont des maladies incurables. Celle-ci, en effet, n'est susceptible d'être détruite par aucune potion ou médicament lithotriptique (*a*) et on n'en fait pas l'incision impunément, car il faut couper les parties minces et déliées de la vessie, et cette opération a souvent fait périr le malade le jour même ou peu de jours après (*b*) par les convulsions et

(*a*) *Potion ou Médicament Lithotriptique, etc.* Les Médecins dans tous les temps ont été divisés d'opinion relativement aux lithotriptiques. Les uns ont pensé qu'il existait des remèdes qui jouissaient de la vertu de dissoudre la pierre dans la vessie, les autres les ont revoqués en doute, Arétée semble être ici de ce dernier avis. Sans prétendre décider cette question, je me contenterai d'observer que tous les calculs de la vessie ne sont ni de la même nature, ni de la même consistance; qu'il y en a qui sont plus mous et plus friables, d'autres plus compactes et plus durs; que quelques-uns peuvent en conséquence être susceptibles d'être dissous par certains remèdes appropriés, pendant que ce serait en vain qu'on en attaquerait quelques autres avec le même moyen. Quant à l'opération de la pierre, il paraît que du temps d'Arétée elle avait peu de succès; si elle présente plus de chance aujourd'hui depuis qu'on a trouvé d'autres manières d'opérer et perfectionner les instruments, il n'en est pas moins vrai que cette opération est souvent encore suivie d'accidents fâcheux ou funestes. Pour éviter l'incision, on a tenté recemment le broyement de la pierre dans la vessie; c'est à l'expérience à nous apprendre si ce procédé déjà plusieurs fois vainement essayé aura un meilleur succès : quelques soient les précautions qu'on prenne, la vessie court toujours de grands risques dans ces opérations, et l'assertion d'Arétée n'est pas entièrement denuée de fondement.

(*b*) J'ai vu à l'hôpital dit de Saint-Cosme, un enfant périr immédiatement après l'opération, d'ailleurs bien faite, et par un habile opérateur. (M Dubois)

la fièvre. Si on ne se détermine point à la faire, l'homme s'épuise et se fond tant par les retentions d'urine que par la douleur, la fièvre et le marasme. Quand la pierre n'est pas très-grosse, la retention d'urine n'en est que plus fréquente; elle tombe en effet plus facilement sur le col de la vessie et arrête ainsi le cours de l'urine. Il est vrai que des pierres de cette sorte peuvent être incisées avec plus de sécurité que de plus grosses; mais on ne peut le faire sans couper la vessie, et si le malade échappe à la mort, il devient sujet à la fistule, affection, qui, quoique sans danger, est insuportable à toute personne honnête et bien née. Car c'est une chose extrêmement dégoûtante que cet écoulement continuel d'urines soit qu'on marche, soit qu'on dorme, mais surtout dans cette dernière circonstance. Il n'y a que les plus petits calculs que l'on puisse inciser sans courir beaucoup de risques. Quand la pierre adhère à la vessie, on le connaît et par l'état de marasme, et parce que bien que les malades ne soient pas exempts de douleur, ni d'un sentiment de pesanteur dans la vessie, ils n'en urinent pas moins bien et avec facilité, ce qui n'a pas lieu dans le cas contraire. Vous connaîtrez la présence de toutes ces pierres par les grains de sable que déposent les urines, par le besoin qu'éprouvent les malades d'allonger la verge en urinant. Lorsqu'ils urinent en effet, et que la pierre tombe en avant, vexés par la douleur, ils compriment la verge avec la main, et l'attirent comme s'ils voulaient arracher la pierre avec la vessie. Le siège par sympathie éprouve une espèce de titillation, car le fondement sort en dehors et fait quelques efforts comme s'il devait rendre la pierre et qu'il l'eût déjà rendue. Effectivement le siège et la vessie ont beaucoup de liaison et de sympathie de part et d'autre, ainsi quand le fondement est attaqué d'inflammations, la vessie urine difficilement, et quand c'est la vessie qui souffre, le fondement ne rend point de selles, bien que le ventre soit peu serré d'ailleurs.

Tels sont les maux que produit la pierre dans la vessie ; quand aux hémoragies de ce viscère, bien qu'elles ne fassent pas périr d'une manière très-aiguë, elles ne laissent pas d'emporter à la longue une infinité de malades ; cependant la retention d'urines, la formation de grumeaux qui peuvent survenir sont des maux ni moins aigus ni moins funestes que la pierre. Car quoique le sang soit d'abord clair et rutilant, qu'il ne soit ni épais ni concret, cependant quand la vessie le retient et l'accumule pendant long-temps, elle l'échauffe, le cuit il s'y épaissit, et par ce moyen il s'y forme des grumeaux et l'ischurie ou suppression d'urine qui provient de cette cause est assez forte pour causer la mort. Les malades éprouvent dans ce cas une anxiété extrême, une fièvre brûlante une grande altération, ils tombent dans le délire et meurent.

Si l'affection de la vessie provient d'une blessure l'accident est mortel. Si c'est un ulcère et qu'il ne fasse pas périr de suite, la fièvre et l'inflammation le rendent incurable. La vessie est très-mince dans son épaisseur et de sa nature une espèce de nerf; c'est ce qui fait que les chairs ne s'y refont point et que la cicatrisation en est si difficile. D'ailleurs les ulcères s'y trouvent continuellement irrités par les urines naturellement bilieuses, âcres, mordantes, et par tout ce que le malade prend; ajoûtez à cela que ce viscère se dilate et se contracte alternativement pour recevoir et pour émettre les urines et souffre sous ce rapport quelque chose d'analogue à l'extension et flexion d'une articulation; (*a*) ces ulcères, pour cette raison, se guérissent difficilement et entretiennent une suppuration continuelle. Le prognostic pour la vessie est ici le même que pour les autres parties attaquées d'inflammation, si après la fièvre et le frisson, il se forme un abcès, les dangers sont les mêmes. Si le pus qui passe est blanc,

(*a*) M. Petit pense que le mot αρθρον dont se sert ici Arétée, doit s'entendre de la matrice, dont les ulcères en raison de la dilatation et de la contraction à laquelle elle est sujette par l'enfantement se guérissent difficilement, et qu'il ne signifie point ici articulation parce que, dit-il, la mot αρθρον, dans ce dernier sens ne s'emploie ordinairement qu'au pluriel; mais les mots extension et flexion εκτασι και καμψι dont se sert ici Arétée, ne peuvent se dire proprement parlant de la matrice, et doivent s'entendre du mouvement propre à une articulation, c'est ce qui m'a fait adopter ce dernier sens que Crassus paraît avoir suivi.

blanc, épais, peu fétide ; c'est une preuve que les ulcères dont il provient sont d'une bonne nature. Quand l'ulcère est d'une nature maligne, phagédénique, les urines deviennent sanieuses, bourbeuses, fétides ; dans ce dernier cas la mort ne tarde pas à venir ; l'urine devient extrêmement âcre, mordicante et son émission douloureuse : cette douleur pénètre vivement et se fait sentir jusqu'à l'extrémité de la verge. Les malades trouvent que tout les gêne et les incommode, même les choses qui sont opposées entr'elles, le plein ou le vide de la vessie, le repos ou le mouvement, le bain ou le défaut de bain, la nourriture ou l'abstinence, ce qui est doux, ce qui est aigre ; et quoique toutes ces choses soulagent ordinairement les uns ou les autres, ou leur soient nuisibles, ils ne peuvent s'accommoder d'aucunes.

CHAPITRE V.

De la Gonorrhée. (a)

La Gonorrhée n'est pas à la vérité une maladie mortelle, mais c'est un mal honteux, dégoûtant même à entendre nommer ; car lorsqu'un défaut de ton ou un relâchement humide vient à affecter

(a) Il n'est pas besoin d'avertir que la Gonorrhée dont il est ici question, diffère essentiellement de la maladie qui porte communément ce nom aujourd'hui, et à laquelle on donne avec plus de raison le nom de Blennorrhée ou de Blennorrhagie. Les anciens ne connaissaient pas cette dernière espèce d'écou-

les parties génitales, et en résulte, comme il arrive après le refroidissement, un écoulement de la semence, cette perte ne s'arrête pas même pendant le sommeil; soit qu'on dorme, soit qu'on veille, elle est continuelle et se fait sans qu'on s'en aperçoive. Les femmes sont aussi attaquées d'une maladie semblable, (a) mais chez elles l'écoulement est accompagné de prurit et d'une sensation voluptueuse; on en voit même qui ne peuvent se contenir, et recherchent effrontément la société des hommes. Ceux-ci n'éprouvent pas le même prurit, la matière qui s'écoule chez eux est aqueuse, tenue, froide, incolore, inféconde. Comment en effet, la nature refroidie pourrait-elle produire une semence prolifique. Aussi les jeunes gens atteints de cette maladie, portent dans toute l'habitude du corps, l'empreinte de la caducité et de la vieillesse; ils deviennent lâches, sans force, sans courage, engourdis, stupides, affaissés, voûtés,

---

lement. La Gonorrhée simple ou vraie, dont parle ici Arétée, est caracterisée par un écoulement involontaire et hors du coït de l'humeur spermatique pure et mêlée avec l'humeur prostatique. Cette maladie honteuse est souvent excitée par la masturbation et en est une suite.

(a) *Les femmes sont aussi attaquées, etc.* L'écoulement chez les femmes, quoqu'il paraisse analogue à celui de la semence chez les hommes est néanmoins d'une nature différente. Ce n'est suivant quelques-uns qu'un fluide tenu, froid, un peu visqueux, assez semblable à l'humeur prostatique, et dont la perte peut être grande, sans causer l'abattement du corps et de l'esprit : *Corporis agitatio magis nocet quàm seminis emissio.*

incapables de rien, avec le teint pâle, blanc, efféminés, ans appétit, sans chaleur, les membres pesants, les jambes gourdes, d'une faiblesse extrême, en un mot presque totalement perclus. Cette maladie est même chez plusieurs un acheminement à la paralysie; comment en effet, la puissance nerveuse ne serait-elle pas atteinte, la nature étant affaiblie dans le principe regénératif ou dans la source même de la vie; car c'est cette semence vivifiante, qui nous rend virils, courageux, pleins de feu, velus, robustes, qui donne un ton grave à notre voix, et nous rend propres à penser et à agir avec vigueur; témoins les hommes qui ont atteint la puberté. Ceux au contraire chez lesquels cette humeur vivifiante manque, sont ridés, faibles, la voix grêle, sans barbe, sans poils, et ressemblent à des femmes, témoins les eunuques. Un homme tempérant et qui conserve sa semence devient robuste, courageux, hardi au point de ne pas craindre de mesurer ses forces avec celles des animaux les plus féroces. Tels sont ceux, parmi les athlètes, qui observent la continence. Effectivement, les personnes naturellement les plus fortes deviennent par l'intempérance plus faibles que les plus faibles; et les plus faibles deviennent par la tempérance plus fortes que les plus fortes. Il n'y a rien en effet qui rende un animal plus fort que la semence; elle contribue efficacement à la santé et à la force du corps et de l'esprit, à la rénovation des êtres. Cette maladie a souvent pour cause la Satyriase et en est une suite.

CHAPITRE VI.

Des affections du Cardia. (*a*)

Le Cardia ou l'orifice supérieur de l'estomac est le promoteur de la gaieté et de la tristesse; placé comme exprès dans le voisinage du cœur, c'est lui qui donne le ton; le courage ou l'abattement par l'influence qu'il exerce sur l'âme, et c'est là sa principale faculté, mais j'en ai déjà parlé ailleurs. De la gaieté en effet naissent les bonnes digestions, l'embonpoint et la bonne couleur du corps; et de la tristesse, un état contraire à celui-ci; et comme le corps ne se nourrit point, l'abattement d'esprit, la mélancolie, le dégoût. Ainsi s'il arrive que le cardia souffre, les malades éprouvent de la haine et de l'aversion pour les alimens, non-seulement lorsqu'ils leur sont

(*a*) Le mot στομαχος, (*stomachos*,) dont se sert ici Arétée ne signifie point l'estomac ou ventricule, mais seulement l'orifice supérieur de ce viscère ou Cardia; c'est ce qui m'a déterminé à me servir de ce dernier mot pour ôter toute équivoque. Les anciens donnaient le nom de κοιλη ou de γαστηρ à ce que nous appelons en français l'estomac et designaient l'orifice supérieur de ce viscère par celui de στομαχος; quelquefois même ce mot s'entendait de tout l'œsophage. Le cardia en raison du grand nombre de nerfs qui s'y réunissent et de son voisinage avec le cœur est regardé par Arétée comme un organe extrêmement important, auquel il attribue différentes affections de l'estomac que l'on designe maintenant sous le nom dyspepsie et auxquelles les hommes qui mènent une vie sedentaire et particulièrement les gens de lettres sont exposés.

offerts, mais même lorsqu'ils ne sont pas présents ; le seul souvenir qui leur en revient suffit pour leur donner des nausées accompagnées d'anxiété, de mal de cœur, d'un flux abondant de salive et quelquefois de vomissement ; quoique dans ce cas l'estomac reste vide et le corps extrêmement délâbré, ils supportent plus facilement ce mal que celui que leur occasionne la prise des alimens, et si la nécessité les contraint quelquefois d'en prendre, la douleur qui en résulte est plus forte que celle de la faim ; ils souffrent quand il faut mâcher la nourriture, et plus encore quand il faut l'avaler. Au reste quand l'aversion pour les mets n'est pas générale, ce ne sont point les alimens ordinaires pour lesquels ils ont quelqu'appétit, mais bien pour des alimens bizarres et inusités ; il se fait une dépravation dans le dégoût naturel et bientôt tous les alimens leur deviennent également insupportables ; ils les détestent et les abhorrent tous. Ils ressentent une douleur fixe entre les épaules qui augmente beaucoup quand ils prennent des alimens et les avalent ; ils éprouvent beaucoup de mal-aise, d'anxiété, des éblouissemens, des tintemens d'oreille, des pesanteurs de tête, des engourdissemens et des défaillances dans les membres, des palpitations dans les hypocondres ; il leur semble que l'épine du dos se meut vers les extrémités inférieures ; soit debout, soit couchés, ils se sentent balancés çà et là comme un roseau agité par les vents ; ils rejettent des bouchées d'une pituite froide, aqueuse ou bien de bile, si elle domine chez eux ; leur vue se couvre ; ils sont sans soif quoique le défaut de nourriture paraisse devoir les altérer ; ils ne dorment point ; mais ils sont lourds, il y a plus d'assoupissement que de vrai sommeil ; ils paraissent être dans un espèce d'état comateux, ou quelque chose qui en approche ; ils sont décharnés, pâles, faibles, comme paralysés, sujets à des syncopes, sans courage, méticuleux, taciturnes, prompts à s'irriter, très-mélancoliques ; on en voit même qui tombent entièrement dans cette maladie.

Ces symptômes, quoique le cardia y donne lieu, ne sont dans la réalité qu'une affection de l'âme. Ceux qui ignorent les sympathies qui existent entre les viscères qui sont ici grièvement affectés, les rapportent uniquement au cardia ; mais la position du cardia près le cœur que l'on regarde comme le principe de tout et le siège de l'âme est une preuve de ce que j'avance : le cœur étant en effet placé au milieu du poumon, a pour voisin le cardia placé dans ce même milieu, et tous deux adhèrent à l'épine. (*a*) c'est en conséquence de ce voisinage et de la sympathie qui en

(*a*) Le Cardia ou orifice supérieur de l'estomac, ainsi que l'œsophage qui en est une continuité se trouve placé dans l'écartement postérieur du médiastin et adossé au cœur, situé dans l'écartement antérieur du même mediastin et tous deux se trouvent au milieu du poumon et recouverts par ce viscère.

résulte que proviennent les symptômes dont nous venons de parler, tels que les maux de cœur ou cardialgies, les défaillances, les affections mélancoliques.

Cette maladie outre quelle provient d'une infinité d'autres causes est principalement occasionnée par un amas de pus (*a*) qui se porte de l'estomac vers l'orifice supérieur de ce viscère.

Elle est aussi familière aux personnes qui se trouvent reduites par nécessité à une diète extrême ou n'ont pour nourriture que des alimens durs et indigestes, (*b*) à ces hommes qui travaillent continuellement et souffrent tout pour s'instruire, qui pour acquérir ces connaissances divines dont ils sont épris mangent et dorment peu, ne s'occupent que de discours et de méditations philosophiques;

(*a*) *Est principalement occasionnée por un amas de pus, etc.* Alexandre de Tralles attribue aussi l'affection du cardia à cette cause. Cette maladie arrive, dit-il, lorsque des humeurs depravées, corrosives, virulentes s'amassent à l'orifice supérieur de l'estomac ou y refluent d'ailleurs. Les vers, suivant lui, se portant au même endroit peuvent aussi donner lieu à cette affection.

(*b*) *Des alimens durs et indigestes, etc.* Une nourriture insuffisante ou malsaine ou de mauvaise qualité, une longue diète à laquelle on est souvent réduit dans un temps de siège ou de famine ou pendant une longue navigation peuvent aussi donner lieu à cette maladie; mais une des causes les plus fréquentes, c'est l'excès dans l'étude. Presque tous les gens de lettres ont un mauvais estomac. Un mauvais estomac, dit Amatus Lusitanus, poursuit les gens de lettres, comme l'ombre suit le corps. L'homme qui pense le plus,

qui méprisent une nourriture riche et variée ; qui n'ont pour aliment que la faim, l'eau pour boisson, une veille continuelle pour sommeil, la terre nue pour lit, pour vêtement des étoffes grossières, une tunique déchirée, l'air commun pour toit, pour toute richesse, pour toute jouissance, l'acquisition et la possession de ces connaissances divines ; (*a*) car ce sont là les seuls biens que puisse leur procurer cet ardent amour de l'étude.

« observe Tissot, est celui qui digère le plus mal, toutes « choses égales d'ailleurs, celui qui pense le moins est celui « qui digère le plus. J'ai vu des malades, ajoute-t-il, qui ont « été punis de leur intempérance littéraire, d'abord par la perte « de l'appétit, la cessation absolue des digestions, un affaisse- « ment général qui en était l'effet, ensuite par des spasmes, « des convulsions et enfin par la privation de tous leur sens. « Tissot. *De la santé des gens de lettres.*

(*a*) *L'acquisition et la possession de ces, etc.* Anaxagore disait qu'il préférait une goutte de sagesse à des tonnes d'or. Il négligea, pour acquérir cette science divine, dont parle ici Arétée, un riche patrimoine qu'il avait reçu de ses ancêtres, se réduisit à une indigence extrême, au point de manquer de tout. Platon fait dire à Socrate dans son Phédron qu'il ne convient point à un philosophe de s'occuper des plaisirs qui proviennent des sens, comme par exemple, du boire et du manger. Les sectateurs de Diogène, disciple du même Socrate, portèrent plus loin que tous les autres philosophes de leur temps ce mépris pour tout ce qui concerne les soins du corps, à l'exemple de leur maître, qui se contentait d'un tonneau pour demeure, de haillons pour habillement et pour nourriture, des alimens les plus vils qu'il trouvait par cas fortuit sous sa main et des restes des victimes. Arétée semble avoir ici particulièrement en vue cette secte de philosophes dans le tableau qu'il fait de la manière de vivre des savans de son siècle. Voici comment

Quand ils prennent de la nourriture, et la plus vile leur suffit, ce n'est point tant par le plaisir de satisfaire leur appétit que pour soutenir leur existence. Les plaisirs de la table, les divertissemens, les promenades, les voyages, les exercices du gymnase, le soin de leur parure, tout cela n'a aucun attrait pour eux : car à quoi leur passion pour la philosophie ne les ferait-elle pas renoncer ? Ils oublient leur patrie, leurs enfans, leurs parens, et s'oublient souvent eux-mêmes au point de perdre la vie. Ils deviennent maigres, décharnés, decolorés et déjà vieux quoiqu'à la fleur de l'âge. L'habitude de la contemplation leur donne un air stupide, leur front ne se déride jamais ; ils ont quelque chose de dur et de sevère. Comme ils n'ont ni goût ni appétit et que l'estomac digère mal, ils se rassasient promptement des mets les plus simples et qui se trouvent par cas fortuit sous leur main. S'il leur arrive donc

---

saint Gregoire de Nazianze qui vivait dans un temps rapproché de ce siècle s'exprime relativement à l'étude et à l'acquisition des sciences. Je ne puis nier, que je ne m'y sois « appliqué avec beaucoup de soin ; j'ai méprisé tout le reste, « les richesses, la noblesse, la gloire, les dignités, tout ce « qui a coutume de flatter la vanité et l'ambition des hom- « mes ; je n'ai de l'empressement que pour les sciences ; « je ne me plains point des peines et des fatigues que j'ai « souffertes sur la terre et sur la mer pour les acquérir ; « je les préfère à tout ce qu'il y a dans le monde ; je n'ai « rien de plus cher après les biens qui regardent Dieu et « l'éternité. *Discours contre l'Empereur Julien, qui avait interdit l'étude des sciences aux Chrétiens.*

de prendre quelque chose d'extraordinaire, ils s'en trouvent mal et prennent ensuite des dégoûts pour toute espèce de nourriture.

Telle est l'affection du cardia comme maladie chronique ; les inflammations, les fluxions, le cardiogme ou douleur d'estomac sont différentes de celle-ci, et portent un autre nom. Elle règne principalement dans l'été où toutes les fonctions de la digestion sont affaiblies, dans la vieillesse où sans autre maladie l'appétit s'éteint et cesse de lui-même, parce qu'il y a nécessairement un terme à tout.

CHAPITRE VII.

De l'affection du Ventricule ou passion cœliaque.

L'estomac ou ventricule est destiné à la coction des alimens. Ce viscère souffre dans cette fonction, lorsque la diarrhée s'empare d'une personne et qu'il survient un flux d'alimens liquides et indigérés, (à moins que le devoiement ne provienne d'une cause récente et qu'il ne dure que peu de jours) et lorsqu'en outre le corps dépérit et s'affaiblit par faute de nutrition, cet état constitue une maladie lente à laquelle on donne le nom de *passion cœliaque*, provenant de la faiblesse de la chaleur digestive et du refroidissement de l'estomac ; lorsqu'en effet cette chaleur ne fait qu'amollir et liquéfier les alimens et n'est point assez forte pour les cuire complètement et les réduire en chyle, ils restent imparfaits et à demi-digérés, et n'ayant point en conséquence subi la coction nécessaire, ils se corrompent et s'altèrent dans leur couleur, leur odeur, leur consistance, le défaut de bile fait qu'ils restent blancs; ils acquièrent une odeur fétide, ils passent troubles, limonneux, peu unis et liés ensemble, et n'annoncent que l'apparence et un commencement de digestion. C'est pourquoi les malades se sentent gonflés, pleins de vents, ils ont continuellement des rapports fétides; si les flatulences se portent par bas, le ventre leur crie, ils rendent des vents âpres, humides argilacés qui coulent lentement, sans bruit, de sorte qu'ils s'imaginent qu'il passe des matières liquides. Ils ressentent dans la région de l'estomac une douleur gravative par fois lancinante; ils deviennent maigres, émaciés, pâles, sans force, incapables de vaquer à leurs affaires ordinaires. Lorsqu'ils marchent, les jambes leur manquent; ils ont les veines des tempes saillantes à cause de l'amaigrissement de ces parties qui s'affaissent et se creusent; il en est de même des veines sur le reste de la surface du corps qui sont partout extrêmement marquées; car outre que la coction est imparfaite, aucune partie de la substance alimentaire ne se trouve employée pour la subsistance ou l'accroissement du corps; c'est ce qui me fait regarder cette maladie comme provenant non-seulement d'un défaut de coction, mais encore d'un vice dans la distribution des sucs nourriciers. Lorsque la maladie fait des progrès considérables, il se fait un reflux total des humeurs de toutes les autres parties du corps vers le ventricule, et c'est alors que commence l'état de colliquation. La bouche devient sèche, la peau aride, imperspirable : l'estomac est tantôt brûlant comme un charbon, tantôt froid comme de la glace : dans les derniers temps, il passe quelquefois avec les déjections un sang floride, pur, sans mélange, qui paraît provenir de la rupture de quelques petites veines, car la matière âcre les corrode.

Cette maladie est longue et difficilement curable ; elle disparaît souvent sans causes évidentes et revient de même, ou à la moindre erreur dans le régime ; elle est sujette à des retours périodiques. Les vieillards y sont sujets et les femmes plus que les hommes. Quant aux enfans, leurs diarrhées habituelles viennent plutôt de leur intempérance journalière à l'égard des alimens que d'une faiblesse dans la puissance digestive. Parmi les saisons, l'été la produit le plus souvent, ensuite l'automne, puis l'hiver lorsqu'il est froid au point d'éteindre la chaleur naturelle. Une affection chronique quelconque, la dyssenterie, la lienterie peuvent aussi y donner lieu, une quantité d'eau prise inconsidérément peut occasionner cette maladie.

CHAPITRE VIII.

De la Colique ou affection du Colon.

Cette maladie fait périr promptement par les épreintes douloureuses et les torsions qu'elle occasionne. Une infinité de causes peuvent y donner lieu. Voici quels sont les principaux symptômes : il y a un sentiment de pesanteur, surtout quand on est à jeun, car c'est alors que le mal se fait particulièrement sentir, beaucoup de nonchalance, d'assoupissement et d'aversion pour la nourriture ; le corps maigrit, il y a insomnie, la figure devient boursoufflée. Si la partie du colon voisine de la rate se trouve affectée, la peau prend une couleur d'un noir mêlé de vert ; si c'est la partie voisine du foie, cette couleur est d'un blanc vert. Ce mal se communique en effet sympathiquement aux viscères les plus proches. Lorsque le malade prend de la nourriture, quoique ce soit en petite quantité, et qu'elle ne soit nullement venteuse, il se trouve singulièrement gonflé et plein de vents ; quoiqu'il fasse beaucoup d'efforts pour en rendre, il n'en passe ni par haut ni par bas ; ou si par hasard il parvient à en rendre quelqu'uns, ceux qui s'échapent par bas ont une odeur fétide, ceux qui prennent leur cours par haut sortent avec des éructions aigres. Les reins et la vessie sont aussi sympathiquement affectés, et il y a suppression d'urines. Dans ces circonstances souvent une partie souffre pour l'autre, et ce qu'il y a de surprenant, c'est que la douleur se jette quelquefois inopinément sur les testicules et les crémœsters; cette sympathie n'est pas connue de tous les Médecins, et il leur est arrivé d'amputer les crémœsters croyant le siège du mal en cet endroit, prenant ainsi une maladie pour une autre. Cette affection laisse souvent à sa suite des abcès et des ulcères de mauvaise nature, ou dégénère dans une hydropisie ou une phthisie incurables. Elle a pour cause prochaine une humeur froide et épaisse, une pituite gluante. Les âges, les contrées, les saisons froides surtout les hivers rigoureux la produisent.

CHAPITRE IX.

De la Dyssenterie. (*a*)

Les intestins supérieurs jusqu'au Cœcum sont grêles et imprégnés de bile, ce qui leur a fait donner le nom de *Cholades* ou de bilieux; ceux

(*a*) La maladie dont traite Arétée dans ce chapitre, n'est à proprement parler que l'ulcération des intestins, et n'emporte point l'idée précise que nous attachons aujourd'hui au mot dyssenterie. Effectivement l'affection à laquelle on donne ce nom maintenant peut exister sans ulcération des intestins. Il suffit pour qu'elle ait lieu, qu'il y ait de fréquentes déjections, accompagnées de coliques, de fièvre et de ténesme. Willis et Sydenham ont été les premiers parmi les modernes à considérer la dyssenterie comme indépendante d'un ulcère. Depuis ce temps, quoiqu'on ait maintenu

qui suivent inférieurement jusqu'au commencement du rectum, sont épais et charnus; les uns et les autres peuvent devenir le siège de différens ulcères. Ce sont ces ulcères qui donnent lieu à la maladie dont il est ici question, et qui est aussi variée que ces ulcères le sont eux-mêmes. (*a*) Il y en a, en effet, qui ne sont que superficiels et ne font pour ainsi dire qu'effleurer la surface des intestins; ces ulcères sont d'une nature bénigne,

ancienne dénomination, on a cessé d'y attacher la même idée; on ne regarde point l'ulcération des intestins comme un symptôme essentiel, quoique cette ulcération existe souvent vers la fin de la maladie.

(*a*) Les détails dans lesquels entre ici Arétée relativement aux différentes ulcérations des intestins montrent que les anciens avaient donné beaucoup d'attention aux affections de ces viscères. On serait porté à croire qu'ils devaient ces connaissances à l'Autopsie, s'il n'y avait d'ailleurs quelque motif d'en douter. Ce n'est que depuis un petit nombre d'années que les modernes dans leurs recherches autopsiques ont porté une attention plus particulière à l'état où se trouve, après le décès des malades, le tube alimentaire qui joue un si grand rôle dans l'économie, et qu'on y a trouvé des altérations notables, des inflammations, des ulcérations, des pustules qu'on était loin d'y soupçonner et qu'on a reconnues pour le principe des maladies qu'on attribuait à toute autre cause. De là une nouvelle étiologie ainsi qu'une nouvelle nomenclature. Si la théorie à laquelle cet examen a donné lieu a fait faire quelques progrès à la Médecine par les discussions qu'elle a fait naître, et les aperçus nouveaux qu'elle a donnés sur plusieurs points de l'anatomie pathologique, on peut lui reprocher d'avoir trop conclu du particulier au général et d'avoir été trop exclusive tant dans la doctrine que dans la pratique qu'elle a voulu faire prévaloir.

surtout ceux qui sont situés dans les gros intestins ; il y en a d'autres qui sont un peu plus profonds et plus mauvais, d'autres enfin extrêmement profonds, peu fixes, serpentant facilement, douloureux, rongeants, qui se sphacèlent et deviennent funestes. Les veines qui se rencontrent au milieu de ces ulcérations se trouvent aussi corrodées ; il en découle d'autant plus de sang que ces ulcères sont plus considérables ; il y en a enfin une autre espèce dont les bords sont ourlés, calleux, âpres, inégaux, avec des nodosités telles que l'on voit sur le bois ; les ulcères de ce genre sont extrêmement difficiles à guérir, rarement ils se cicatrisent bien, et ils se rouvrent avec la plus grande facilité.

Une infinité de causes peuvent donner lieu à la dyssenterie ou ulcération intestinale. Les principales sont les crudités, les refroidissemens continuels, l'usage d'alimens âcres, de certains ragoûts ou il entre beaucoup d'ail, tels que le *Myttoton*, (a) les viandes fumées, âcres, d'une digestion difficile ; certaines liqueurs inusitées, telles que les boissons connues sous le nom de *Cycéon* et de *Rytéon*, (b)

(a) *Myttoton*, espèce d'assaisonnement qui se prépare, suivant Dioscorides, avec de l'ail et des olives noires bouillies ensemble.

(b) Le Cycéon était une espèce de vin miellé, ou bien un mélange de vin et de farine. Cette boisson qui se préparait de différentes manières avait ordinairement le vin pour base, auquel on ajoutait divers ingrédiens. Il paraît que le Ry-ou

ou tels autres dont on se sert en différens pays pour appaiser la soif; enfin les blessures, l'application du froid, l'eau froide prise inconsidérément peuvent occasionner l'ulcération des intestins.

Le flux dyssentérique ainsi que les symptômes qui l'accompagnent varient suivant la différence des ulcères. Lorsque les ulcères ne sont que superficiels, s'ils sont dans les intestins grêles, les déjections sont déliées, bilieuses, sans autre odeur que celle que donnent naturellement les intestins; cependant les déjections qui proviennent du jejunum sont plus saturées, plus jaunes, ont plus d'odeur; il y a de ces matières qui passent mêlées avec les alimens, dans un état liquide à la vérité, mais encore grossier et peu digéré; l'odeur en est tantôt fétide à cause de la putridité de l'ulcère, et tantôt elle ne diffère point de celle des excrémens. Celles qui proviennent des intestins inférieurs sont aqueuses, ténues, sans odeur. Lorsque les ulcères sont plus profonds, les déjections sont ichoreuses, rougeâtres, approchent de la couleur du vin, ou telles que des lavures de chair; quelquefois elles passent seules, quelquefois avec les excrémens, et cette matière est ou dissoute par l'humeur environnante, sans mélange de bile, sans odeur, ou bien elle est épaisse et desséchée, seulement un peu lisse à sa surface pour faciliter le passage.

téon dont il a été déjà parlé au chapitre 3e. du 1er. Liv. était une boisson préparée avec l'orge, et avait beaucoup de rapport avec ce que nous appellons maintenant la Bière.

Si ces ulcères tant superficiels que profonds ont leur siège dans les intestins supérieurs, les matières qui en découlent sont mêlées de bile en raison de l'endroit d'où elles viennent et de celui par où elles passent. Elles irritent le fondement; la bile, en effet, âcre d'elle-même, le devient davantage dans cette circonstance, elle prend une apparence graisseuse. Les matières qui viennent des ulcères profonds situés inférieurement ressemblent à des concrétions de sang, mêlées de pituite; elles sont charnues, peu grasses, semblables à des raclures de boyaux, souvent même on y découvre des lambeaux d'intestins. D'autres fois les matières sont blanchâtres, épaisses, muqueuses, semblables à du suif, humectées à leur circonférence; ces excrétions proviennent particulièrement du rectum; dans d'autres circonstances elles ne sont que muqueuses; elles passent en petite quantité en forme de crottes, elles irritent le fondement, causent une espèce de prurit et donnent des envies fréquentes d'aller à la selle, il ne passe presque rien. Cette affection est connue sous le nom de Ténesme. Les lambeaux charnus qui se détachent du colon sont plus rouges, plus grands, d'une circonférence plus étendue, car les ulcères qui s'y forment sont plus considérables; les matières qui en découlent sont plus épaisses, plus féculentes et bien plus fétides que celles dont nous avons parlé jusqu'ici.

Lorsqu'enfin les ulcères sont d'une nature maligne et rongeante, et qu'on ne peut en arrêter les progrès; si le mal est dans les intestins supérieurs, les déjections sont billieuses au dernier dégré, saffranées, couleur de lie de vin, noirâtres, poracées, bien plus épaisses que les autres, en pareil cas, avec une odeur de putridité bien plus marquée; les alimens qui passent en même-temps sont moins digérés, ils ont l'air d'avoir été mâchés à la hâte. Si l'érosion est dans les intestins inférieurs, les matières sont épaisses, charnues, grumeleuses, rougeâtres, noires, variant en couleurs, très-fétides; elles passent involontairement, quelquefois il sort en même-temps une substance oblongue d'une grandeur indéterminée, ayant l'apparence d'un morceau d'intestin dans l'état naturel, ce qui effraye les personnes qui n'étant pas instruites de cette circonstance croient que c'est une portion de l'intestin même. (*a*) Voici

(*a*) *Croient que c'est une portion de l'intestin même, etc.* Il s'est trouvé parmi les modernes des personnes qui, également trompées par cette apparence, ont cru qu'il se détachait effectivement des portions entières d'intestins. Gaspar Hoffman dit avoir vu une portion d'intestins longue d'une palme, rendue par un dyssentérique. Quelques-uns, suivant Morgagni, assurent avoir vu un intestin cœcum sortir avec ses appendices par la voie des selles. Mais comment concevoir qu'une portion d'intestin puisse se détacher ainsi sans les suites les plus graves. L'explication que donne ici Arétée de ce phénomène est extrêmement vraisemblable. Ceux qui ont plongé les intestins retournés dans l'eau pure, observe Vicq-d'azir, pour en faire la démonstration, savent que la membrane interne est lâche, cellulaire et qu'elle se gonfle aisément: il n'est donc pas impossible que pénétrée et soulevée par des sucs âcres, il ne s'en détache des lambeaux comme la chose arrive : les tuniques des intestins comme celles du ventricule sont doubles, placées en sautoir l'une sur l'autre ; lorsque le diploé qui les unit se rompt, la tunique intérieure se sépare de l'autre dans sa longueur, tombe et sort hors du corps, pendant que la plus extérieure qui reste seule, se consolide et se cicatrise à la longue ; cet accident n'empêche point le malade de recouvrer la santé et de se bien porter dans la suite. Cette exfoliation n'a lieu que dans le dernier intestin, parce que ses tuniques sont extrêmement épaisses et charnues.

S'il arrive que le sang découle d'un vaisseau quelconque, soit qu'il soit rouge ou noir, il sort sans se mêler avec les alimens ou les excrémens ; il se fige et s'étend comme une toile d'araignée, car le refroidissement le coagule. On aurait de la peine à croire que ce sang vienne directement des vaisseaux ; sa sortie avec beaucoup de bruit et de vents, ferait plutôt penser qu'il vient d'une congestion que d'un écoulement direct. Quelquefois il se forme un abcès purulent dans le colon qui ne diffère en rien des autres abcès intérieurs ; les symptômes, le pus qui en sort, la

qui étant trés-épaissis par une suite de macération, soient pris pour des morceaux entiers d'intestins. Il peut aussi se faire que ces prétendues parties d'intestins ne soient rien autre chose que des membranes polypeuses ; car les matières muqueuses et lymphatiques qui affluent dans les intestins des dyssentériques peuvent se coaguler sous diverses formes, emprunter la forme de l'intestin qu'elles tapissent, et offrir ainsi l'apparence trompeuse d'une partie du tube intestinal.

curation sont absolument les mêmes. Lorsque les matières qui passent sont dures, charnues, semblables à quelque chose d'âpre et de contus, c'est une marque que l'ulcère est d'une mauvaise nature. Quelquefois il découle du colon une grande quantité d'eau, sous la forme d'un flus dyssentérique, de semblables écoulemens ont souvent opéré la cure de l'hydropisie.

Telles sont les ulcérations des intestins; leurs différentes espèces et les différentes déjections qu'elles occasionnent; voyons maintenant quels sont les signes pronostics, tant bons que mauvais, qui accompagnent chaque espèce en particulier. Lorsque les ulcérations ne sont que superficielles, soit qu'elles soient situées dans les intestins supérieurs ou inférieurs, il n'y a en général ni fièvre ni douleur, et les malades sans être alités se guérissent par un régime convenable, tantôt d'une manière, tantôt d'une autre. Si elles sont plus profondes et qu'elles soient situées dans les intestins grêles, on éprouve des tranchées, une douleur cuisante, comme celle que causerait un peu de bile âcre; la suppuration s'établit quelquefois plutôt, quelquefois plus tard, il est rare qu'elle ne survienne pas; la coction ne se fait qu'à demi, il n'y a néanmoins aucune aversion pour la nourriture. Si elles sont situées dans les gros intestins, on souffre beaucoup moins, ces viscères étant beaucoup plus épais et plus charnus que les premiers. Lorsque les ulcérations sont tout-à-fait profondes et rongeantes : si leur siège est dans les intestins supérieurs, il survient une fièvre aiguë, peu sensible au-dehors, concentrée dans l'intérieur des viscères ; on a des frissons, du dégoût, point de sommeil, des éructations fétides, de fréquentes nausées, des vomissemens bilieux, des vertiges ; plus on vomit, plus la bile abonde, les coliques et les autres douleurs s'aggravent de plus en plus ; cependant les forces s'affaissent, les genoux deviennent chancelans, les malades deviennent extrêmement brulans, altérés, tourmentés par des nausées continuelles et des vomissemens de matière noirâtre ; la langue est sèche, le pouls faible, petit ; on éprouve en un mot tous les symptômes, ou du moins des symptômes approchant de ceux que nous avons dit ailleurs être funestes dans les ulcères de mauvaise nature ; les douleurs que l'on ressent à l'orifice de l'estomac sont quelquefois violentes au point de causer des défaillances ; il est même quelquefois arrivé que les malades n'ont pu en revenir, et sont morts au milieu de ces faiblesses. Ces symptômes effrayans sont communs aux ulcérations des gros intestins ; lorsque ces ulcères sont rongeans, il n'y a pas plus de moyen d'en arrêter les progrès ; il y a seulement cette différence que les coliques se font sentir au-dessous de l'ombilic, où est le siège de l'ulcération ; les déjections sont telles que nous l'avons exposé ci-dessus.

Il arrive quelquefois que les ulcères des intestins, quoique petits dans le commencement, croissent et font des progrès avec le temps ; il survient ulcères sur ulcères, pendant que les uns s'affaissent, les autres grossissent et s'élèvent à peu près comme les flots de la mer qui s'accumulent les uns sur les autres et disparaissent successivement. Quand la nature a assez de force pour résister au mal et que le Médecin vient à son secours, l'ulcération cesse quelquefois de faire des progrès et le malade échappe au danger ; mais les intestins restent long-temps calleux, humides, pleins de cicatrices et ne se guérissent que beaucoup de temps après.

Lorsqu'il survient une hémorragie, si l'artère ou la veine d'où le sang coule sont considérables, cet accident cause une mort prompte ; car il est impossible d'introduire la main, d'atteindre l'endroit où le mal existe et d'y appliquer des médicamens ; d'ailleurs, quand bien même on pourrait réussir à supprimer l'hémorragie, on ne serait pas encore sûr de sauver la vie du malade ; il arrive souvent, en effet, que l'escharre qui s'est formée se détache et laisse l'ouverture du vaisseau plus grande qu'auparavant ; s'il se forme des grumeaux de sang dans l'intérieur des intestins et qu'ils y restent, la mort est inévitable. On doit néanmoins essayer de rémédier aux hémorragies, lorsqu'elles commencent et dès qu'on s'en aperçoit ; quoique les signes n'en soient pas d'ailleurs très-évidens, on peut cependant les prévenir. Le malade éprouve, en effet, beaucoup d'anxiété et de malaise ; il sent une pesanteur dans l'endroit où se fait la rupture, le feu se porte au visage : quand il y a peu de temps que la veine est rompue, elle peut encore se guérir complètement ; s'il y a déjà quelque-temps, elle se guérit bien plus lentement et plus difficilement.

La Dyssenterie ou l'ulcération des intestins règne surtout en été, ensuite en automne, moins en hiver, plus rarement encore au printemps; elle attaque particulièrement les hommes dans la force et la maturité de l'âge ; l'enfance et la jeunesse sont plus sujettes aux diarrhées ; les vieillards guérissent difficilement, les ulcères chez eux ne se cicatrisent qu'avec beaucoup de lenteur ; dans ce dernier âge les ulcères rongeans sont peu à craindre, mais il y a beaucoup de disposition aux hémorragies.

CHAPITRE X.

De la Lienterie.

Quand à la suite d'affections dyssentériques et d'ulcères larges et profonds dans les intestins supérieurs, il se forme dans ces viscères des cicatrices nombreuses, dures et solides ; la masse alimentaire passe de ceux-ci dans les inférieurs dans un état liquide, sans qu'il se fasse aucune séparation de la partie nutritive ; car ces cicatrices obstruent les pores par où les sucs nourriciers remontent pour se distribuer dans le système ; le malade ainsi privé de nourriture, devient pâle, faible et languissant. Cette affection prend dans ce cas le nom de Lienterie; (*a*) mais il y a des circonstances où une affection semblable a lieu, sans qu'il y ait de cicatrices dans les intestins; le flux lientérique provient alors du refroidissement de la chaleur digestive, lorsque cette chaleur est affaiblie au point qu'elle ne peut opérer ni la coction ni la distribution des alimens, et qu'elle les laisse passer purs sans être digérés. Quand un tel devoiement n'est point invétéré, s'il n'est que momentané et peu stable, le simple vomissement après avoir mangé suffit souvent pour l'arrêter; s'il persiste pendant long-temps et que la cause en soit profondément enracinée, le vomissement ne sert de rien. Toute espèce d'affection lente, cachectique que l'on porte debout produit cette maladie; elle succède quelquefois heureusement à l'hydropisie: (*b*) c'est à la

(*a*) Le mot *Lienterie* vient de λειον' *polî*, *glissant* et de ἔντερον, *intestin*; cette dénomination est appuyée sur une fausse hypothèse; car ce n'est pas seulement parce que la surface des intestins devient lisse et glissante que le flux dont il est ici question a lieu, comme le prétendent quelques anciens Médecins, mais parce que ou les orifices des vaisseaux lactés, qu'Arétée appelle ici *Pores*, se trouvent obstrués par suite de cicatrices et ne peuvent absorber la partie nutritive des alimens, ou bien parce que la coction ne peut se faire par un défaut de ton dans la puissance assimilatrice; c'est ce qui consistue les deux espèces de lienterie dont parle ici Arétée. La première est appelée par Sauvages *Lienterie secondaire*; la seconde n'est souvent qu'une espèce de devoiement passager, et lorsque le mal est plus grave, une espèce d'affection cœliaque.

(*b*) *Elle succède quelquefois à l'hydropisie, etc.* Arétée a dit, quelques pages auparavant, qu'il découle quelquefois du colon une

vérité un mal pour un autre, mais le changement donne quelque chance.

CHAPITRE XI.

Des affections de la Matrice.

Si la Matrice sert aux femmes pour l'écoulement menstruel et l'enfantement, elle est d'ailleurs pour elles la source d'une infinité de maux; car non-seulement elle est sujette aux ulcères, à l'inflammation, aux pertes; mais si elle se porte tout-à-coup aux parties supérieures du corps, elle peut occasionner une suffocation prompte et funeste. Nous avons parlé ailleurs des maladies aiguës de ce viscère, ses maladies chroniques sont : l'une et l'autre espèce de pertes, la dureté, les ulcères tant ceux d'une nature bénigne que maligne, la chûte totale ou partielle.

Les pertes sont de deux espèces, ainsi que le démontre la couleur, l'une rouge, l'autre blanche; la première a lieu lorsqu'il se fait un écoulement surabondant de sang et se sousdivise en plusieurs espèces, suivant que ce sang est livide ou noir, clair ou épais, concret et grumeleux. L'écoulement blanc se sousdivise également en plusieurs espèces, suivant que la matière est ou aqueuse, ou d'un

---

grande quantité d'eau sous la forme de flux dyssentérique, et qu'un semblable écoulement a quelquefois opéré la cure de l'hydropisie. Entend-il parler ici d'un devoiement qui pourrait produire le même effet.

jaune pâle, comme de la bile, ou épaisse ou claire, ou très-déliée telle qu'une sanie fétide, ou blanche comme du pus, ou de la couleur du sérum, ou ce qui arrive quelquefois telle qu'un pus mêlé de sang, sans compter une infinité d'autres variétés qui se rapprochent plus ou moins des espèces principales. La manière dont ces pertes reviennent est aussi différente ; quelquefois l'écoulement revient tous les mois, mais non à l'époque ordinaire ; il est modique et dure long-temps, cesse entièrement dans les intervales qui sont très-cours ; ou bien paraît au temps occoutumé, mais il passe peu de sang à cette époque et l'évacuation reparaît plusieurs fois dans le mois. D'autres fois enfin la perte est continuelle, la quantité qui passe chaque jour est à la vérité peu de chose, mais la somme entière par chaque mois ne laisse pas que d'être considérable ; dans ce cas l'orifice de la matrice ne se ferme presque point, il reste entr'ouvert et assez relâché pour permettre un suintement continuel ; lorsque la perte continue ainsi sans relâche et qu'elle est loin d'être modique, les malades périssent par l'hémorragie.

Les pertes sont accompagnées des symptômes suivans : la couleur des malades a beaucoup de rapport avec celle de la perte qu'elles éprouvent ; elles ne dorment point, elles n'ont point d'appétit, elles sont abattues, d'égoûtées, sans force ; si la perte est en rouge la déperdition de forces ainsi que la douleur sont plus considérables ; ce qui passe dans l'un et l'autre écoulement a de l'odeur ; mais tantôt plus tantôt moins dans une espèce que dans l'autre ; dans la perte blanche, s'il y a tendance à la putridité, la matière est plus fétide, et dans la perte rouge, si l'érosion fait des progrès. En général l'écoulement noirâtre est le plus mauvais, ensuite le livide ; les pertes pâles, blanches, purulentes sont de longue durée, mais moins dangeureuses. Parmi ces dernières la couleur pâle est la plus mauvaise. La meilleure couleur est celle qui approche le plus de la naturelle, c'est-à-dire, de la rouge. On peut dire aussi que les couleurs ordinaires aux âges sont les moins nuisibles : c'est ainsi que les pertes rouges, nuisibles aux femmes âgées, ne le sont point aux jeunes qui se trouvent mal des pertes blanches.

Il y a une autre espèce d'écoulement blanc ou purgation utérine âcre qui occasionne un prurit voluptueux ; c'est une excrétion d'une matière blanchâtre, épaisse, semblable à de la semence ; on lui donne le nom de Gonorrhée féminine ; elle provient du refroidissement de la matrice, qui ne peut retenir ses humeurs et change même le sang en une couleur blanche, étant dépourvue de la substance ignée qui donne la couleur rouge. (a)

(a) *Etant dépourvue de la substance ignée, etc.* Quelques anciens Philosophes, au nombre desquels se trouve Platon, cité par M. Petit, pensaient que la couleur rouge dans les hume rs provenait d'une plus forte dose de calorique, et que conseque mment le sang était plus rouge dans les animaux

C'est ainsi que l'estomac attaqué d'un pareil refroidissement rejette beaucoup de pituite, la même cause dans les intestins produit la diarrhée. Parmi les ulcères qui attaquent la matrice, il y en a qui sont étendus, superficiels et cuisans comme si on y parsemait du sel; le pus qu'ils rendent est épais, inodore, peu abondant, cette espèce est d'une nature bénigne; il y en a d'autres qui sont plus profonds, plus mauvais, accompagnés de quelques petites douleurs, et qui rendent un pus plus abondant et plus fétide; ces ulcères quoique plus mauvais sont néanmoins encore assez bénins; d'autres qui pénètrent plus avant, qui ont des bords durs et calleux, qui rendent une sanie très-fétide, et sont plus douloureux que ceux dont nous venons de parler. Cette espèce ronge la matrice, y forme des espèces de condylômes, ne se cicatrise point et finit par emporter la malade; mais les progrès en sont lents, on leur donne le nom d'ulcères phagédéniques; ces ulcères sont mortels quand en outre il survient une douleur aiguë, et que la femme éprouve une anxiété continuelle; il en découle une sanie tellement infecte que la malade même ne peut la supporter. Le toucher les exaspère ainsi que tout médicament qu'on voudrait y appliquer; dans cette espèce, les veines de la matrice deviennent variqueuses, le corps de ce viscère se dilate

---

parfaits, parce que la chaleur ou substance ignée y abondait davantage: de là probablement la division des animaux à sang chaud et à sang froid.

et devient plus volumineux, comme un Médecin judicieux peut s'en assurer par le tact, car il n'y a pas d'autre moyen ; il survient de la fièvre, une anxiété continuelle avec dureté de la matrice, comme dans tous les ulcères d'une nature férine et mortelle et que l'on désigne sous le nom de cancer ; (*a*) cependant le cancer peut exister sans ulcère, c'est une tumeur dure intrétable, qui s'étend à toute la matrice et la dilate ; il est accompagné de douleur et autres symptômes qu'on éprouve dans le cancer ulcéré ; ces deux maux sont également chroniques et pernicieux ; néanmoins le cancer ulcéré est bien plus mauvais que celui qui ne l'est point, relativement à la douleur, l'odeur, la vie et la mort.

Quelquefois la matrice se déplace entièrement et tombe entre les cuisses de la malade où elle reste suspendue, accident qui pourraît paraître peu croyable ; mais on sait que la matrice n'est ni indéplaçable, ni la cause impossible. Il peut se faire, en effet, que les membranes qui l'attachent de chaque côté à la région iliaque, lesquelles sont les ligamens (*b*) nerveux de la matrice, se relâchent ;

(*a*) Il y a dans le texte qui paraît être corrompu, quelques mots peu liés avec ce qui précède et ce qui suit ; comme ils ne présentent aucun sens et qu'ils n'interrompent point le fil du discours, j'ai omis de les traduire.

(*b*) Arétée donne indifféremment le nom de membranes ou de ligamens aux liens qui soutiennent la matrice ; ces soutiens sont de deux sortes, les ligamens ronds et les ligamens larges.

parmi ces membranes, celles qui sont au fond près les lombes sont grêles, celles qui sont au col de chaque côté de la région iliaque sont nerveuses et aplaties comme des voiles. Cette chûte fait périr beaucoup de personnes et surtout quand elle est occasionnée par des fausses couches, par des secousses violentes, des accouchemens laborieux; (*a*) lorsque la malade ne périt point alors, elle peut vivre longtemps, en fomentant et soutenant avec art la matrice qu'elle ne peut replacer. La membrane ou duplicature qui tapisse l'intérieur de la matrice paraît aussi se détacher quelquefois de l'extérieure qui lui est contiguë (*b*) et à laquelle elle tient, et

---

Les ligamens ronds qu'Arétée dit être grêles et situés au fond de la matrice viennent effectivement des parties supérieures et latérales de ce viscère et vont se rendre à l'aîne et au haut de la cuisse; les ligamens larges qu'il compare à des voiles et qu'il dit être d'une substance nerveuse, c'est-à-dire, membraneuse, ne sont rien autre chose que des replis du péritoine qui s'étendent depuis le col de la matrice jusque vers son fond, comme deux aîles et contiennent dans leurs feuillets les conduits appelés *trompes de fallope*. La descente de la matrice est occasionnée, comme le prétend Arétée, par le relâchement des ligamens et particulièrement des larges, qui doivent la tenir attachée de chaque côté vers les flancs, pour empêcher qu'elle ne tombe.

(*a*) *Des accouchemens laborieux*, *etc.* Moriceau observe que les femmes pituiteuses qui rendent beaucoup de fleurs blanches sont très-sujettes aux descentes de matrice.

(*b*) *Qui lui est contiguë et à laquelle elle tient*, *etc.* Suivant Galien, le corps de la matrice se compose de deux tuniques ou membranes appliquées l'une sur l'autre, dont l'extérieure est nerveuse et l'intérieure veineuse; ces deux tuniques sont formées de nature à se pouvoir dilater ou resserrer aisément.

tomber hors de ce viscère. Cette séparation peut être la suite d'une fluxion ; elle peut être aussi occasionnée par une fausse couche ou un accouchement violent : car étant adhérente au placenta, si on attire celui-ci avec beaucoup de force, elle se trouve en même-temps entrainée hors l'atérus ; mais à moins que la femme ne périsse, elle peut rentrer et se replacer assez exactement, ou bien elle reste un peu pendante et cachée entre les cuisses de la femme

La membrane extérieure est simple, l'intérieure est double, et ces deux parties sont plutôt cohérentes qu'intimement liées ensemble. Saranus s'exprime à peu près de la même manière ; c'est sans doute de cette dernière tunique dont veut parler ici Arétée, laquelle se détache, suivant lui, de l'extérieure et sort quelquefois hors la matrice à peu près comme la tunique intérieure des intestins dont il a été parlé ci-dessus. On ne voit point que les modernes aient observé quelque chose de semblable relativement à la structure de la matrice et à la duplicature de sa tunique intérieure. La matrice est intérieurement revêtue, suivant eux, d'une membrane mince, glaireuse et percée d'un grand nombre d'ouvertures qui laissent échapper dans la cavité une humeur mucilagineuse, et qui fournissent aussi la plus grande partie de sang menstruel ; mais cette membrane fait corps avec la matrice et ne peut en être séparée. Voy. Sabbatior, *Traité d'Anatomie.* Hunter pense que la membrane qu'Arétée dit se séparer dans certaines circonstances de celle qui lui est contiguë, n'est rien autre chose que la membrane appelée par ce Physiologiste, *membrana decidua.* Il a effectivement découvert une membrane qui, pendant la grossesse, tapisse l'intérieur de la matrice et sert de quatrième enveloppe au fœtus ; cette membrane, selon lui, se détache de l'intérieure au moment de l'enfantement ; il lui a donné pour cette raison le nom de *membrana decidua.* Mais est-il bien question ici d'une membrane qui se forme accidentellement pendant la grossesse ? Arétée ne veut-il point parler d'une membrane permanente et propre à la matrice, surtout lorsqu'il dit que

femme. D'autres fois l'orifice de la matrice seul sort extérieurement dans toute la longueur du col; il rentre et se replace de lui-même, si on applique à la vulve des fumigations fétides, ou si la femme, pour l'attirer en haut, reçoit par les narines des odeurs agréables. Les sages femmes peuvent aussi le replacer peu à peu et doucement avec les mains, ayant soin de les frotter auparavant avec des linimens utérins.

CHAPITRE XII.

Des affections Arthritiques et Sciatiques.

L'Arthrite est un nom commun aux douleurs des articulations en général; la douleur particulière du pied prend le nom de podagre ou goutte; celle de la hanche (*Ischion*) prend le nom d'Ischiatique ou sciatique. Ce mal survient quelquefois inopinément, lorsque sa cause est momentanée; d'autres fois il met du temps à se former, médite sourdement des attaques, puis se manifeste ouvertement à la moindre occasion. Quand le mal augmentant s'étend à tous les nerfs, l'affection devient géné-

cette séparation peut être occasionnée par une fluxion, que cette membrane peut-être replacée comme auparavant. Ce qui me paraît au reste plus probable, c'est qu'Arétée explique l'accident qui arrive à la matrice dans cette rencontre, d'après l'idée qu'on s'était faite de son temps de la structure de la matrice. Peut-être n'est-il ici question que d'un renversement total de la matrice, qu'on aura pris pour un renversement de sa tunique intérieure.

rale ; mais il commence d'abord par ceux qui joignent les articulations et naissent des os et vont s'attacher aux os. Ce qu'il y a de bien surprenant, c'est que ces mêmes parties qui ne paraissent pas plus sensibles qu'un cheveu quand on les brise ou coupe, soient, lorsqu'elles viennent à souffrir d'elles-mêmes, susceptibles d'une telle douleur ; qu'il n'y a rien qui puisse en exciter une semblable, pas même les menottes, ni les ligatures les plus serrées, ni le glaive le plus tranchant, ni le feu le plus vif ; de sorte que les malades préféreraient ces maux à ceux qu'ils éprouvent, et les regarderaient comme un soulagement. Si on coupe, en effet, quelqu'une de ces parties souffrantes, ou la douleur qui en resulte est moindre que la première, et se trouve amortie par elle comme une moindre douleur par une plus forte ; ou si elle prévaut, elle semble procurer un espèce de plaisir, en faisant oublier la première. Les os ainsi que les dents souffrent de cette manière ; il n'est pas facile de rendre compte de ce phénomène ; les dieux seuls en connaissent la vraie cause ; (a) les

(a) Arétée a raison de dire que les Dieux seuls en connaissent la vraie cause, les hommes seulement celle qui est probable. Tout en louant sa candeur, il faut reconnaître que la cause qu'il en donne n'est pas même probable. Le long et abstrait raisonnement qu'il fait ici pour établir sa théorie, porte sur une hypothèse fausse ; effectivement, on sait aujourd'hui que la sensibilité provient du système nerveux et non de la chaleur vitale des parties seulement, et qu'ainsi, dans le cas présent, l'exaltation de la sensibilité n'a point pour cause seule, un changement dans l'altération de la chaleur naturelle des

hommes seulement celle qui est probable. Voici l'explication qu'on pourrait en donner : ce qui est très-dense, comme les parties dont nous venons de parler, ne sent point le contact ou la blessure, et conséquemment n'est point susceptible de douleur ; car la douleur est quelque chose d'âpre ou d'aigu au sens, mais ce qui est dense n'est point susceptible d'être piqué ou exaspéré, donc il n'est point susceptible de douleur ; ce qui au contraire est rare et peu serré peut être exaspéré ou piqué, et peut conséquemment éprouver de la douleur. Mais comme les parties denses vivent par la chaleur naturelle, elles peuvent aussi devenir sensibles par cette même chaleur. Quoiqu'il y ait une cause matérielle vulnérante, comme une épée, une pierre, la substance du corps qui en souffre n'en reçoit

parties affectées, mais est bien occasionnée par un mode particulier d'altération dans l'innervation. L'erreur des anciens provenait de leur peu de connaissance des ramifications extrêmes du système nerveux, et de ce qu'ils reconnaissaient des nerfs ou parties auxquels ils donnnaient ce nom, qui ne provenaient ni du cerveau ni de la moëlle épinière, comme nous l'avons remarqué ci-devant; *des nerfs*, comme le dit ici Arétée, *qui joignent les articulations et naissent des os et vont s'attacher aux os*. Galien, suivant M. Béclar, est le premier qui débrouilla la confusion qui régnait encore de son temps sur ce sujet, en donnant des noms aux ligamens et aux tendons; en reconnaissant que les nerfs sont médullaires à l'intérieur, et membraneux à l'extérieur; il établit positivement leur connection avec la moëlle épinière et avec l'encéphale. Arétée probablement antérieur à Galien, ou qui n'avait point lu ses ouvrages, ne pouvait se rendre raison, et trouvait difficile d'expliquer comment des parties qu'il regardait comme dépourvues de vrais nerfs pouvaient devenir sensibles.

point de sensation douloureuse à cause de sa densité naturelle ; mais si cette substance vient à éprouver un changement dans la température de sa chaleur, il se fait alors un changement relativement à sa sensibilité, et la chaleur de cette substance, étant excitée par l'impulsion interne de la faculté sensitive, cause une douleur d'un genre particulier, laquelle procède de la surabondance et de l'augmentation de la chaleur naturelle.

L'Arthrite se porte tantôt sur une articulation, tantôt sur une autre ; quelquefois elle s'empare de l'articulation de la hanche et rend souvent la personne boiteuse ; d'autres fois elle occupe des articulations un peu moins grosses, mais alors elle ne passe point à celles qui sont plus petites, telles que celles de la main ou du pied ; car lorsqu'elle s'est logée dans une grosse articulation, capable de la recevoir, elle ne passe point de là à une autre ; quand elle commence par les petites articulations, le mal est plus doux et l'invasion plus soudaine. Dans la sciatique, le mal commence par le derrière de la cuisse, ou par le jarret ou la partie postérieure de la jambe ; quelquefois aussi la douleur se manifeste d'abord dans la cavité cotyloïde de l'articulation, se jette ensuite sur les fesses et les reins et paraît être tout autre chose qu'une douleur sciatique.

Voici comment l'arthrite (la goutte) s'annonce, quand elle attaque les extrémités ; on sent d'abord une douleur dans le gros doigt du pied, puis à la partie antérieure du talon, ensuite au creux du pied, le mal passe de-là à la cheville qui se gonfle la dernière. Les malades s'en prennent à une cause qui n'en est point une; les uns à une chaussure trop étroite, les autres à une marche forcée, d'autres à une entorse ou bien à une blessure; ils sont loin de s'imaginer que la cause puisse être intérieure, et même si quelqu'un annonce la vraie cause, ils regardent ce qu'il dit comme quelque chose d'incroyable, c'est ce qui fait que la maladie devient incurable; car si le Médecin ne s'oppose pas au mal dès le commencement et lorsqu'il est encore faible, tous ses soins deviennent inutiles, quand avec le temps la maladie a pris des forces et qu'elle s'est profondément enracinée. Chez quelques personnes la douleur persiste ainsi dans l'articulation du pied jusqu'à la mort, mais d'autres fois elle erre dans toute l'habitude du corps; elle passe assez ordinairement des pieds aux mains, ces parties étant de la même nature, également maigres ou peu charnues, voisines du froid extérieur et très-éloignées de la chaleur intérieure; elle se porte avec la même facilicité des genoux aux coudes : d'autres fois elle se glisse de là aux articulations de la hanche et de l'épaule, et se répand ensuite sur les muscles du dos et du thorax; il est inconcevable, en effet, comment ce mal serpente et s'étand partout; souvent il attaque à la fois les vertèbres depuis le cou jusqu'au sacrum, et se fait sentir en même-temps à toutes les articulations ensemble et à chacune en particulier ; il se jette sur les tendons et sur muscles, particulièrement sur ceux des machoires et des tempes et y cause des tensions douloureuses ; il pénètre aux reins, à la vessie, et, ce qui est surprenant, il n'épargne pas même les organes les plus petits, tels que les oreilles, le nez, les lèvres, les yeux, car il y a partout des nerfs et des muscles ; il attaque quelquefois toutes les sutures de la tête, de manière que le malade en montrant le cours du mal, donne sans le savoir une description exacte de ces sutures, telles qu'elles sont, droites, obliques, transversales, sur le devant ou sur le derrière de la tête. Il se plaint d'une douleur fixe et sourde dans les os, car le mal n'exerce pas moins ses ravages sur les jointures des os que sur les articulations des pieds ou des mains.

Il se forme dans les articulations des espèces de callosites ; ce n'est d'abord qu'une matière molle telle que dans un ulcère ; à mesure qu'elle se condense, le mouvement de l'articulation devient plus difficile et plus pénible : à la fin elle donne lieu à des concrétions solides, blanches, telles que des verrues et même plus grosses qui s'élèvent sur les membres ; l'humeur se durcissant et se blanchissant et devenant semblable à de la grêle. (*a*)

(*a*) Arétée en regardant la goutte comme ayant pour cause le refroidissement, pensait que ces nodus ou verrues étaient produits de la même manière que le refroidissement dans l'athmosphère produit la grêle, en coagulant l'humidité qui s'y trouve

Cette maladie est en effet d'une nature froide comme de la grêle ; car quoiqu'elle paraisse être tantôt d'une nature chaude, tantôt d'une nature froide, suivant que le malade éprouve du soulagement par l'application de la chaleur ou du froid, je suis néanmoins porté à croire qu'elle vient d'une seule cause et qu'elle est *un froid inné*, (*) et que conséquemment cette affection est d'une seule et même espèce et ne constitue point deux maladies différentes. (*a*) S'il arrive cependant que l'attaque soit vive et que la chaleur se développe extérieurement, et qu'on ait besoin d'employer les refrigérans pour en calmer et adoucir la violence et que le malade s'en trouve bien, on pourra la regarder si l'on veut comme étant d'une nature chaude; mais si le mal reste intérieurement concentré et que l'articulation n'éprouve ni chaleur ni gonflement, ce sera

(*) εμφυτον ψυξιν εμμεναι.

Il faut avouer que cette explication n'est pas très-heureuse ; la chimie explique d'une manière beaucoup plus vraisemblable la formation et la nature de ces concrétions arthritiques.

(*a*) Nous avons vu il y a quelques années le célèbre Docteur Ecossais Brown adopter en quelque sorte, quoiqu'en d'autres termes, l'opinion d'Arétée. Ce fut même son point de départ pour émettre une nouvelle théorie qui eut quelque succès en Allemagne et en Italie, mais peu de partisans dans son propre pays. Goutteux lui-même, et voyant que le régime refrigérant et antiphlogistique qu'il avait d'abord employé ne lui réussissait point, et se trouvant mieux du régime contraire, c'est-à-dire des échauffans, du vin et des toniques, il en conclut que la goutte était une maladie froide, (*asthenique*) et devait être traitée par le régime contraire ou phlogistique. Généralisant cette idée et

suivant moi une affection d'une nature froide ; et dans ce cas il faudra, pour retablir la chaleur dans la partie, des médicamens chauds et choisir de préférence ceux qui sont les plus âcres, afin de rechauffer et de gonfler par leur qualité irritante les parties affaissées et attirer la chaleur à la superficie. Ce sera sans doute alors que les réfrigérans pourront devenir utiles ; car il faut se persuader que les mêmes remèdes ne conviennent pas dans toutes les circonstances, que ce qui est avantageux dans un temps est nuisible dans un autre, qu'en un mot il faut dans cette maladie de la chaleur au commencement, du froid à la fin.

Il est rare que la goutte devienne continuelle ; cette maladie est d'un caractère léger et mobile ; elle a souvent des intermissions très-longues : on a vu aux jeux olympiques un goutteux, dans les intervalles du mal, remporter le prix de la course.

Les hommes sont plus souvent attaqués de cette maladies que les femmes, mais ils en souffrent

---

l'étendant aux autres maladies, il n'en reconnut que de deux sortes, *les asthéniques*, celles qui comme la goutte ont pour cause le défaut de ton, le refroidissement ; et celles qui proviennent de l'excès de ton ou de chaleur, *les sthéniques*, et qui demandent le régime antiplogistique. Ce système a quelque chose de spécieux et simplifie beaucoup l'art de guérir ; mais comment classifier ces maladies et les distinguer par des caractères qui leur soient tellement propres, qu'on puisse éviter toute erreur si dangereuse dans la pratique de la médecine. Voilà le point difficile : et d'ailleurs toutes les maladies ne viennent-elles que de ces deux causes ?

moins; les femmes qui y sont moins sujettes en sont beaucoup plus maltraitées, car moins un mal est familier, plus ses attaques sont violentes, et plus on souffre quand on en est saisi. L'âge où elle paraît est depuis trente-cinq et au-delà, quelquefois un peu plutôt, quelquefois un peu plus tard, suivant le tempérament et la manière de vivre de chaque individu. Il y a pendant l'accès des douleurs extrêmement aiguës, mais les symptômes qui l'accompagnent sont encore plus fâcheux que ces douleurs mêmes; il y a impossibilité de remuer la partie affectée, le moindre contact donne des défaillances; il y a beaucoup de dégoût, d'altération, une insomnie continuelle. Lorsque l'accès est passé, les malades, comme s'ils venaient d'échapper à la mort, s'abandonnent plus que jamais à une vie licencieuse et intempérante; ils sont gais, somptueux, délicats, passionnés pour la bonne chère; ils jouissent en un mot de la vie présente, comme s'ils étaient surs d'éviter la mort une autre fois.

La goutte se termine souvent par une affection hydropique, d'autres fois par l'asthme, une telle succession dans les maladies est inévitable.

CHAPITRE XIII.

De l'Éléphant. (*a*)

La maladie que l'on nomme l'Eléphant et l'animal qui porte ce nom ont entr'eux beaucoup de rapports communs, quant à leur forme ou apparence, leur couleur, leur grandeur, leur durée, et ne ressemblent au reste à nulle autre chose au monde, car il n'y a aucune autre affection pareille à celle-ci, comme il n'y a aucun animal

(*a*) En intitulant ce Chapitre de l'Eléphant et non de l'Eléphantiase, comme porte le texte; je le rétablis tel qu'il doit être, et comme il se trouve dans le Chapitre correspondant à celui-ci dans la Thérapeutique. Arétée, en parlant de cette maladie dans le cours de ce Chapitre, ne lui donne jamais le nom d'Eléphantiase, mais celui d'Eléphant ou mal de l'Eléphant; c'est sous ce nom qu'elle était anciennement connue, et c'est ainsi qu'elle est appelée par Galien, Paul d'Egine, Oribase, etc. c'est aussi celui que lui donne Lucrèce dans les vers suivant:

Est Elephas morbus, qui propter flumina Nili
Gignitur, Ægyptoque in medio, neque præthereà usquàm.

Cette maladie qui se rencontre fréquemment en Egypte, n'y régne cependant pas exclusivement, comme l'assure ici le Poëte. Outre le nom de mal de Lion, de mal d'Hercule, de Satyriase, sous lesquels elle était aussi connue, suivant Arétée; elle en a reçu plusieurs autres, comme celui de Lèpre, de Ladrerie. Arétée est de tous les Auteurs anciens, celui qui a le mieux décrit ce mal cruel et hideux. Quoique la description qu'il donne ici de l'Eléphant pour mieux faire connaître cette maladie, soit en quelque sorte hors d'œuvre; elle sert néanmoins à nous faire connaître son talent pour le genre descriptif; il est impossible de mieux faire connaître cet animal à moins qu'on ne le mette sous les yeux.

qui ressemble à l'Eléphant. Cet animal diffère en effet de tous les autres animaux, d'abord par une taille et une grosseur gigantesques ; il est si haut qu'on pourrait placer sur lui, comme sur une tour, un autre grand animal, et sa grosseur est telle que plusieurs animaux, même trés-gros, réunis ensemble pourraient à peine l'égaler. Quant à sa couleur, elle lui est également particulière ; elle est chez tous les éléphants d'un noir parfait, d'une extrémité du corps à l'autre, pendant que chez les autres animaux dans la même espèce, parmi le chevaux par exemple, les uns sont tous blancs, tels étaient les coursiers Thraces de Rhésus, les autres ont seulement les pieds blancs, tel était le cheval de Ménélas, d'autres sont d'une couleur alezan, tels étaient les cent-cinquante fameuses cavales, d'autres d'un beau gris, (*a*) comme dit Homère :

Il prit pour assouvir son amoureuse ardeur
D'un coursier au poil gris la forme et la couleur. (*b*)

(*a*) Il est probable que le mot Κυανος, qui se trouve dans le texte, ne signifie pas ici une couleur bleue, les cheveaux de cette couleur ne sont pas ordinaires, s'il s'en est jamais vu. M. Petit pense que ce mot doit se prendre dans le même sens que λυκοφαιος, qui signifie une couleur grise, ce qui paraît plus vraisemblable ; au reste cette remarque est de peu d'importance, le mot Κυανος exprime, dans la langue grecque, une nuance de couleur qui nous est peu connue ; on s'en sert pour exprimer tantôt quelque chose de noir, tantôt quelque chose de bleu ou de gris.

(*b*) Borée devint tellement amoureux des cavales d'Eric-

Il en est de même des bœufs, des chiens, en un mot de tous les autres quadrupèdes et de tous les reptils que la terre nourrit; les seuls Eléphans, semblables à la nuit et à la mort, sont tous d'une couleur noire. (*a*) Quant à leur forme, ces animaux ont la tête ainsi que la figure ignobles, obscures, peu apparentes, le cou court, de sorte que la tête a l'air d'être enfoncée entre les épaules; deux grandes oreilles plates s'allongent comme deux aîles de chaque côté de la poitrine et leur couvrent en même-temps le cou et les épaules; ils ont deux espèces de cornes, d'autres les appellent dents, admirablement blanches qui forment un contracte singulier avec la noirceur du reste de l'animal qui n'a que cette seule partie blanche, mais d'une blancheur telle qu'on ne trouve rien de semblable chez l'animal le plus blanc; ces cornes sont placées non sur le front, ainsi que les portent ordinairement les cornifères, mais elles partent de la machoire supérieure de chaque côté de la bouche et se projettent en avant, non directement, mais un peu recourbées, comme plus propres à re-

thonius, que pour en jouir, il prit la forme d'un superbe coursier, ce passage est tiré de l'Illiade. Chant. XX. V. 224.

(*a*) *Sont tous d'une couleur noire, etc.* On croyait du temps d'Arétée que tous les Eléphans étaient noirs, problablement on n'en avait jamais vu d'une autre couleur; aujourd'hui que nous avons plus de rélation avec l'Afrique et les Indes, on sait que les Eléphans ne sont pas tous de couleur noire, qu'il en existe même de blancs, quoique ceux-ci soient très-rares.

pousser l'attaque et à élever des fardeaux ; elles sont en général très-longues ; celles d'une grandeur moyenne ont une brasse, on en voit qui sont une fois plus longues. La lèvre supérieure se termine par une proéminence ou allongement charnu extrêmement long, tortueux, en forme de serpent, à l'extrémité duquel la nature a percé deux trous qui pénètrent jusqu'au poumon, ce qui donne à cet organe l'apparence d'une double trompe ; l'animal s'en sert comme de narines pour respirer ; il s'en sert aussi comme d'une main et peut par son moyen, quand il le veut, saisir un vase et le retenir si fortement, qu'il n'y a qu'un autre Eléphant plus fort que lui qui puisse le lui arracher. C'est avec cette espèce de main qu'il cueille l'herbe dont il se nourrit, sa bouche et ses petites dents ne lui sont d'aucun usage pour cet effet, il a le cou trop court et les pieds trop longs pour pouvoir paître à la manière ordinaire, les cornes qui sortent de sa bouche seraient d'ailleurs pour lui un autre obstacle ; il enlève donc avec cet instrument une masse d'alimens considérable, puis déposant dans sa bouche tout ce qu'il a pu pâturer ainsi, il l'introduit dans son estomac ; c'est ce qui a fait donner à cet organe le nom de *Proboscis*, comme qui dirait quelque chose qui paît devant l'animal. Ne pouvant par la même raison approcher sa bouche d'un fleuve ou d'un lac, lorsqu'il a soif, il plonge le nez ou extrémité du Proboscis dans l'eau, et en attire une grande quantité au lieu d'air en retirant son haleine, et après l'avoir ainsi rempli tel qu'un grand vase, il l'approche de sa bouche et y verse un torrent d'eau ; il recommence cette opération plusieurs fois, jusqu'à ce qu'il ait enfin rempli son énorme ventre, comme on approvisionne un vaisseau de charge. Ces animaux ont la peau âpre, rude, très-épaisse, pleine d'excroissances inégales et de crévasses ou scissures longues, transverses obliques, avec différens dégrés de profondeur, le tout ressemble à un morceau d'étoffe rapé ; chez les autres quadrupèdes, elle est ordinairement garnie de poils ou de soie, on n'aperçoit sur celle-ci qu'une espèce de duvet sale. Il y a en outre une infinité d'autres différences entre l'Eléphant et les autres animaux : il fléchit le genou en avant comme l'homme, et a, comme la femme, les mamelles placées près les aiselles ; mais mon dessein n'est pour le présent (*a*) de décrire la forme de cet animal, qu'autant qu'il est nécessaire pour faire connaître la maladie dont nous allons parler, et montrer combien l'apparence de ceux qui en sont attaqués a de rapport avec celle de l'Eléphant.

On donne aussi à cette maladie le nom de Lion, à cause que le malade à le dessus des sourcils, comme il sera dit plus bas, froncés et rabattus comme cet animal. D'autres l'appellent Satyriase, à

(*a*) Par ces mots le présent τα νυν, Aretée semble insinuer qu'il se propose de traiter cette matière ; s'il n'a point réellement écrit sur l'histoire des animaux, il nous montre par cette esquisse sur l'Eléphant que ce sujet ne lui était pas étranger.

cause de la rougeur des joues et de la lubricité extrême de celui qui en est attaqué ; d'autres enfin, le mal d'Hercule, parce que nul autre n'attaque avec plus de force et de vigueur. Cette maladie est, en effet, extrêmement violente ; il n'y en a point qui tue plus énergiquement ; son aspect est hideux et effrayant, comme celui de la bête à laquelle elle ressemble ; elle fait périr d'autant plus inévitablement, que la cause qui la produit est celle de la mort même ; c'est un refroidissement de la chaleur naturelle portée à un dégré excessif, ou plutôt, c'est une congélation semblable à celle qui, pendant un hiver sévère, convertit l'eau en grêle, en frimats et en glace. Cette maladie toute funeste qu'elle est ne présente néanmoins dans le commencement aucuns symptômes qui puissent la bien faire conjecturer ; elle ne s'annonce point comme un mal nouveau et extraordinaire ; elle ne se manifeste point sur la surface et les parties les plus apparentes du corps, afin qu'on puisse la signaler de bonne heure et s'opposer à ses progrès. Ce n'est souvent qu'après s'être glissé sourdement dans la profondeur des viscères, comme dans le manoir de Pluton, y avoir attisé un feu secret et s'être totalement emparé de l'intérieur, que le mal victorieux se présente au dehors et qu'il brille alors le plus souvent sur la figure, tel qu'un fanal qu'on aperçoit de loin, ou bien qu'il se manifeste sur les coudes ou les genoux, ou sur les autres articulations des pieds et des mains. Ce qui contribue aussi à rendre cette maladie désespérée, c'est que le

Médecin ne la connaît pas d'adord, ou bien que, la connaissant, il néglige d'employer les secours de l'art contre des commencemens aussi faibles. Les malades, en effet, ne paraissent dans les premiers temps qu'un peu plus engourdis que de coutume, plus taciturnes, plus assoupis, un peu plus constipés, choses qui peuvent quelquefois arriver aux personnes qui se portent bien, et qui proviennent ordinairement d'une cause légère. A mesure que le mal augmente, leur haleine devient extrêmement fétide; l'air qu'ils attirent de la poitrine est infecte, ce qui paraît provenir d'une cause intérieure. Les urines deviennent épaisses, blanchâtres, troubles, jumenteuses; les alimens se distribuent presque crus et indigérés dans tout le système, sans qu'ils y fassent beaucoup d'attention, ou s'aperçoivent s'ils digèrent bien ou mal; car cette mauvaise digestion leur paraît semblable à une bonne, d'autant plus que celle-ci leur est peu familière, et que les alimens passent facilement; car le mal qui s'en nourrit les attire précipitament vers lui avant qu'ils soient bien digérés; c'est pour cette raison que le ventre se dessèche et se constipe. Il paraît sur la peau des boutons ou tubercules épais, pleins d'aspérités, assez près les uns des autres, sans cependant se toucher; l'espace intermédiaire est rempli de scissures comme sur la peau de l'Eléphant; les veines deviennent saillantes, non par l'abondance du sang, mais à cause de l'épaisseur de la peau. Bientôt après le mal se déclare plus ouvertement encore, et la surface

face du corps entière ne formant qu'une seule croûte, les poils tombent par toute la peau, aux mains, aux pieds, aux jambes, etc. ceux du menton et des parties génitales deviennent extrêmement clairs, ainsi que les cheveux qui, chose qu'on aura peine à croire, blanchissent avant l'âge; mais peu après, la tête devient rapidement chauve et le menton et les parties naturelles entièrement rases, ou s'il reste quelques poils, ils causent plus de difformité que s'il n'en paraissait aucun; toute la peau de la tête se crevasse, les rhagades qui s'y forment sont multipliées, profondes, inégales, pleines d'aspérités; la face se couvre de gros boutons durs, terminés en pointe, blancs à leur sommet et un peu jaunâtres à leur base; le pouls est lent, peu développé et paraît se mouvoir comme dans de la boue; les veines des tempes se gonflent ainsi que celles du dessous de la langue qui devient raboteuse et couverte de boutons semblables à des grains de grêle : il est assez probable que tout l'intérieur du corps est plein de boutons semblables, car on en trouve une grande quantité dans les chairs des victimes, lorsque les animaux qu'on immole sont cacochymes.

S'il arrive que le mal se porte de l'intérieur à la surface, on aperçoit d'abord en grande partie sur l'extrémité des doigts et sur les genoux des éruptions prurigineuses, qui causent une espèce de plaisir lorsqu'on les gratte; quelquefois elles paraissent au menton et y forment un chapelet, ou bien sur les joues qu'elles font paraître rouges et gonflées; les yeux deviennent ternes, caligineux, les sourcils protubérans, épais, glabres, pendans et forment en se réunissant en tumeur extrêmement saillante, d'une couleur noire ou livide; le dessus des sourcils est fortement froncé et rabattu au point de couvrir la vue, ce qui fait que les malades ressemblent à une personne courroucée ou à un Lion, d'où elle a reçu ce nom; mais si elle ressemble ou à un Lion, ou à l'Eléphant, on peut dire aussi qu'elle est semblable à la nuit obscure. Le dessous des yeux et les environs du nez sont gonflés, raboteux, couverts de tubercules noirâtres, les lèvres épaisses, protubérantes, le nez extrêmement difforme et gros, les dents, sans être blanches, le paraissent à cause de la noirceur des parties voisines; les oreilles sont d'un rouge qui tire sur le noir, obstruées, plus grandes que d'ordinaire, et donnant une idée de celles de l'Eléphant; elles ont à leur base des ulcères d'où découle une matière ichoreuse, elles leur cuisent beaucoup; toute la surface du corps est sillonnée de crevasses rudes, inégales, ces crevasses sont profondes et ressemblent aux raies noires de la peau de l'Eléphant; celles du talon et de la plante des pieds se prolongent jusqu'au milieu des orteils. A mesure que le mal fait des progrès, les élevures prurigineuses sur les joues, le menton, les doigts, les genoux s'ulcèrent; les ulcères qui s'y forment sont fétides, incurables; ils s'exaspèrent et s'adoucissent alternativement, et suspendent ainsi longtemps la mort des malades, jusqu'à ce qu'enfin le nez, les doigts, les pieds, les parties génitales, les mains tombent en putréfaction et se séparent du reste du corps; (a) car ce mal cruel ne les délivre d'une vie honteuse et pleine de souffrances, qu'après les avoir entièrement mutilés, et, sous ce rapport, ils semblent durer autant que la vie d'un Éléphant.

Lorsque la douleur des parties affectées est encore récente, elle est bien plus vive, plus sévère et

(a) *Et se séparent du reste du corps, etc.* Il pourrait paraître surprenant que des membres entiers et considérables puissent se séparer ainsi du reste du corps, sans occasionner immédiatement la mort du malade. Mais il est d'autres maladies que l'Éléphantiase, où le même accident peut arriver, sans entraîner la perte du malade. On en a fréquemment des exemples dans cette espèce d'affection qu'on appelle l'Ergot, ou dans la Gangrène sèche. J'ai vu, il y a peu de temps, dans les environs de Fougères, commune de Saint-Ouen-des-Alleux, une femme âgée de 78 ans, perdre ainsi une jambe en quelque sorte à son insçu; elle se plaignit un matin d'avoir quelque chose dans son lit qui l'incommodait beaucoup; effectivement on trouva sous elle sa jambe gauche, qui s'était détachée du reste du membre environ quatre à cinq pouces au-dessous du genou, et à peu près dans l'endroit où l'on a coutume de pratiquer l'amputation. La nature avait fait ce que l'art fait ordinairement dans d'autres circonstances, et ce qu'il n'aurait pu faire ici sans danger. Ayant visité cette femme quatre à cinq jours après, je la trouvai assise et ayant meilleur appétit qu'auparavant; le moignon était déjà cicatrisé et avait à peu près la forme de celui qui reste après l'amputation; l'extrémité des os était recouverte d'une matière gélatineuse. Quelques mois auparavant, la jambe de cette femme pauvre, souvent exposée aux intempéries de l'air, en gardant ses bestiaux, était devenue extrêmement rouge et enflammée, puis avait noirci comme une botte, ainsi qu'elle disait et était devenue ensuite insensible.

moins fixe ; l'appétit des malades n'est pas entièrement émoussé, mais ils ne trouvent aucun goût à la nourriture ; ils ne mangent ni ne boivent avec plaisir, l'excès de leur mal fait qu'ils prennent tout en aversion, le corps dénué de nourriture s'atrophie ; ils deviennent extrêmement lubriques, cette passion est portée chez eux jusqu'à la rage ; ils éprouvent des lassitudes spontanées dans tous les membres, les plus petits n'en sont pas exempts ; tout leur pèse et les accable ; ils ne se trouvent bien ni du bain, ni du défaut de bain, ni d'avoir mangé, ni d'être à jeun, ni du mouvement, ni du repos, leur mal ne s'accommode de rien ; ils ne dorment point et le peu de sommeil qu'ils prennent leur devient encore plus désagréable que l'état d'insomnie, à cause des rêves effrayans dont ce sommeil est accompagné ; ils ne respirent qu'avec la plus grande difficulté, et souvent ils se trouvent suffoqués comme si on les étranglait ; on en voit qui tombent dans un sommeil léthargique et qui passent de ce sommeil à la mort.

Les malheureux réduits à l'état dont nous venons de parler sont un objet d'horreur et d'aversion ; leurs parens les plus proches n'osent les approcher et les fuient d'autant plus que ce mal est contagieux et qu'on craint de le gagner ; c'est ce qui fait qu'il y en a beaucoup qui conduisent les personnes qui leur sont les plus chères dans les déserts ou au milieu des montagnes, ou les uns prennent soin d'elles et les assistent le reste de leur vie; d'autres les abandonnent entièrement à leur propre sort, aimant mieux les voir périr que de les voir vivre dans un état semblable. On rapporte à ce sujet qu'un de ceux qu'on avait ainsi exposés, ayant aperçu une vipère sortir de la terre et remper sous ses yeux, se jetta sur elle et la dévora vivante, soit que la faim le portât à cette extrémité, ou qu'il y fût poussé par l'ennui du mal et l'envie de l'échanger avec une autre, et qu'il ne mourût qu'après avoir perdu tous ses membres qui se putréfièrent successivement. On raconte aussi qu'un autre ayant aperçu un pareil reptile se glisser dans un vase de vin nouveau, s'en regorger jusqu'à satiété, puis le vomir avec beaucoup de poison et y crever ensuite, but une grande quantité de ce vin, parce qu'il cherchait également à se délivrer de la vie et de la maladie, et qu'après s'en être énivré, il resta long-temps étendu par terre, comme mort; mais qu'étant revenu de cet état léthargique et ayant dissipé son ivresse, les cheveux commencèrent d'abord à lui tomber, ensuite les ongles et les doigts se dépouillèrent; toutes les parties extérieures du corps tombèrent également en putréfaction; mais comme il restait encore chez cet homme quelque vigueur dans la semence, la nature le renouvela comme s'il venait de naître; il lui poussa de nouveaux cheveux, de nouveaux ongles; il se revêtit d'une peau nouvelle comme un serpent, et reprit toutes les fonctions de la vie, comme s'il fut devenu un homme nouveau. C'est ainsi qu'on rapporte l'histoire, si elle n'est pas vraie, du moins elle n'est pas invraisemblable ; il peut se faire en effet qu'un mal soit chassé par un autre, et il n'est ni incroyable ni impossible que la nature ne puisse réintégrer un homme dans lequel il subsiste encore un souffle de vie.

SUPPLÉMENT

AUX I.ers CHAPITRES DU LIVRE I.er DES SIGNES ET DES CAUSES DES MALADIES AIGUES.

Observation préliminaire.

Nous avons vu ci-devant que les premiers Chapitres du premier Livre des signes et des causes des maladies aiguës, correspondans aux premiers Chapitres de la cure de ces maladies, manquaient dans l'original. Pour reparer cette lacune autant que possible et donner une idée des maladies dont Arétée indique ici le traitement, j'ai essayé de les refaire en quelque sorte, et par là suppléer à ce qui se trouve perdu. Cœlius Aurelianus et quelques anciens Auteurs ayant traité le même sujet, j'en ai extrait ce qui m'a paru le plus conforme aux idées et à la manière d'écrire d'Arétée. J'espère que le lecteur voudra bien excuser cette témérité en faveur du but que je me propose.

CHAPITRE PREMIER.

De la Phrénésie.

Les maladies aiguës de la tête, en raison des fonctions importantes du cerveau, comme le siège du sentiment et la souche commune de tous les nerfs, non-seulement jettent le trouble dans l'économie, mais altèrent directement les fonctions intellectuelles ; et pour commencer par la phrénésie, cette maladie est d'autant plus affligeante, qu'on peut la considérer comme une maladie de l'esprit même, un entrave aux fonctions de l'entendement, d'où lui vient le nom de Phrénésie du mot φρεν esprit, entendement. C'est ainsi qu'on a donné le nom de Dysurie, de Dyssenterie aux affections dans lesquelles il y a obstacle aux fonctions de ces viscères. On distingue la maladie dont il est ici question de la Manie, en ce que le délire des maniaques n'est point accompagné de fièvre ; la phrénésie au contraire se manifeste par une fièvre très-aiguë, qui prend tantôt le type de fièvre intermittante et tantôt celui de fièvre continue. Ou le délire l'accompagne dès le commencement, ou paraît quelques jours après, comme du troisième au sixième et d'autres fois plus tard. Tantôt le délire phrénétique s'annonce par un accès de gaîté, le malade rit tout bas et en lui-même, puis fait des éclats de rire, fredonne des airs, chante quelque chanson qui lui passe par la tête ; ou bien c'est une tristesse profonde, et alors il devient morne, silencieux, murmure tout bas, puis se courroussant tout-à-coup, il devient furieux au point d'être difficilement retenu, se fâche contre ceux qui l'approchent, crie de toutes ses forces, frappe, déchire ses vêtemens, ou ceux des personnes qui se trouvent près de lui; ou devenant tout-à-coup craintif, il cherche à se cacher, se lamente, cesse de repondre aux êtres invisibles qu'il s'imagine converser avec lui. Dans cet état les malades ne demandent ni à boire, ni à manger; ou si on leur présente quelqu'aliment, ils le saisissent avidement, le dévorent sans le mâcher, ou bien le retiennent dans leur bouche et le rejettent ensuite; ils fuyent également la lumière et les ténèbres; ils éprouvent une insomnie continuelle; et s'ils s'assoupissent quelquefois, leur sommeil est de peu de durée et continuellement troublé; ils ont le regard fixe, les yeux enflammés, les veines de ces parties tendues, gonflées de sang, les paupières tantôt immobiles, tantôt dans un mouvement continuel; tout les inquiète, les trouble; ils penchent fréquemment la tête, prêtent l'oreille comme s'ils voulaient entendre quelque chose; le moindre bruit les agite; ils prennent les objets présents pour des spectres, picotent leur couverture ou portent la main à leurs yeux comme pour saisir les objets qu'ils s'imaginent voir voltiger devant eux. Chez quelques-uns les traits du visage paraissent rétirés, pendant que les joues restent rouges ou pâlissent alternativement; la tête est tellement chaude qu'elle dessèche aussitôt les fomentations humides qu'on y applique; le sang découle par gouttes des narines. Cet état est souvent accompagné d'un flux de ventre ; les urines sont aqueuses, jaunâtres, avec un sédiment de mauvais augure ; enfin le visage devient cadavereux ou extrêmement bouffi ; les mains tremblent, le pouls finit par être fréquent, embarassé, tremblottant, faible, puis tout-à-fait défaillant ; les hypocondres sont tendus, relevés ; il survient un hoquet fatigant, la langue s'embarasse, et la parole devient à peine intelligible ; alors le malade tombe en syncope ou dans une entière léthargie.

S'il arrive que le malade échappe, tous les symptômes dont nous venons de parler diminuent peu à peu d'intensité. La maladie est d'autant plus grave que les symptômes sont plus intenses, plus variés, plus constants, et donnent moins de relâche au malade. Le rire sardonique, le hocquet, le grincement de dents sont de mauvais augure et annoncent des convulsions ; le changement fréquent de couleur, le tremblement, un assoupissement stertoreux présagent aussi quelque chose de sinistre ; la maladie est aussi d'autant plus dangereuse, que le délire se déclare plus tard, et lorsque le malade est déjà affaibli par la fièvre. Effectivement les remèdes et surtout la saignée qu'on aurait pu employer plutôt et avec avantage, ne servent qu'à épuiser le malade.

Cette maladie reconnaît pour cause des veilles continuelles, des études excessives, surtout dans la jeunesse, l'abus des liqueurs spiritueuses, des plaisirs vénériens, des coups de soleil, des bains trop chauds, un tempérament irritable, colérique; ceux qui dans la moindre maladie ont une disposition au délire, qui ont le cerveau faible, facile à s'enflammer en sont aisément atteints. Cette maladie a principalement son siège dans le cerveau, elle y est occasionée par une chaleur excessive et une vapeur épaisse qui s'y élève et offusque les sens. Il arrive aussi quelquefois que la région précordiale se trouve sympathyquement affectée. Les jeunes gens y sont plus sujets que les personnes plus avancées en âge, les hommes plus que les femmes, les habitans des pays chauds plus que les habitans des pays froids.

CHAPITRE II.

De la Léthargie.

Cette maladie se manifeste par un assoupissement, une nonchalance générale et un oubli de toutes choses, d'où lui vient le nom de Léthargie des mots ληπη (oubli ἀργία) inaction, paresse. Elle est quelquefois, comme nous avons eu occasion de l'observer, une suite de la phrénésie; lorsque ce mal passe à l'accès contraire, c'est-à-dire, d'une chaleur excessive du cerveau à un refroidissement extrême, la léthargie n'étant autre chose qu'un refroidissement de la chaleur naturelle et un brouillard épais sur les sens; elle s'annonce également par une fièvre très-aiguë, tantôt avec des redoublemens marqués, et tantôt continue ; un pouls large mais très-lent et facilement compressible ; l'assoupissement n'est pas d'abord très-profond ; c'est un espèce de demi-sommeil et quand on interroge le malade, s'il ne repond pas immédiatement, il finit cependant par repondre ; ou quand on l'invite à montrer sa langue, s'il ne la montre pas de suite, il finit cependant par la tirer, il la retire ensuite lentement ou quelquefois oublie de le faire ; s'il tient quelque chose dans sa main, il le laisse aller involontairement et sans s'en apercevoir ; s'il parle, il oublie ce qu'il vient de dire et ce dont il voulait parler ; il n'y a aucun ordre, aucune liaison dans ce qu'il dit. Sans savoir ce qu'il veut faire et sans aucun besoin, il allonge et tend impatiemment les mains avec une espèce de tremblement et soubresaut des muscles ; il n'est point altéré ; il a la bouche remplie d'une salive épaisse qui y afflue continuellement, et lorsqu'il veut la cracher, elle retombe sur son menton ou sur ses couvertures ; s'il a besoin d'uriner et qu'on l'en avertisse, ou il ne demande point le vase, ou bien oublie qu'on le lui a donné et n'urine enfin que quand on le presse de le faire, et toujours lentement, avec difficulté ; les urines sont troubles, épaisses, jumenteuses.

A mesure que le mal augmente et fait des progrès, les forces s'affaissent, le malade reste étendu sur le dos ou négligemment en travers de son lit ;

ou tombe au pied ; le teint devient plombé, livide, le visage prend un aspect refrogné, boudeur; le pouls devient plus rare quoique toujours très-ample ; la respiration plus forte, plus lente avec un espèce de gémissement ; les hypocondres se tendent, se gonflent ; l'assoupissement et l'oubli général deviennent tels qu'on ne parvient à exciter les malades qu'en les stimulant fortement; et encore n'obtient-on qu'un léger mouvement des lèvres, après quoi ils retombent dans le même état; et souvent on a beau leur crier aux oreilles, les piquer, les pincer, ils n'entendent ni ne répondent. Si on leur soulève les membres et qu'on les lâche ensuite, ils retombent à l'instant; bientôt il ne passe ni urines, ni excremens, et les fonctions de ces viscères cessent entièrement. On en voit qui périssent par la difficulté d'uriner, bien que l'intensité de la maladie diminue.

Enfin, lorsque le mal est parvenu à un degré extrême, la respiration s'embarrase de plus en plus et paraît cesser entièrement. Les paupières restent entr'ouvertes, les yeux s'enfoncent dans leurs orbites, la langue devient parchée, âpre; les dents grincent ou se serrent au point qu'il est difficile de les séparer, ou bien la bouche reste entr'ouverte et la machoire inférieure tellement relâchée qu'elle reste pendante et qu'il devient difficile de la replacer ; les liquides qu'on tâche de faire avaler aux malades restent dans la bouche; la lèvre inférieure extrêmement pâle palpite continuellement ; les articulations deviennent roides ; la gorge se gonfle et devient saillante ; les ongles livides ; le pouls baisse et s'affaiblit de plus en plus ; il s'élève sur la face et le cou une sueur froide, glutineuse ; les urines ainsi que les excrémens passent involontairement, les convulsions surviennent.

Si le malade échappe au danger, les symptômes dont nous venons de parler se changent en signes plus salutaires, l'assoupissement cesse par degrés, enfin le malade se retablit. Il arrive quelquefois que lorsque la léthargie cesse la phrénésie survient, ou que les deux maladies passent alternativement de l'une à l'autre, et que les malades finissent enfin par recouvrer la santé. Cette maladie a pour cause un refroidissement extrême de la chaleur naturelle, et un brouillard épais sur les sens.

CHAPITRE III.

De l'Apoplexie.

S'il arrive que le principe commun de tous les nerfs se trouve lésé ou comprimé, de manière qu'il y ait privation totale du mouvement et du sentiment, la maladie à laquelle cette affection donne lieu, prend le nom d'Apoplexie du mot ἀποπλησσεῖν frapper, abattre ; le malade tombant tout-à-coup comme s'il venait de recevoir un coup violent ; si la lésion n'est que partielle, la maladie qui en résulte prend le nom de Paraplégie ou de Parésie. Il sera question ailleurs de ces différentes espèces de résolutions de nerfs particulières. On distingue l'apoplexie de la léthargie, en ce que celle-ci est précédée de fièvre et que l'assoupissement et la perte de connaissance ne se manifestent que par degrés à mesure que le mal fait des progrès. Dans l'épilepsie le malade tombe aussi quelquefois soudainement ; mais il éprouve des mouvemens convulsifs, jette de l'écume par la bouche ; l'accès finit, il se relève et revient à son état ordinaire, ce qui n'a pas lieu dans l'apoplexie qui emporte soudainement le malade lorsque l'attaque est violente ; elle épargne à la vérité la vie lorsqu'elle est moins forte, mais finit rarement sans laisser quelque membres paralysés. Quelquefois l'attaque survient tout-à-coup sans aucun signe qui l'annonce, mais le plus souvent elle est précédée des signes suivans : il survient des douleurs, des pesanteurs de tête, des vertiges, des tintemens d'oreilles, des engourdissemens dans les membres, une difficulté plus grande de se mouvoir, des tressaillemens, un battement de lèvres, une prononciation embarrassée, une mémoire infidèle, un visage plus vultueux, une constipation opiniâtre. Lorsque l'attaque a lieu, le malade tombe sans parole et sans connaissance dans une immobilité parfaite, la figure contournée, les paupières fixes, la bouche ouverte, le pouls dur, plein, rebondissant, les articulations froides, roides, la respiration courte, profonde, le tein plombé, les yeux larmoyans. Lorsque le mal fait des progrès ultérieurs et tend à la destruction du malade, la distorsion dans la contenance augmente, le visage paraît s'alonger extraordinairement; la region précordiale devient proéminente, le corps froid et roide, la respiration stertoreuse, une sueur froide s'élève sur la poitrine et la figure, les paupières et les sourcils restent froncés d'une manière fixe.

Quand au contraire la maladie prend une tournure favorable, on observe un changement salutaire; la torpeur et l'assoupissement diminuent, le froid se dissipe et la chaleur naturelle revient; d'immobiles que les malades étaient, on remarque quelque tressaillement dans les membres; il y a quelque signe de déglutition; ils paraissent pouvoir avaler la salive ou l'humeur qui surabonde dans la bouche, ce qu'ils ne pouvaient faire auparavant; si on les pique, si on les appelle, ils ouvrent les paupières ou remuent les lèvres pour marquer qu'ils sont sensibles ou qu'ils entendent.

Cette maladie a pour principe et pour cause un refroidissement total de la chaleur naturelle; elle règne surtout l'hiver et ensuite au printemps, depuis l'âg de 40 ans à 60. Plus l'âge est avancé, moins le malade échappe à cette maladie. Quant aux tempéramens, les personnes naturellement grasses, qui ont la tête grosse, le cou court, qui sont d'une constitution humide et froide, qui mènent une vie sédentaire pureme... animale, qui s'abandonnent aux excès de la table y sont les plus exposées.

DE LA CURE

DES MALADIES AIGUES ET CHRONIQUES.

DE LA CURE DES MALADIES AIGUES.

LIVRE PREMIER.

Avant-Propos.

Le traitement des maladies aiguës doit se rapporter aux différentes espèces de signes qui caractérisent ces maladies, tels que je les ai décrits ci-devant. Pour ce qui est des moyens curatifs qu'on doit employer dans les fièvres suivant la différence, les espèces particulières de ces maladies et leurs variétés, il en sera parlé assez abondamment dans le traité sur les fièvres. Afin de ne point m'écarter de mon sujet et pour éviter d'être prolixe et diffus, (*a*) répétant dans un endroit ce qui a été dit en un autre, il ne sera ici question que de la cure des maladies aiguës, soit qu'elles soient accompagnées de fièvre comme la phrénésie, ou sans fièvre comme l'apoplexie. Je suivrai l'ordre établi dans la première partie de l'ouvrage; je commencerai et finirai de même.

(*a*) *Pour éviter d'être prolixe, etc.* Le défaut qu'Arétée cherche à éviter ici se montre fréquemment dans les écrits des anciens Médecins ; il ne faut, pour s'en convaincre, que parcourir les écrits de Galien et plusieurs de ceux qui nous ont été transmis sous le nom d'Hippocrate.

CHAPITRE

CHAPITRE PREMIER.

De la cure des Phrénétiques.

Il convient de faire coucher le malade dans un appartement d'une grandeur moyenne, bien tempéré, où l'on respire une chaleur douce en hiver et un air frais en été; on réglera la température dans le printemps et l'automne, suivant les changemens dans l'atmosphère. On prescrira aux malades et à ceux qui en approchent le plus grand silence, car les phrénétiques ont l'ouïe extrêmement aiguë, le moindre bruit les irrite et les rend furieux; on doit avoir soin que les murs de l'appartement soient unis, qu'il n'y ait rien de saillant, d'inégal, aucun fétu, qu'ils ne soient ornés d'aucunes peintures; car ces objets peints sur les murs les inquiètent et les troublent : ils s'imaginent avoir sous les yeux des fantômes et cherchent à les palper, car ce qui est plat leur paraît être en relief; tout chez eux à la moindre occasion et sans sujet les excite à y porter les mains. Le lit doit être aussi d'une grandeur médiocre, de peur qu'étant trop large, ils ne se roulent et ne s'agitent trop, ou qu'ils ne tombent s'il est trop petit. Les couvertures doivent être rases et sans duvet, de peur qu'il ne leur vienne à l'idée de les picoter. Il faut que les lits soient mous, un lit trop dur irrite les nerfs, et de tous les malades les phrénétiques sont ceux qui ont les nerfs les plus faciles à affecter;

la moindre cause chez eux excite des spasmes. On permettra à leurs amis de les voir, mais leur conversation doit être agréable, complaisante, on doit se donner de garde de rien dire qui puisse les choquer. Cette précaution est surtout nécessaire chez ceux dont le délire passe aisément à la colère. On se déterminera suivant la nature du mal à les tenir enfermés dans l'obscurité, ou bien à leur permettre la lumière ; car si la lumière les aigrit et ne fait qu'augmenter leur délire, s'ils prennent pour présent ce qui est absent, s'ils s'imaginent voir ce qui n'est pas, s'ils prennent continuellement un objet pour un autre, s'ils se figurent voir toujours de nouveaux fantômes, si, en un mot, ils ont peur de la lumière et de ce qu'elle leur fait voir, il vaut mieux les tenir dans l'obscurité ; si rien de tout cela n'arrive, on les laissera jouir de la lumière, elle a même souvent cet avantage qu'elle les rappelle à eux-mêmes et appaise le délire.

Il ne faut pas les laisser trop long-temps sans leur donner à manger ; leur nourriture doit être liquide, en petite quantité et répétée souvent, c'est un moyen de les récréer un peu et de les calmer ; on doit profiter, pour cet effet, de l'intermission de la fièvre et du délire. Si le délire est entretenu par le défaut de nourriture, quand même il y aurait de la fièvre, on leur donnera à manger ; mais on choisira les mets les moins propres à l'alimenter. Il serait à souhaiter que la fièvre et le délire cessassent en même-temps, afin d'avoir une occasion plus favorable de leur administrer de la nourriture.

Il faut d'abord examiner s'il est à propos de tirer du sang ou non ; si le délire et la fièvre paraissent en même-temps dès le commencement de la maladie, on saignera le premier ou le second jour à la veine médiane ; si le délire ne paraît que le troisième ou quatrième jour, on pourra saigner jusqu'à la première période des jours décrétoires ; s'il survient au-delà du temps convenable, par exemple, le sixième ou septième jour, on ne saignera point ; car dans les maladies aiguës, il faut employer, bien avant les crises, les évacuans, les cathartiques et autres irritans. La saignée doit toujours être modérée, quand même on la ferait le premier jour, car ce mal passe facilement à la syncope. Si le malade est jeune et pléthorique et qu'il y ait eu excès dans le vin ou dans la bonne chère, il faudrait, dans tout autre circonstance où il ne serait point question de phrénésie et hors le cas de délire, tirer beaucoup de sang, mais chez les phrénétiques on doit en tirer beaucoup moins. (*a*) On saignera cependant avec beaucoup moins de ménagement si le mal provient de la région pré-

(*a*) Il paraît que les anciens Médecins, du moins la plupart d'entr'eux, conduits sans doute par l'expérience, amployaient la saignée avec beaucoup de circonspection dans la phrénésie. C. Aurélianus reproche au médecin Diocles, qui saignait abondamment dans cette maladie, d'être trop hardi à cet égard ; il dit positivement qu'une évacuation de sang intempestive ;

cordiale et non de la tête; car c'est là où réside le principe de la vie, pendant que la tête n'est que le siège du sentiment et la souche commune des nerfs; et que loin de distribuer le sang aux autres parties du corps, elle le reçoit elle-même du cœur; il ne faut point dans ce cas ouvrir la veine du coude, mais évacuer plus directement les vaisseaux du lieu où le mal a son siège; si les forces le permettent, on tirera la quantité de sang requise dans une seule fois, de peur qu'en attendant la repétition de la saignée, on ne perde l'occasion de donner de la nourriture; car les fièvres chez les phrénétiques sont pour ainsi dire continues, ou si elles ont des rémissions, elles sont courtes et peu marquées. S'il arrive que le malade tombe en défaillance avant qu'on ait tiré la quantité de sang nécessaire, on différera à la prochaine rémission, à moins qu'elle ne doive trop tarder, autrement on tâchera de rappeler le malade à lui, en lui faisant respirer des odeurs fortes, en lui frottant les tempes et en lui faisant quelques pressions sur les jambes, et de suite on continuera la saignée. La quantité de sang qu'on doit tirer doit se mesurer sur les forces du malade.

Les alimens sous forme liquide conviennent en général aux fiévreux, mais particulièrement aux

surtout après le sept ou huitième jour et lorsque les forces ne sont plus les mêmes, est équivalente à la strangulation; il est même d'avis que lorsque la phrénésie provient d'un excès dans le vin, il convient la plupart du temps de ne pas ouvrir la veine, *plerumque convenit non phlebotomari.*

phrénétiques, chez lesquels l'aridité est bien plus considérable que dans la simple fièvre. On leur prescrira donc l'eau mulsée, ou Mélicrat, qui est cependant un peu suspecte dans les maladies provenant de la bile, (*a*) ou bien l'Alique (*b*)

(*a*) En suivant le sens que présente le texte, comme on le lit aujourd'hui, il semblerait qu'Arétée prescrit de ne point faire prendre de mélicrat aux malades, à moins qu'ils ne soient bilieux, cette boisson étant facile à digérer par ces sortes de personnes, ce qui est formellement contraire à ce que dit Hippocrate dans le Livre *sur le régime dans les maladies aiguës* : que le mélicrat, durant tout le cours de ces maladies, convient moins quand on est bilieux et qu'on a du gonflement aux viscères. M. Petit soupçonne avec raison que le texte est ici corrompu et que la negative μη a été omise, et qu'il faut lire μ'υπεπτον au lieu de ευπεπτον, ce qui donne le sens que j'ai suivi, et ce qui paraît d'ailleurs conforme à la manière de penser de plusieurs autres anciens Médecins, qui regardaient cette boisson comme peu propre à ceux qui sont pleins d'une bile amère, comme pouvant elle-même se changer facilement en bile.

Le *Mélicrat* dont il est ici question était un mélange de miel et d'eau en différentes proportions. Voici comme on préparait le mélicrat du temps de Paul-Egine : on faisait bouillir une partie de miel dans huit d'eau, on le laissait bouillir jusqu'à ce qu'il ne formât plus d'écumes, on l'ôtait ensuite du feu pour l'usage, ce qui est à peu près notre manière de faire l'eau miellée; quelquefois aussi le mélicrat se préparait à froid, surtout lorsqu'on l'employait pour faire vomir ou pour lâcher le ventre. Les Romains donnaient à cette boisson le nom *d'Aqua mulsa* Eau mulsée nom que je lui conserve ici. Il ne faut pas confondre l'eau mulsée avec l'hydromel, cette dernière boisson différait de celle dont je viens de parler, en ce que celle-ci était une eau miellée fraiche, recente, pendant que l'hydromel était une liqueur ancienne et fermentée.

(*b*) *Alique.* Cette substance connue dès Grecs sous le nom de χονδρος ou grain, et à laquelle les Romains donnaient le

lavée avec l'eau simple ou l'eau mulsée. On pourra en préparer des bouillies ou crêmes en y faisant cuire de la sarriète, (1) de l'ache (2) et de l'aneth. (3) Ces plantes facilitent la respiration et sont diurétiques, or il est bon que les phrénétiques urinent beaucoup; toutes les plantes potagères sont bonnes, mais surtout la mauve, (4) qui par sa viscosité est très-propre à adoucir et à lubrefier la langue, ainsi que la trachée-artère, et qui jouit en outre d'une qualité laxative; la bette (5) est également convenable, ainsi que le blitum, (6) le coronopus et les différentes espèces de courges, (7) dans le temps,

(1) *Tymbra.* (2) *Selinum.* (3) *Anethum.* (4) μαλαχη. (5) τευτλον (6) *Bliton.* (7) χολκονται.

nom d'*Alica*, était comme on le croit communément une espèce de farine préparée en forme de petits grains, qui s'employait chez les anciens, comme l'orge perlé, pour faire des tisannes, des crêmes, des bouillies, etc. Comme cette espèce de gruau était d'un usage commun, les écrivains du temps n'en ont parlé que comme d'une chose que tout le monde connaissait et ont négligé de la faire bien connaître; de-là l'obscurité qu'on rencontre dans leurs écrits à cet égard. Il paraît qu'on se servait de différentes espèces de blé pour faire l'alique. On pense que l'alique ou χονδρος des Grecs se préparait avec le froment. Les Romains, suivant Pline, employaient le *Zéa*, qu'on croit être le maïs ou l'épautre. Ils le pilaient avec soin de manière à le réduire en grains ronds, et le passaient ensuite par plusieurs cribles, d'où il résultait des grains de différentes grosseurs; ce procédé était regardé comme le meilleur. Quant à l'usage qu'on faisait de l'alique en médecine, on la faisait cuire entière dans de l'eau à la manière de l'orge mondé, c'est ce qu'on appelait tisanne d'alique; ou bien on n'employait que le suc ou purée qu'on faisait cuire avec de l'eau simple ou de l'eau mulsée, c'est ce qu'on appelait alique lavée. Suivant Gorée on se servait

et ce que chaque saison produit en général de meilleur. La purée ou suc de tisanne (*a*) doit être d'abord très-liquide, afin qu'elle soit moins nourrissante ; on la donnera ensuite par degrés plus épaisse à mesure que la maladie se prolongera. Dans le temps des crises et à leur approche on soustraira toute nourriture ; si cependant la maladie dure long-temps, on donnera à manger ; on choisira même les alimens les plus nutritifs, afin de soutenir les forces du malade ; si on se sert de pieds d'animaux ou de chair de volaille, on les fera bouillir jusqu'à ce qu'ils soient entièrement

particulièrement de l'alique lavée, pour faire des crêmes ou bouillies, à peu près comme on prépare aujourd'hui les coulis. On avait soin de la faire bouillir long-temps dans une quantité convenable d'eau, ayant attention de l'agiter souvent, jusqu'à ce qu'elle fût bien cuite, afin qu'elle fut moins pesante à l'estomac. On y mêlait dans le commencement un peu d'huile, et vers la fin un peu de sel ; on y faisait aussi quelquefois bouillir quelques plantes aromatiques, comme le prescrit ici Arétée.

(*a*) *Le suc de tisanne* πτιζανης χυλὸς. On donnait autrefois le nom de Tisanne non-seulement à la décoction d'orge, mais aussi à l'orge mondé ou préparé dont on se servait pour faire la décoction. Il paraît que ce qu'on appelait suc de tisanne, du moins du temps d'Hippocrate, était une purée extraite de la décoction d'orge. Vers le temps de Galien, c'est-à-dire, à peu près à l'époque où vivait Arétée, on donnait en outre ce nom à une espèce de crême qu'on préparait de la manière suivante : On prenait une partie de farine appelée tisanne, on la faisait bouillir dans douze ou quinze parties d'eau et quand elle commençait à s'enfler en cuisant, on y ajoutait ordinairement un filet de vinaigre, un peu d'huile et par fois un peu d'aneth ou de poreau, pour corriger ce que la tisanne avait de gluant et empêcher qu'elle ne donnât des vents. Cette

consommés dans la purée ou suc de tisanne. Si on prescrit du poisson, on préférera les saxatils, ou qui croissent parmi les rochers (*a*) et les meilleurs de chaque pays, car on sait que les différentes côtes produisent des poissons de qualités différentes. Quant aux fruits d'automne, on ne permettra point ceux d'une qualité vineuse, de peur que par la fermentation ils ne portent à la tête et ne troublent le cerveau; si cependant on les juge nécessaires à cause de la faiblesse de l'estomac et des forces, on fera bouillir auparavant ceux qui sont de la nature des pommes dans l'eau mulsée, ou bien on les fera cuire dans de la graisse; on fera macérer les autres dans de l'eau chaude, si on se propose simplement de restaurer

---

farine se préparait comme il suit : on faisait premièrement tremper l'orge dans l'eau jusqu'à ce qu'elle s'enflât, on la faisait ensuite sécher au soleil et on la battait pour en ôter l'écorse, après cela on la faisait moudre et après avoir fait long-temps bouillir la farine dans l'eau, on l'exposait au soleil, et quand elle était sèche, on la serrait pour l'usage. On faisait de pareille tisanne avec le froment, le ris, l'alique. Il pourrait se faire que ce qu'on appelait l'alique lavée dont il a été question dans la note précédente, ne fut rien autre chose qu'une préparation de cette sorte et qu'elle ne fut point une purée ou suc de la simple décoction d'alique, comme l'a écrit Gorée.

(*a*) *On préférera les Saxatils*, etc. Les Poissons qui habitent les rivages de la mer parmi les pierres et les rochers, qui y restent sans s'éloigner beaucoup, étaient regardés avec raison par les anciens, comme plus légers et plus délicats que ceux qui voyagent et battent les flots et qu'on appelle voyageurs; les premiers ont une chair légère et rare, les derniers l'ont serrée et ferme à cause du mouvement qu'il se donnent.

l'estomac ; si c'est pour rétablir les forces, il n'est pas nécessaire d'affaiblir autant leur qualité vineuse.

Tels sont les alimens qu'il convient de prescrire afin de refroidir la tête, qui, dans cette maladie, ne veut point souffrir de chaleur ; on l'humectera avec l'huile d'olive, exprimée de fruits verts ; si le malade ne peut dormir et que son imagination travaille continuellement, on ajoutera d'abord à cette huile une quantité égale d'huile de rose ; on augmentera ensuite par degrés cette proportion, afin de fortifier et refroidir la tête ; si son esprit s'égare davantage et qu'il parle beaucoup et d'une manière incohérente, on fera bouillir dans les huiles dont nous venons de parler, des sommités de serpolet, (1) ou bien on y ajoutera du suc de lierre (2) ou de polygonum ; si le transport s'en empare particulièrement, on y fera bouillir du Peucédanum ou du spondyllon, en y ajoutant un peu de vinaigre. Ces lotions sont propres à débarrasser le cerveau et à dissiper la chaleur et les vapeurs épaisses qui occasionnent ce délire. On aura soin que les matières qu'on emploiera pour cet effet ne pénètrent pas sur les muscles et les tendons du cou, car cette humectation est contraire aux nerfs. On pourra les faire en tout temps excepté dans l'invasion ; on en fera peu d'abord, davantage à mesure que le mal augmentera, et quand il sera parvenu à son comble ainsi

(1) ἑρπυλον. (2) κισσος.

que le délire, on les repetera à chaque instant; ces embrocations doivent être froides l'été et un peu tièdes l'hiver. Pour modérer en même-temps le transport, on humectera le visage avec une éponge trempée dans de l'oxycrat (*a*) ou dans une décoction de conyse, (*b*) on l'oindra ensuite avec de l'huile d'œnanthe (*c*) ou de crocus, on en imbibera les oreilles ainsi que les narines. S'il arrive que le malade passe les jours et les nuits dans une une insomnie perpétuelle, s'il a les yeux fixes et roides comme de la corne, s'il est

(*a*) L'Oxycrat appelé par les Latins Posca, était un mélange d'eau et de vinaigre dont les proportions variaient, suivant la force qu'on voulait donner à cette liqueur.

(*b*) *Décoction de Conyse.* Quelques Savans pensent que le Conyse des anciens est la pulicnlaire actuelle, d'autres la Persicaire. M. Petit croit que la plante dont parle ici Arétée est l'*Agnus castus*.

(*c*) *L'huile d'Œnanthe ou de Crocus, etc.* Je me suis servi du mot huile préférablement à celui d'onguent. Le mot onguent se prend aujourd'hui, ainsi que l'observe M. Leclerc, dans un sens différent; car on entend par-là une composition d'huile de cire et d'autres ingrédiens qui doivent avoir une certaine consistance; il n'en était pas de même des onguens des anciens: on donnait alors le nom d'onguent à tout ce qui servait à oindre, et comme ceux qu'on employait ordinairement pour cet usage avaient de l'odeur et étaient composés d'aromates, cela fit que le mot grec μυρον et le latin *unguentum*, marquèrent le plus souvent des huiles aromatiques ou parfums liquides. Pour les obtenir on faisait infuser des simples dont on voulait avoir la teinture, dans de l'huile d'olive, ou autre huile tirée par expression des fruits ou semences huileuses. Il y avait un grand nombre de ces huiles aromatiques, dont on se servait autant pour le plaisir que pour la santé. On donnait à ces huiles le nom de la plante principale qui y en-

sans cesse agité et cherche à tous momens à sortir du lit, afin de le tranquilliser et de lui concilier le sommeil, on fomentera d'abord la tête avec l'huile simple de rose, ou l'huile amaricine (a) auxquelles on pourra ajouter du suc de lierre, ou une décoction de serpolet ou de mélilot; ou bien pour le calmer et l'assoupir plus efficacement encore, on fera bouillir des pavots dans de l'huile dont on frottera le sommet de la tête, ou bien dans de l'eau dont on humectera le visage au moyen d'une éponge. On pourra aussi appliquer sur le derrière de la tête les plantes entières vertes et nouvellement cueillies; il s'en exhale une vapeur humide qui humecte et épaissit les esprits et qui répand sur tous les sens un nuage pesant

---

trait et qui en était comme la base, quoiqu'on y joignît d'ailleurs d'autres fleurs ou plantes. Ainsi, par exemple, l'huile ou onguent de rose tirait son nom de la fleur de rose, qui en était l'ingrédient principal, quoiqu'il y entrât du jonc odoriférant.

L'huile d'*Œnanthe*, dont il est ici question, tirait son nom des fruits de la vigne sauvage que nous appelons Lambrusque, en grec οἰνάνθη. On préparait cette huile en faisant infuser ou macérer ces fruits dans de l'huile verte; il y avait un grand nombre d'onguens ou parfums composés de ce genre qu'on nommait œnanthins.

(a) *Huile Amaricine ou de Marjolaine.* Cette huile était fameuse chez les anciens. La meilleure se préparait à Cyzique. La marjolaine que les Siciliens nommaient *Amaracus* et les Egyptiens *Sampsuchum* en était l'ingrédient principal; il entrait dans la préparation, outre la marjolaine, beaucoup d'autres plantes aromatiques, des huiles et du miel. Elle passait pour calmante, émolliente, diurétique, suivant Dioscorides.

et narcotique, principe du sommeil. Si on veut un remède plus puissant encore, on frottera le front avec de l'opium (*a*) delayé dans l'eau, on en oindra les narines, on en injectera dans les oreilles. Un autre moyen qui réussit assez souvent, c'est de faire de légères frictions sur les pieds avec de l'huile, de palper doucement la tête, de gratter les oreilles et les tempes ; car c'est ainsi qu'en frappant légèrement le devant de la tête et en caressant les oreilles des animaux irrités, on parvient à les appaiser. Les choses auxquelles chacun est habitué sont aussi plus propres à provoquer le sommeil : c'est ainsi que le matelot couché dans sa barque s'y endort plus facilement que partout ailleurs ; que le mouvement du vaisseau, le bruit des vagues, le sifflement des vents, l'odeur même de la mer (*b*) et du navire sont des circonstances

(*a*) L'Opium brut, μηκώνειον, *Meconium* est le suc exprimé de *Pavot* dont le nom grec est μήκων. On a donné par analogie de couleur et de ressemblance, le nom de *Meconium*, aux excrémens que rendent les enfans aussitôt qu'ils sont nés.

(*b*) *L'odeur même de la mer, etc.* M. Petit dans ses commentaires rapporte à ce sujet un fait assez singulier tiré de Zacutus, Médecin Portugais. Le roi Sébastien passant dans une de ses villes maritimes fut accueilli par les habitans avec une joie incroyable ; les rues étaient jonchées de fleurs et l'air rempli d'une grande quantité de parfums et d'odeurs agréables ; un Matelot qui se trouvait présent tomba dans la rue sans connaissance : les Médecins essayèrent inutilement les remèdes usités en pareil cas. Le Roi, touché de compassion pour ce malheureux, fit venir son Médecin, Thomas de Veiga, qui, après s'être informé comment le malade était tombé, soupçonnant la véritable cause de l'accident et persuadé qu'il était

propres à l'exciter à dormir ; que le maître de musique s'assoupit plus aisément au son de différents instrumens et aux différents airs sur lesquels ses élèves s'exercent ; que les historiettes que récitent les petits enfans endorment le maître d'école ; c'est ainsi que les uns sont portés au sommeil d'une manière, les autres d'une autre.

Il sera aussi nécessaire de faire des embrocations et d'appliquer des cataplasmes sur la région précordiale et le ventre, si ces parties paraissent dures, enflammées et gonflées par les vents. Et d'abord pour faire les embrocations, on pourra se servir d'huile d'olive, exprimée de fruits muris dans l'arbre, cette huile onctueuse et épaisse excite une chaleur douce ; on s'en servira en cas d'inflammation, il sera bon d'y faire bouillir de l'aneth ou du conyse, ou l'un et l'autre en même-temps ; pour dissiper les flatulences, on fera bouillir dans la même huile un peu de cumin et d'ache, (1) ou quelques autres semences douces d'une vertu carminative et diurétique, on y inspersera un peu de nitre bien broyé. Si le foie est tendu et douloureux, on prendra de l'huile d'olive verte et de l'huile de rose, on y mêlera du sapa (*a*) ou vin

(1) *Selinum.*

occasionné par cet air parfumé auquel le Matelot n'était point accoutumé, le fit transporter sur le rivage, et l'ayant fait frotter avec beaucoup de vase et d'algue marine, le rappela aussitôt à la vie.

(*a*) *Sapa*, c'est ainsi qu'on appelait le vin cuit chez les Romains. Pour obtenir le Sapa ou raisiné, on faisait bouillir

cuit de Grèce ou de Crète, dans lequel on fera bouillir du mélilot, on en fomentera le foie au moyen de laines suges; si c'est la rate, on emploiera de préférence l'huile mêlée avec le vinaigre pour faire des fomentations, ou encore mieux l'oxycrat, on se servira d'éponge au lieu de laine; le vinaigre réjouit la rate et paraît en adoucir singulièrement les douleurs, (*a*) c'est un spécifique dans les maladies de ce viscère. Si les hypocondres sont creux, retirés avec tension de la peau, au lieu d'huile pour faire les embrocations, on pourra se servir de beurre, ou partie égale de l'un et de l'autre, on y fera bouillir du conyse et du romarin, il ne sera point mal d'y ajouter un peu d'aneth. Quant aux cataplasmes, lorsqu'on les jugera nécessaires, on emploiera pour les allier les mêmes huiles dont nous venons de parler, suivant les différents cas, et pour matière la graine de fénu-

---

du vin doux jusqu'au tiers de la quantité employée. Les Grecs donnaient à cette préparation le nom de σιραιον, c'est peut-être de ce mot que vient celui de Sirop, quoique d'autres prétendent que ce dernier mot vient de l'Arabe Siruph, qui signifie la même chose.

(*a*) *Le Vinaigre adoucit singulièrement*, *etc.* Non-seulement les Grecs, mais encore les Arabes, qui ont probablement copié les premiers, regardaient le vinaigre comme un spécifique dans les maladies de la rate. Voici comme s'explique Averroès cité par M. Petit. *Quæ in purgationes splenis dantur non debent ab aceto privari quia ipsum est et cibus et medicina.* Cette observation mérite d'autant plus d'être recueillie que les théories des anciens, quelqu'imparfaites qu'elles soient, ont au moins ce mérite de répondre à des faits bien observés, quoique mal expliqués.

grec; ou la farine d'orge; la farine d'ers ou de fèves est aussi convenable; si le ventre se tuméfie, des sachets remplies de millet torrefié forment une fomentation légère. Les cataplasmes formés avec la graine de lin, le miel et l'huile sont encore très-bons; on pourra aussi en préparer avec les mêmes herbes, les mêmes fleurs et les mêmes semences que j'ai prescrites pour les embrocations, en y mêlant du miel, afin d'humecter les parties sèches et d'allier le tout ensemble et pour que la chaleur se conserve plus long-temps. Si on n'avait point autre chose, le miel demi-cuit pourrait faire lui seul un excellent cataplasme; on pourrait aussi l'employer pour faire des embrocations, en le délayant dans le liquide approprié; le miel en effet est adoucisssant, il excite une chaleur douce, il est diurétique, carminatif, propre à calmer les ardeurs: l'eau (*a*) mulsée jouit des mêmes vertus, elle a de plus cet avantage que prise intérieurement elle humecte et adoucit la trachée-artère et le

(*a*) *L'eau mulsée jouit des mêmes vertus, etc.* Voici comme s'exprime Hippocrate au sujet du mélicrat ou eau mulsée, dans le Livre du régime des maladies aiguës: après avoir dit que cette boisson convient peu aux bilieux, il ajoute: « le mélicrat n'altère point autant que le vin doux: il adoucit le » poumon, il facilite l'expectoration et calme la toux, il a » quelque chose de détersif qui divise merveilleusement les » crachats, il est encore diurétique, il fait couler la bile » tantôt pure, tantôt écumeuse et plus ardente qu'il ne fau» drait; quand il est aqueux, il facilite davantage l'expec» toration, et quand il est chargé de miel, il fait couler » la bile. »

poumon, et toutes les autres parties des cavités thoraciques et abdominales.

Afin de détourner les humeurs de la tête et dissiper les vapeurs qui obstruent le poumon, et de solliciter en même-temps la sortie des excrémens; (car le ventre est souvent serré) on irritera continuellement l'anus au moyen de suppositoires ou de linimens convenables; si le malade est plusieurs jours sans aller à la selle, on lui prescrira des lavemens avec l'eau mulsée, l'huile et le nitre.

Si la phrénésie néanmoins persiste ainsi que l'intensité de l'inflammation sans diminuer notablement, on aura recours aux ventouses avec scarification, on en appliquera sur les parties où l'inflammation se porte et paraît davantage; on en placera une ou deux, suivant les progrès du mal et les forces du malade; on réglera la quantité de sang que l'on doit tirer, suivant cette dernière indication, car il faut craindre qu'une évacuation trop forte n'occasionne la syncope; on fera ensuite pendant un jour ou deux les mêmes embrocations que ci-dessus, le troisième jour on appliquera du cérat mêlé avec les mêmes huiles; enfin lorsqu'il sera temps d'appliquer les cataplasmes pour l'inflammation, on les préparera avec l'hysope et le fénu-grec bouillis dans l'eau mulsée, la cire et les huiles susdites pour alliage.

Si nonobstant ces moyens, le délire ne cesse point, on sera obligé de couper les cheveux, s'ils sont

sont très-longs, on ne les coupera d'abord qu'à moitié; s'ils sont courts, on rasera entièrement la tête; on appliquera ensuite sur le sommet une ventouse humide, mais on aura soin auparavant d'en appliquer une sèche entre les épaules.

Au reste comme il faut dans toutes les maladies aiguës donner une attention particulière à la cavité thoracique qui souffre en même temps que le cœur et le poumon, d'abord à cause de la nécessité où l'on est de respirer un air tantôt froid, tantôt chaud, ensuite par l'effet de la fièvre ardente comme aussi en raison de la toux, de l'acrimonie des humeurs, de la sympathie des nerfs, ou bien par suite d'une affection particulière du cardia, de la plèvre ou du diaphragme, ou du cœur même, (quoique celui-ci grièvement affecté ne se guérisse point) il convient par la même raison d'y avoir égard dans la phrénésie et chercher à y porter remède, d'autant plus que le délire provient quelquefois d'une affection particulière de quelques viscères de la cavité thoracique. Ainsi quand la respiration devient aride et brûlante, que le malade éprouve une soif âcre, qu'il ressent une chaleur insupportable qui se concentre de toutes parts dans la poitrine, d'autant plus vive qu'elle provient d'une altération de la chaleur naturelle qui se change en une chaleur ignée, et d'autant plus intolérable que toute la chaleur du corps semble s'y réunir, car toutes les autres parties restent froides, la tête, les mains, les pieds, l'extérieur même de la poitrine, il faudra nécessairement avoir recours à des remèdes propres à humecter et à refroidir; on fera sur cette partie des embrocations avec de l'huile, dans laquelle on aura fait bouillir du chamémelum et du nard; dans l'été on pourra se servir de sapa ou vin cuit de Grèce; si on juge les cataplasmes plus avantageux, on prendra des dattes, on les fera bouillir dans du vin austère, en y mêlant de la farine et y ajoûtant du nard et de l'œnanthe, on en formera un gâteau très-doux qu'on placera sur la poitrine. Un autre cataplasme réfrigérant est celui qui se prépare avec des pommes broyées et mêlées avec du mastic et du mélilot auxquels on ajoutera quantité suffisante de cérat et de nard. Si la torpeur et le dégoût s'emparent du cardia, on prendra du suc d'absinthe ou bien des sommités de cette plante pilées, on les fera bouillir dans l'huile pour en fomenter la région précordiale, on prescrira pour boisson le suc de cette même plante, ou bien une infusion aqueuse dont le malade prendra à jeun, savoir deux cyathes (a)

(a) Le *Cyathe* contenait la sixième partie du *cotyle* et la douzième du *sextans* des Romains. Le sextans se divisait ainsi que *l'os* en douze cyathes: ainsi le cyathe peut repondre à une forte once d'aujourd'hui et le cotyle à une demi-livre; le cyathe était un espèce de petit vase ou cuiller dont on se servait pour mesurer les liquides ainsi que les substances sèches. La petitesse du cyathe avait donné lieu à un proverbe, et l'on disait d'un homme qui entreprenait des choses impossibles, qu'il se proposait de mesurer la mer par cyathes. Pline nous apprend que le cyathe des Grecs pesait dix drachmes, environ 40 grammes. J'ai préféré, pour éviter toute erreur dans l'évaluation des mesures, me servir de ces anciens noms, tels qu'ils se trouvent dans l'original, ceux que nous employons aujourd'hui n'y correspondant pas exactement.

de l'infusion, ou un cyathe du suc mêlé avec deux cyathes d'eau. Si l'ardeur ou *causos* s'empare du cardia, non à raison de la nature de la maladie, mais seulement à raison des humeurs âcres et salées qui y abondent, et parce qu'une bile mordante irrite cette organe et que la soif le dessèche, on fera prendre au malade pour nourriture du lait coupé avec l'eau, savoir à peu près un cyathe d'eau par demi cotyle de lait; il prendra beaucoup de ce lait et pourra même y mêler un peu de pain. S'il arrive que le causos survienne avec beaucoup d'altération, d'anxiété, de délire et un goût particulier pour l'eau froide, on pourra en accorder, mais non pas la même quantité que dans le cas où le causos ne serait pas accompagné de phrénésie, car il faut craindre d'irriter les nerfs; on en permettra seulement quelque peu pour soulager le cardia, une quantité modique est d'ailleurs suffisante, car les phrénétiques boivent peu. Si la maladie se change en affection syncopale, ce qui arrive aussi quelquefois lorsque le malade s'affaisse, perd ses forces, se fond entièrement, toutes les humeurs se portant à la surface du corps, lorsque tous ses esprits se dissipent et que tous les liens de la nature se rompent, laissant pour lors de côté la curation de la phrénésie, on aura recours au vin comme au seul et unique moyen de prévenir cette fonte générale des humeurs : c'est en effet, un restaurant prompt, qui pénètre aisément toute la substance du corps jusqu'aux extrémités, qui ajoûte la force à la force, qui rechauffe par sa chaleur, qui ranime les esprits et les sens engourdis, qui comprime efficacement cette surabondance d'humeurs qui se portent à la surface du corps et les empêche de s'évaporer, outre qu'il flatte agréablement le goût et l'odorat, qu'il est propre à maintenir les forces et prolonger la vie, et qu'en égayant l'esprit, il est très-efficace pour calmer le délire; car tels sont les effets que produit le vin lorsqu'on en a pris; que l'esprit auparavant irrité s'adoucit et s'appaise, et que les malades se déterminent bientôt d'eux-mêmes à prendre de la nourriture pour reparer leurs forces, et qu'ils finissent par s'en rassasier volontiers. Si, après que la fièvre a beaucoup diminué, que le délire s'est changé en une espèce de morosité, et que la région précordiale commence à être un peu moins affectée, soit par la tension, la dureté, ou le gonflement, la cause du mal persiste néanmoins à se faire encore beaucoup sentir à la tête, il faudra sans balancer avoir recours aux bains, laver fréquemment la tête; par ce moyen toute l'habitude reprendra insensiblement son ancienne vigueur, la tête se déchargera de ses humeurs, la perspiration se retablira sur toute la surface du corps; la sécheresse du cerveau étant devenue moins considérable et tous les sens débarassés des vapeurs qui les offusquent; l'esprit deviendra calme comme auparavant et reprendra son assiette ordinaire. C'est ainsi qu'on doit s'y prendre pour guérir cette maladie.

CHAPITRE II.

De la cure des Léthargiques.

On fera placer le malade dans un endroit bien éclairé, exposé aux rayons du soleil, d'une température plus chaude qu'autrement, la léthargie n'étant rien autre chose qu'un brouillard épais sur les sens et ayant pour cause un refroidissement considérable de la chaleur naturelle. Le lit doit être mobile, les couvertures, les peintures des murs, tout doit être extrêmement gai, varié, propre à frapper la vue ; on adressera souvent la parole au malade, on le tirera par les membres, on le pincera, on lui arrachera le poil ; si l'assoupissement est très-profond, on lui criera aux oreilles, on le menacera d'un air de colère, on cherchera à l'épouvanter, lui faisant peur de ce qu'il craint ordinairement ; ou bien, on reveillera son attention en lui annonçant qu'il va jouir de ce qu'il désire depuis long-temps ; on fera, en un mot, pour dissiper la léthargie tout le contraire de ce qui a été prescrit pour calmer la phrénésie.

Quant aux évacuations qu'exige la maladie, voici ce qu'il est à propos de savoir : si elle succède à une autre affection, par exemple, à la phrénésie, il ne faut point ouvrir la veine, ni évacuer abondamment le sang d'ailleurs, mais on prescrira les lavemens, non seulement pour faire sortir les excrémens, mais afin de dériver quelque chose des parties supérieures, particulièrement de la tête ; on y ajoutera en conséquence beaucoup de sel et de nitre, il sera même bien d'y mêler un peu de castoréum ; car dans cette maladie le dernier intestin est froid et paresseux et comme mort relativement à ses fonctions. Si la léthargie ne vient point à la suite d'un autre mal, mais qu'elle commence d'elle-même et qu'il y ait plénitude chez le malade, on fera faire une saignée de bras si c'est le sang qui abonde ; si c'est au contraire une pituite aqueuse ou quelqu'autre humeur, il sera nécessaire de purger. On commencera par faire prendre le cnéorum (*a*) dans la tisanne, ou de l'ellébore noir dans de l'eau mulsée, si on ne veut purger que modérément ; mais si on se propose d'obtenir une évacuation plus abondante, on emploiera la préparation qu'on nomme *hiéra* ou sacrée (*b*) à la dose de deux drachmes à jeun dans trois cyathes d'eau mulsée, et après l'effet du remède, on permettra, si on le juge

(*a*) Il y en a qui croient que le Cnéorum est la casse actuelle. Suivant Galien, le cnéorum est la Caméléé. Dioscorides donne ce nom à la Tymelée et particulièrement aux feuilles de cet arbuste.

(*b*) *L'Hiéra* qui a pour base l'Aloës passait chez les anciens pour un purgatif plus doux que l'ellébore. Comment se fait-il qu'Arétée le prescrive ici comme un remède plus puissant ? Peut être l'hièra dont il est ici question n'est pas le même que celui dont se servait Galien. Il y en avait une autre préparation bien plus active et qui contenait de la coloquinte, employée par Antiochus Pacchus : est-ce de cette dernière dont il s'agit ici ?

convenable, de la nourriture, ou bien on différera au jour suivant; quelquefois il est à propos de donner le même soir une drachme d'hiéra dans deux cyathes d'eau simple ou pareille quantité d'eau mulsée.

Une diète sévère et une nourriture trop abondante sont également nuisibles ; on donnera donc à manger tous les jours au malade, sans lui prescrire tout à coup une abstinence absolue ; son estomac a besoin d'être rechauffé et soutenu chaque jour par des alimens ; on choisira les plus atténuants et les plus laxatifs ; on preférera aux viandes rôties les bouillons tels que ceux de poule et de crécerelle, (1) on y fera cuire habituellement de la mercuriale ; (2) on ajoutera du vinaigre à tous les bouillons, et même à la crême de tisanne si on la juge nécessaire. Le fenouil, l'ache, tant la plante que la semence seront aussi très-utiles, tant parce qu'elles facilitent la perspiration que parce qu'elles portent aux urines ; le poreau par son âcreté stimulante est encore convenable, il en est de même du chou assaisonné avec l'huile et le garum. (*a*) Le même chou préparé avec

(1) χεχμιδι. (2) λινεχωςτις.

(*a*) *Garum*, espèce de saumure très-usitée chez les anciens On se servait d'abord pour la faire d'un poisson qu'on nommait garum, d'où lui vient ce nom, et que Vossius pense être le maquereau. On employa dans la suite indistinctement toute espèce de poisson même les plus petits et les plus communs. Suivant Dioscorides, on faisait du garum, non seulement

le cumin est excellent pour dissiper les flatuosités et faire couler les urines ; en général on doit avoir soin dans toute espèce de maladies de stimuler les intestins et la vessie.

Quant aux embrocations à faire à la tête, elles seront les mêmes que celles que nous avons prescrites dans la cure de la phrénésie. Dans l'une et l'autre affection en effet les sens sont environnés de vapeurs épaisses qu'il faut comprimer avec le vinaigre de rose, ou bien faire sortir par la transpiration au moyen d'applications atténuantes composées avec le serpolet et le suc de lierre. S'il y a affection de nerfs avec refroidissement de tout le corps, particulièrement des extrémités, on oindra la tête et le cou avec un liniment composé de castoreum et d'huile d'aneth ; on fera des frictions le long de l'épine du dos avec le même liniment ou avec l'huile de sicyone, (*a*) l'huile de

---

avec des poissons, mais encore avec des chairs d'animaux. Quant à la manière de le préparer, nous n'avons rien de certain à cet égard, il parait, parce qu'en dit Galien, que cette saumure était très-agréable au goût et qu'on en prenait avec plaisir ; ce qui suppose qu'on la preparait avec beaucoup d'art, et qu'il y entrait des épices. On vantait le garum de Carthage et d'Espagne. Il y avait une espèce de garum dont les débauchés faisaient un grand usage.

(*a*) *L'huile de Sicyone.* On appelait ainsi un huile ou onguent liquide qui se préparait à Sicyone, d'où lui vient ce nom selon quelques Auteurs. D'autres prétendent que ce nom lui vient de la Coloquinte en grec σικυος qui y entrait comme ingrédient principal.

moût, (a) ou celle qu'on nomme vieille. On fera aussi de pareilles frictions sur les extrémités, savoir : depuis la main jusqu'à l'épaule, depuis le pied jusqu'à la hanche. Il est aussi quelquefois nécessaire de faire des fomentations sur la vessie qui se trouve affectée et comme organe nerveux et comme servant au passage des urines qui l'irritent par leur âcreté, car les urines sont d'une nature bilieuse. Si l'agacement des nerfs devient plus considérable, s'il survient des tremeurs et qu'il y ait lieu de craindre des mouvemens convulsifs, on sera obligé d'oindre le dessus de la tête avec l'huile de sicyone, mais on n'en continuera l'usage que fort peu de temps. S'il y a inflammation des hypocondres, que la peau se soulève, se tende, et se gonfle, ou bien qu'elle se creuse, l'hypocondre se retirant intérieurement, on se servira des embrocations et des cataphlasmes indiqués au chapitre précédent.

Si la maladie est une suite de la phrénésie, on ne se servira point de ventouse, mais si elle est idiopathique, on les emploiera hardiment. Si la langue devient noire et qu'il se manifeste un gonflement à l'hypo-

(a) *Huile de Moût.* Pour préparer cette huile, on faisait macérer pendant quelques jours dans l'huile d'olive verte et du vin doux, plusieurs substances aromatiques, comme le nard, le jonc odoriférent, le mélilot, etc. on passait ensuite avec expression. Cette huile tirait son nom du vin doux ou moût dans lequel on faisait macérer les plantes ; on avait coutume d'environner le vase de marc de raisin. Arétée distingue deux espèces d'huile de moût, l'une qu'il appelle simplement huile de moût, et l'autre huile de moût vieille.

condre, il faudra nécessairement en appliquer une sur cette partie, et lorsqu'avec le temps les sens seront délivrés des vapeurs qui les offusquaient, et que le malade supportera tout un peu mieux, on en appliquera une autre sur le sommet de la tête; l'évacuation sanguine pourrait se faire alors dans cet endroit, sans détriment pour les forces.

On aura soin de provoquer la sortie des vents par haut et par bas, car les léthargiques en sont remplis, d'autant plus que le refroidissement, l'engourdissement et le défaut d'action sont propres à les produire, pendant que l'état contraire les dissipe. On fera donc des onctions avec un liniment composé de rue verte broyée avec du miel et du nitre, auxquels on ajoutera avec avantage un peu de thérébentine. Un autre moyen assez efficace pour dissiper les vents, c'est de frotter le corps avec des laines suges chaudes, ou avec un morceau d'étoffe rapée, ou bien avec une éponge trempée dans une décoction d'hysope, (1) d'origan, (2) de pulégium, (3) et de rue. (4) Tout ce que l'on prend aussi un peu avant le repas est très-propre à faire rendre des vents; toutes les substances qui détachent la bile et la pituite de l'estomac et des intestins produisent le même effet; tels sont l'hysope bouillie dans l'eau mulsée, le dictame de Crète, l'origan qui jouit d'une vertu âcre et dérivative, l'adianthe, l'agrostis qui sont diurétiques et en même-temps carminatifs.

(1) υσσωπον. (2) οριγανον. (3) γληχων. (4) ρυτη.

S'il y a tremblement des mains et de la tête, on fera prendre pendant plusieurs jours une demi drachme de castoréum dans trois cyathes d'eau mulsée ; si le malade ne peut le prendre, afin de le soulager, on en mêlera dans trois cyathes d'huile dans laquelle on aura fait bouillir de la rue qu'on injectera dans le rectum, et cela pendant plusieurs jours. Outre que le castoréum est propre à faire passer les vents par haut et par bas, il provoque en même-temps la sortie des urines et des excrémens ; en pénétrant toutes les parties du corps, il raffermit et consolide les nerfs, rend l'habitude plus sèche et plus chaude et change la disposition aux maladies. On pourra encore le faire inspirer avec avantage par les narines ; pris de cette manière, il excite l'éternument, décharge le nez du mucus, de même qu'en agissant sur la vessie, il expulse les urines ; il produit cet effet par sa chaleur douce, et doit être sous ce rapport préféré aux autres sternutatoires, tels que le poivre, l'ellébore, (1) la radicule, l'euphorbe ; car ceux-ci, depuis la première jusqu'à la dernière prise, sont extrêmement irritants et troublent la tête et les sens, au lieu que le castoréum pris peu à peu stimule par sa chaleur douce, et soulage beaucoup le cerveau et les nerfs qui en partent, car c'est un excellent remède dans les maladies du système nerveux. Il ne serait pas mal, au reste, d'en mêler un peu avec les autres sternutatoires dont nous venons de parler ; ce mélange ne troublerait point

(1) μετουλιον.

autant la tête et conserverait plus long-temps une chaleur douce.

On entretiendra donc les narines dans une humidité continuelle en les irritant ; on y appliquera des odeurs propres à stimuler les sens par leur âcreté, et propres en même-temps à les échauffer par leur chaleur, comme celle du castoréum dont nous venons de parler, celles de sarriette, (1) de pulegium, (2) de thym, (3) et autres plantes semblables vertes ou sèches, imprégnées de vinaigre. On frottera les pieds et les genoux avec des substances âcres, on préférera celles qui causent de la chaleur et de la cuisson en même-temps; car les léthargiques ont besoin qu'on les stimule et qu'on les reveille. Vous fouetterez donc les jambes avec des orties (4) dont les pointes extrêmement fines s'attachent légèrement à la peau et causent une douleur et un prurit momentanés. Comme l'irritation, la tuméfaction et la chaleur que les orties produisent sont assez modérées, si vous voulez causer une irritation plus forte et plus durable, il faudra se servir d'un liniment composé avec partie égale de limnestis (5) d'euphorbe (*a*) et d'huile douce. On pourra aussi faire des frictions avec des squammes de scille (6) verte,

(1) θυμβρα. (2) γληχων. (3) θυμος. (4) χνιδη. (5) λιμνεστις. (6) σχιλλη.

(*a*) Arétée employe fréquemment, comme nous le verrons, ce rubéfiant. Le Limnestis dont il est ici question et qui est un des ingrédiens de cette préparation, est une espèce de duvet ou moisissure salée qui s'attache aux roseaux et aux autres

mais on aura bien soin d'essayer auparavant l'huile dont la peau pourrait être imbue, car toute espèce d'huile même médicamenteuse comme celle de chypre, de sicyone et de moût émousse l'âcreté de la substance que l'on emploie ensuite.

Si malgré ces moyens l'assoupissement continue à être profond, on appliquera avec avantage un cataplasme composé avec des concombres sauvages, macérés dans le vinaigre et une égale partie de moutarde; ce cataplasme très-irritant échauffe et rougit promptement la peau; mais de peur qu'il ne se forme une ampoule ou plaie qui pourrait devenir dangereuse, on aura soin de le lever de temps-en-temps et de voir ce qui s'y passe; tels sont les remèdes propres à dissiper l'assoupissement et l'état apparent de mort où se trouve le malade; on pourra les employer dans tous les temps de la maladie, excepté au commencement du paroxysme.

Lorsque le malade aura recouvré ses sens et qu'il ne subsistera plus qu'une pesanteur de tête et un bourdonnement d'oreilles, on essayera alors d'attirer la pituite par la bouche, on fera macher d'abord du mastic afin d'exciter un crachement continuel, on emploiera ensuite le staphisaigre,

plantes marécageuses pendant la sécheresse. Cette substance très-âcre et très-caustique ne s'administrait jamais seule, on la mêlait avec quelque substance un peu douce, comme le fait ici Arétée avec l'huile de moût, pour en adoucir l'âcreté. Cette drogue se tirait ordinairement de la Cappadoce.

les grains de gnide, (*a*) mais particulièrement la semence de moutarde, parceque l'usage en est plus commun, qu'elle fait couler plus abondamment la pituite que tout autre remède du même genre, et que si par hasard on en avale, elle nettoye l'estomac en excitant le vomissement, ou relâche le ventre et fait passer des vents ; c'est ce que j'ai eu occasion d'éprouver moi-même. Un malade à qui j'en avais prescrit, en ayant avalé contre mon intention, s'en trouve bien. L'expérience est un excellent maître, il est bon d'y avoir recours, le défaut d'expérience nous rend timides, indécis. On fera ensuite couper les cheveux très-courts, et si cela n'est pas suffisant, on fera raser entièrement la tête afin d'exciter une perspiration plus abondante ; si on le juge nécessaire, on pourra y appliquer des cataplasmes composés avec des substances âcres, telles que le limnestis, l'euphorbe, le thapsia ou la moutarde avec le double de mie de pain ; lorsqu'on les aura laissés pendant une heure de temps, on fomentera la tête avec une éponge imbibée d'eau tiède ; il ne sera pas inutile de la laver même entièrement.

(*a*) *Les grains de Gnide.* Ces grains de la couleur de safran, de la grosseur d'un grain de poivre, étaient d'une nature extrêmement âcre et chaude ; pour les avaler on les enveloppait ordinairement dans un peu de mie de pain. Ces grains venaient principalement de l'île de Gnide, d'où vient leur nom, on croit que c'était le fruit du *Camelea Triccocos.* Hippocrate en fait souvent mention et les appelle simplement grains. C'était un purgatif assez violent dont les anciens faisaient fréquemment usage.

Après avoir employé tous les remèdes que l'on jugera les plus convenables, si les malades éprouvent encore un reste d'engourdissement, on leur prescrira la gestation, les frictions, tout ce qui tend en un mot à agiter doucement le corps. (*a*) S'il arrive néanmoins qu'ils tombent dans le marasme, il faudra y remédier promptement; on aura recours aux bains, à l'exercice, à l'usage du lait qui est un excellent remède dans cette maladie, comme nutritif et comme propre à fomenter et à adoucir les intestins et la vessie.

Le traitement dont nous venons de parler convient également au Catoche, ces deux maladies étant entièrement de la même espèce.

(*a*) Dans toutes les Editions d'Arétée, on trouve ici un court Chapitre intitulé du marasme. Je suis porté à croire que le peu de lignes qu'il contient est une suite du Chapitre précédent et doit s'y rapporter. En effet, il me semble assez évident qu'Arétée ne se propose point ici de traiter *ex professo* du marasme; il n'en parle qu'accidentellement et comme d'une affection qui est quelquefois une suite de léthargie; de même qu'il en parle dans le Livre suivant au Chapitre sur les effections du Cardia, comme survenant quelquefois à cette maladie: car comment se persuader que l'Auteur, qui, suivant l'ordre qu'il paraissait s'être proposé de suivre dans le cours de cet Ouvrage, le commence par les maladies de tête et d'abord par la phrénésie, interrompe cet ordre pour parler du marasme et revenir ensuite à l'apoplexie. Il n'est pas non plus probable qu'Arétée veuille traiter *ex professo* du catoche, comme le conjecture M. Petit, qui pense que ce court Chapitre n'est qu'un fragment sur cette maladie, et qu'au lieu de l'intituler du Marasme, on doit l'intituler du Catoche. Dans le peu de mots qui ont ici trait au catoche, autant que je puis en saisir le sens, Arétée veut dire que les remèdes dont il vient de parler sont également

Le castoréum est encore ici plus convenable et plus avantageux, soit qu'on l'administre intérieurement ou en forme de frictions. Quant aux affections semblables à celle-ci, qui chez les femmes proviennent d'un vice de la matrice, il en sera parlé dans le traité sur les maladies des femmes.

CHAPITRE III.

De la Cure de l'Apoplexie.

Quand l'Apoplexie est forte, le malade tombe privé de sentiment et de connaissance, et paraît en tout semblable à un mort, surtout si c'est un homme d'âge, car les vieillards y sont sujets; ils n'en reviennent point et périssent tant par la circonstance malheureuse de l'âge que par la grandeur du mal. Nous avons exposé ci-devant à quels signes on peut reconnaître une apoplexie de cette espèce: lorsque le malade est jeune, la maladie est une apoplexie faible, qui, quoique très-difficile à guérir, donne néanmoins quelque chance, et conséquemment on doit en tenter la cure; mais il faut dans ce cas un remède énergique et qui corresponde à la grandeur du mal. La saignée est ce remède effi-

convenables dans le catoche et la léthargie, le catoche étant de même nature. Ces raisons m'ont déterminé à supprimer le titre inséré mal à propos dans le texte, et à joindre ce qui suit à ce qui précède, comme le moyen de donner quelque sens au contenu du prétendu Chapitre, qui pris isolément n'en présente aucun de bien clair ni de bien suivi.

cace,

tace, mais qui exige une attention particulière, car il est difficile de statuer et dangereux de se tromper sur la quantité de sang qu'on doit tirer. Si on en tire, en effet, un peu plus qu'il ne faut, on jugule évidemment le malade, ce surplus étant nécessaire pour alimenter le corps et maintenir la vie ; si on en tire moins que la grandeur du mal ne l'exige, on ne tire point suffisamment parti d'un remède aussi puissant, puisqu'on laisse subsister en partie la cause du mal. Il vaut mieux, au risque de se tromper, pécher dans ce dernier sens, car si on s'aperçoit n'en avoir pas assez tiré et qu'on ait obtenu quelqu'avantage du premier essai, on pourra ouvrir la veine une seconde fois.

On saignera à la veine située dans le pli du coude au bras gauche, car le sang coule mieux de ce côté. Dans le cas où l'apoplexie ne serait point complette, il faut examiner de quel côté les membres sont paralysés, si c'est au côté droit ou bien au côté gauche ; en général on fera la saignée au côté sain, car outre que le sang en découle plus facilement, on le dérive davantage des parties affectées.

On se conduira ainsi à l'égard de la saignée toute les fois que l'apoplexie survient sans cause évidente ; si elle est la suite d'une chûte, d'une blessure, d'une compression, il n'y a pas non plus lieu à différer. (*a*) Dans le cas où l'on re-

(*a*) ***Il n'y a pas non plus à différer etc.*** J'ai traduit ainsi, quoique le texte semble dire le contraire : il y a en effet

marquerait beaucoup de refroidissement, de torpeur et d'insensibilité et qu'on ne jugerait point la saignée convenable, on aurait recours aux lavemens afin d'évacuer par leur moyen les matières dont les intestins sont pleins, (car cet état est souvent une suite d'excès dans le boire et dans le manger) et afin de dériver en même temps les humeurs de la tête. Ces lavemens doivent être âcres et propres à détacher la bile et la pituite. C'est pourquoi on y fera entrer non-seulement du nitre, mais de l'euphorbe, à la dose de trois oboles, (*a*) ce qui

dans l'original tel qu'on le lit aujourd'hui χρη αναβαλλεσθαι, ce qui signifie qu'il faut dans ce cas différer la saignée, il est assez évident qu'il y a ici une faute et qu'il faut lire ου χρη αναβαλλεσθαι, la négative, ου ayant été omise. Comment, en effet, se persuader, observe M. Wigan, qu'Arétée ait voulu dire que dans l'apoplexie, suite de contusion, de blessure, de chûte, de compression, ou de suffocation, on doive différer la saignée, et que cela seul suffise quelquefois. Celse dans pareille circonstance la recommande expressément. M. Petit qui semble admettre le texte tel qu'il se lit aujourd'hui, l'explique en disant qu'Arétée conseille de différer la saignée pendant quelque temps, jusqu'à ce que le malade soit un peu revenu à lui de la blessure, du coup ou de la compression qu'il a éprouvée, il cite à cette occasion Haliabbus, qui, lorsque le visage du malade n'est ni rouge, ni livide, ni d'une couleur verte, ce qui marque que les humeurs dominent, défend d'administrer aucun remède qu'après soixante-douze heures. Quoique la correction de M. Wigan me paraisse juste, j'ai néanmoins cru devoir rapporter l'observation de M. Petit sur ce passage, afin que le lecteur puisse en uger.

(*a*) L'obole était la sixième partie de la drachme, et comme la drachme pesait environ 72 grains, l'obole devait en peser 12,

est la quantité ordinaire pour un lavement ; ou de la pulpe de coloquinte, ou des sommités de centaurée bouillies dans de l'huile ou dans de l'eau. Un autre lavement de ce genre, très-efficace, c'est d'ajouter à la quantité ordinaire de miel une décoction huileuse de rue, du suc de térébenthine, du sel au lieu de nitre, et pour excipient, une décoction d'hysope.

Si par ces moyens les malades reviennent de leur assoupissement, s'ils paraissent plus sensibles, si la fièvre s'en empare, si le pouls devient meilleur ainsi que la figure, il y a lieu d'espérer qu'on pourra les sauver, il faut en conséquence continuer les remèdes avec beaucoup de vigueur.

Lorsque les forces seront un peu revenues, on leur fera prendre pour les purger une dose entière d'hièra, (a) ou s'ils sont encore trop faibles, une demi dose dans l'eau mulsée. On les fera ensuite porter dans une chaise ou litière, afin de les agiter un peu : ceux qui les portent doivent les balancer doucement et les faire reposer de temps en temps pour éviter toute fatigue. Si le remède opère, il n'y a rien de plus à faire, si les malades ne vont point à la selle, on leur fera prendre deux cyathes d'eau simple ou d'eau mulsée ; si, pendant l'opération du cathartique, il y a

(a) *Une dose entière d'hiéra etc.* Nous avons vu dans le chapitre précédent qu'Arétée prescrit l'hiéra à la dose de deux drachmes, est-ce là ce qu'il appelle une dose entière ?

des envies de vomir, on ne cherchera point à les arrêter, car ces efforts sont utiles aux malades pour les reveiller un peu de leur assoupissement; le vomissement de pituite peut d'ailleurs enlever la cause du mal. L'hiéra est dans ce cas un médicament très-propre pour purger le cerveau et les sens.

Mais c'est assez parler des évacuations convenables au commencement de la maladie. On oindra ensuite tout le corps, en l'enveloppant en entier avec de la laine impregnée d'huile de sicyone et d'huile de moût vieille, ou séparément ou mêlées ensemble. On fera bien, afin de les rendre plus épaisses, d'y faire fondre un peu de cire, ou d'y mêler, pour les rendre plus actives, un peu de nitre et de poivre broyés et passés au tamis. Le castoréum, mêlé avec ces huiles en forme de liniment, est un excellent tonique extérieur dans la résolution de nerfs. Il agit encore avec plus de forces, pris intérieurement dans l'eau mulsée à la dose requise dans cette maladie, mais il faut consulter l'âge et la disposition du malade, et s'il peut le soutenir pendant plusieurs jours. En général les onctions doivent être préférées aux embrocations; elles sont plus efficaces et plus faciles à supporter; elles ne gâtent ni le lit ni le linge comme ces dernières qui inondent tout, ce qui est malpropre et sans utilité pour le malade; elles forment aussi une fomentation plus stable, et ne sont point aussi promptement desséchées par la chaleur de la peau.

On pourra se servir pour ces onctions de toutes les matières dont il a été parlé, en ajoutant du castoréum, ou bien du liniment suivant : prenez de térébenthine, d'euphorbe, de limnestis, de pyrethre parties égales, de poivre, de galbanum une moitié, le triple de nitre d'Egypte, ajoutez pour épaissir les parties liquides quantité suffisante de cire. On trouvera au reste décrites à part en leur lieu et place des formules de pareils médicamens, beaucoup plus nombreuses et plus variées. On appliquera en même temps sur les parties dures et tendres des cataplasmes ; les matières dont on les compose ordinairement sont la graine de lin, le fénouil, la farine d'orge, le miel, l'huile dans laquelle on a fait bouillir de la rue ou de l'aneth, ou bien de la racine d'althea pilée et bouillie dans l'eau mulsée à la consistance d'une cire molle. On aura soin de les apposer doucement et à une chaleur modérée.

On ne fera ces remèdes que lorsque les malades n'auront point encore de fièvre, ou s'ils n'en ont que très-peu, on négligera ce leger dégré de chaleur ; mais s'il s'élève une fièvre aiguë, que le reste de la maladie paraisse léger en comparaison, et que le malade soit dans un danger éminent, on tournera toute son attention de ce côté, on adaptera à la circonstance présente le regime et le reste de la cure ; on prescrira en conséquence des alimens altérans et d'une digestion facile, on observera davantage le temps propre à les administrer, on aura soin de soustraire toute espèce de nourriture pendant les acerbations; l'état fièvreux fixera en un mot toute l'attention du Médecin.

Si la maladie traine en longueur, et que la cause du mal paraisse exister à la tête, on appliquera une ventouse sur l'occiput, on scarifiera abondamment; cette manière de tirer le sang est plus profitable et affaiblit moins que la saignée ordinaire, mais on aura soin d'en placer auparavant une sèche entre les épaules, afin de dériver en sens contraire.

Il arrive quelquefois que les organes de la déglutition se trouvent paralysés, ce qui ôte le seul espoir qu'on a de pouvoir sauver les malades en leur faisant prendre de la nourriture et des médicamens, de sorte qu'ils se trouvent en danger, non-seulement de périr de faim et d'inanition, mais de plus exposés à être suffoqués par la violence de la toux et le défaut de respiration; si on veut en effet introduire dans la bouche quelqu'aliment liquide, il retombe dans la trachée-artère, l'œsophage ne se prêtant plus comme auparavant pour le pousser plus loin, et l'épiglotte qui recouvre naturellement l'orifice de la trachée artère ne retombant plus à sa place. C'est pourquoi on est obligé de faire passer directement dans le gosier l'eau mulsée, la crême de tisanne, ou toute autre espèce de nourriture liquide au moyen d'une moustille, ou long morceau de pain creusé qu'on avance au delà de l'orifice de la trachée artère, ce qui supplée au défaut de déglutition. Si le malade est sur le point de périr et que le gosier et l'haleine soient déjà froids, on fera des onctions et des fomentations chaudes à la gorge et sous le menton.

Ceux qui dans cette circonstance appliquent une ventouse sous le menton, afin de dilater le gosier, me paraissent prendre une peine inutile, et faire preuve d'ignorance; car il n'est pas tant besoin de le dilater que de le comprimer pour opérer la déglutition; la ventouse, en attirant extérieurement les parois du gosier et en l'élargissant, empêcherait plutôt le passage des alimens qu'elle ne le faciliterait; on s'exposerait en outre au danger d'obstruer la trachée artère et de suffoquer le malade; d'ailleurs en quelqu'endroit du cou qu'on appliquât la ventouse, l'épaisseur des muscles, des tendons, des veines et des nerfs qui se trouvent placés entre, y apporteraient un obstacle et empêcheraient de réussir.

La vessie et le rectum placés dans le voisinage l'un de lautre se paralysent aussi quelquefois et perdent leur force expulsive, au point que l'intestin reste plein d'excrément et la vessie extrêmement distendue, ou se relâchent et perdent leur ressort au point que les excrémens s'en écoulent aussi facilement que chez les personnes sans vie;

il serait alors imprudent d'introduire un cathéter dans la vessie, crainte de causer la mortification ou d'exciter des convulsions ; il vaut mieux prescrire dans ce cas des lavemens de purée, et lorsqu'on aura évacué les excrémens, on en fera prendre d'huile et de castoréum.

Le seul et unique moyen de soulager le malade dans toute espèce de paralysie, soit générale, soit de quelque membre seulement, c'est de le faire placer dans un bain d'huide de la manière dont il sera parlé ci-après en traitant des maladies chroniques.

CHAPITRE IV.

De la cure des Epileptiques.

Un premier accès d'Epilepsie peut devenir funeste, quand l'attaque est très-aiguë, il fait quelquefois périr en un jour ; les accès mêmes qui reviennent périodiquement ne sont pas sans beaucoup de danger : c'est pour cette raison qu'on à décrit l'épilepsie parmi les maladies aiguës. S'il arrive cependant que la maladie dégénère en habitude et s'opiniâtre sur la même personne, elle devient non-seulement chronique, mais dure même quelquefois toute la vie ; après avoir passé la jeunesse et la vigueur de l'âge, elle vieillit et meurt avec le malade. Nous parlerons dans la suite des remèdes propres l'épilepsie comme maladie chronique ; quant à ceux qu'on doit employer lorsqu'elle est aiguë avec une tendence rapide à la mort, nous les avons indiqués en grande partie dans le chapitre précédent, en traitant de la cure de l'apoplexie ; ce sont la saignée, les lavemens, les ventouses, remèdes puissans et propres à exciter le malade et à le rappeler à lui. Il n'est donc ici question que du traitement à employer dans l'accès épileptique ordinaire.

S'il arrive qu'un enfant soit inopinément attaqué de ce mal, et que l'accès paraisse être occasionné par un amas de crudités ou un refroidissiment considérable, il se trouve ordinairement soulagé, s'il vomit ou la nourriture qu'il a prise, ou de la pituite, ou toute autre matière nuisible contenue dans l'estomac. C'est pourquoi on cherchera à le faire vomir au moyen d'une plume trempée dans l'huile d'iris ; mais on se donnera de garde de ne point trop irriter les amygdales, de peur d'occasionner des convulsions ; on exercera en même-temps une douce compression sur les viscères abdominaux, en plaçant l'enfant sur le ventre et l'y tenant légèrement suspendu, cette position est très-propre à faciliter le vomissement ; on adoucira, en les frottant avec les mains trempées dans l'huile, les parties travaillées de convulsions, telles que les machoires, les yeux, les pieds, les mains ainsi que les parties qui ne sont point encore attaquées, mais sans user de violence ; on empêchera que la vue ne se déforme ; on rechauffera les membres froids en les frottant avec des laines suges ou des morceaux d'étoffe un peu usée, on fera des onctions au siège avec un liniment composé de miel et d'huile de rue, auquel on ajoutera du nitre et de la résine liquide, on tâchera même d'en introduire un peu, mais avec précaution et d'une manière douce dans le fondement ; car ce remède est propre à faire passer des vents, et lorsque les enfans attaqués de ce mal en passent, ils se trouvent soulagés. S'ils peuvent avaler, on leur fera prendre la potion suivante. Prenez de cardamome une partie, de chaux de cuivre un silique (environ quatre grains) (*a*) délayez dans une quantité suffisante d'eau mulsée. Ce remède fera évacuer par haut les substances nuisibles contenues dans l'estomac, ou les entrainera par les selles. L'élegme suivant est encore excellent. Prenez de cardamome, de sinapi, de sommités d'hysope, parties égales, de racines d'iris une partie, avec le double de nitre et un tiers de poivre, mêlez le tout avec du miel, introduisez-le dans la bouche en écartant les machoires, et afin qu'on puisse l'avaler, faites le passer au-delà des amygdales.

Tel est le traitement pour les enfans, on emploiera le même moyen pour les jeunes gens ; mais

(*a*) *La Chaux de cuivre, æs ustum.* Quelques Médecins modernes ont aussi employé des préparations de cuivre et notamment le *cuprum ammoniacum*, ou dissolution de cuivre avec l'alkali volatil, comme un spécifique dans l'Épilepsie.

les remèdes propres à faire vomir doivent être plus actifs. On prendra par exemple de bulbes de narcisse, de sinapi, d'hysope, parties égales, de chaux, de cuivre et de poivre demi-partie, on mêlera le tout avec le miel.

Voilà ce que nous avions à dire sur ce qu'il est à propos de faire pendant l'accès épileptique ; quant à la cure radicale de la maladie, nous en parlerons en traitant des maladies Chroniques.

CHAPITRE V.

De la Cure du Tétanos.

C'est surtout dans cette maladie que le malade a besoin d'un lit bien mou, souple, élastique, extrêmement doux, d'une chaleur convenable ; car dans le tétanos les nerfs sont roides, durs, inflexibles, la peau âpre et squammeuse est tendue partout le corps ; les paupières naturellement mobiles cessent de l'être et protègent mal les yeux qui restent entr'ouverts, fixes, et tournés vers le fond de l'orbite ; les membres paraissent comme garottés et ne peuvent se mouvoir par l'effet de la tension. L'appartement doit-être d'une douce température, on évitera néanmoins si c'est en été, d'entretenir la chaleur au point de faire suer le malade et de lui causer des défaillances, car cette maladie a de la tendance à la syncope. On aura promptement recours aux remèdes les plus actifs, il n'y a aucun temps à perdre. S'il arrive donc que le tétanos survienne, soit qu'il ait pour cause le refroidissement, ou qu'il arrive sans cause évidente, où bien qu'il soit la suite d'une blessure, d'une fause couche, on ouvrira la veine située au pli du coude, mais on aura soin en faisant la ligature de ne point trop serrer le bras, et de faire l'incision avec beaucoup de souplesse et de dextérité, de peur d'exciter des convulsions. On tirera le sang d'une seule fois, on aura néanmoins la précaution de ne pas pousser la saignée au point d'occasionner la syncope et le refroidissement des extrémités. On n'astreindra point le malade à une diète sévère, car l'effet de la faim est de dessécher et de refroidir; on prescrira l'eau mulsée épaissie, le suc ou purée au lieu de la simple décoction d'orge avec du miel. Ces alimens irritent peu les organes de la déglutition, sont doux et faciles à avaler, tiennent le ventre libre et soutiennent d'ailleurs assez efficacement les forces. Vous envelopperez le corps de laine imprégnée d'huile de moût ou de crocus, dans laquelle on aura fait bouillir ou du romarin, ou du conyse, ou de l'armoise, toutes les substances dont on se servira doivent être d'une nature chaude et appliquées chaudement. Pour faire les frictions on emploiera le liniment qui se prépare avec le limnestis, l'euphorbe, le nitre et le pyrèthre, en y ajoutant une forte dose de castoréum. On couvrira plus particulièrement de laine, le cou, les machoires et le menton; car ce sont ces parties qui souffrent davantage et sont le plus tendues. Il conviendra aussi de faire de légères fomentations sur la région cervicale et sur la vessie : on emploiera pour cet effet des sachets remplis de mil torréfié, ou des vessies à moitié remplies d'huile chaude et sous ce rapport plus faciles à adapter aux parties. Si on est obligé de faire des fomentations sur la tête, il faut les faire avec beaucoup de précaution, car l'odeur qui émane des substances qu'on emploie affecte les nerfs, et la vapeur qui s'en exhale, offusque les sens. On fera donc en sorte que ces matières soient inodores ou peu fétides ; si par exemple on se sert d'huile, on la fera chauffer dans une vessie placée dans un double vase, pour qu'elle n'ait point une odeur empyreumatique. On préfèrera des sachets remplis de sel bien broyé au lieu de mil ou de graine de lin qui forment à la vérité une fomentation douce, mais qui produisent une vapeur et une odeur désagréables. On procédera de la manière suivante. Le malade ayant la tête renversée en arrière, on fera les fomentations sur toute la partie postérieure de la tête depuis la nuque jusqu'au sommet, mais on n'avancera pas plus loin, on évitera d'en faire sur le bregma, car cet endroit est le centre (*a*) commun du sentiment, et c'est de là que partent, comme de leur source,

(*a*) *Le centre du sentiment.* Arétée paraît être du sentiment de Galien et de plusieurs anciens Médecins, qui regardaient la partie du cerveau située sous le bregma, comme l'origne des nerfs et le siège du sentiment.

les impressions utiles ou nuisibles. Si on applique des cataplasmes sur le cou, vous aurez soin de tenir l'occiput droit, car s'il était trop renversé ou si on appliquait les cataplasmes trop haut, la tête se remplirait de vapeurs nuisibles. La matière de ces cataplasmes sera la semence de lin et le fénu-grec. Il sera bon d'avoir ensuite recours aux ventouses que vous appliquerez de chaque côté sur la région cervicale. Vous aurez soin de modérer d'abord la flamme et de n'augmenter la chaleur que par dégrés, de peur que la pression formée par les bords de l'instrument, n'occasionne, comme il arrive, de la douleur et ne provoque une nouvelle attaque ; il vaut mieux faire l'attraction doucement et par dégrés que d'attirer tout à coup et avec précipitation, la peau se soulève avec moins de douleur ; on fera ensuite des scarifications. Quant à la quantité de sang qu'il faut tirer on se réglera sur les forces du malade.

Tels sont les moyens à employer ; lorsque le tétanos n'est point la suite d'ulcères ; car dans ce dernier cas la maladie est très-pernicieuse et donne peu d'espérance de guérison. Comme cependant les remèdes ont quelquefois réussi, il convient d'essayer quelque chose ; mais avant tout autre traitement, on portera son attention au pansement et à la curation de l'ulcère ; on aura en conséquence recours aux embrocations dont il a été déjà parlé, aux fomentations, aux cataplasmes et à tout ce qui, en excitant une chaleur douce et humide, est propre à entretenir un pus abondant, car pendant l'accès du tétanos, les ulcères se dessèchent ; on prendra, par exemple, de la manne d'encens, des sommités de polium, de la résine de térébenthine et de pin, de la racine d'althéa, des herbes de rue et de conyse ; on fera au moyen de ces substances des cataplasmes, se servant de celles qui se réduisent en poudre pour insperser, faisant macérer les autres dans l'huile et faisant bouillir la racine d'althéa contuse dans l'eau mulsée. On saupoudrera l'ulcère avec le castoréum ; il s'en répand dans le reste du corps une chaleur assez considérable et très-utile dans cette circonstance, car les frissons que produisent ces ulcères sont pernicieux. On fera avec ce même castoréum et de l'huile d'iris un liniment dont on oindra les narines. Le castoréum doit être ainsi pris intérieurement à la dose trois oboles (36 grains) fréquemment répétée. Si de l'estomac s'en trouve incommodé, on donnera dans les intervalles une dose égale de sylphium (*a*) ou

(*a*) On distinguait chez les anciens de deux sortes de Sylphium ou Laser, l'un que l'on tirait de Cyrène et qui était le plus cher et le plus estimé ; l'autre qui venait de Perse et qui était le plus commun. On prétend que ce dernier n'était rien autre chose que ce que nous nommons maintenant *assa fœtida*. On ne trouvait déjà plus de sylphium cyrénique du temps de Pline qui en donne pour raison que les fermiers du Fise qui louaient des pâturages, croyant y trouver plus de bénéfice, l'avaient insensiblement détruit pour la pâture des bestiaux, que la seule tige qui en restait avait été présentée à l'empereur Néron. On pourrait conclure de ce passage, si le fait est vrai, qu'Arétée qui suppose qu'on pouvait encore de son temps se procurer du sylphium cyrénique, aurait vécu antérieurement au règne de ce Prince.

une demi-dose de myrrhe, le tout dans l'eau mulsée. Si vous avez une bonne provision de sylphium cyrénique en larmes, faites en prendre la grosseur d'une orobe (*a*) enveloppé dans du miel cuit, c'est une excellente manière d'en couvrir le goût ; car cette substance en donne un mauvais, elle est âcre, fétide et cause des rapports désagréables ; si on ne peut la faire avaler ainsi, on la fera prendre délayée dans de l'eau mulsée. De toutes les potions qui ont la vertu d'humecter, d'amolir, d'échauffer, de détendre les nerfs, c'est sans doute la meilleure. Si le malade ne peut rien avaler, on fera prendre le castoréum en lavement avec l'huile. On frottera l'anus avec un liniment composé de cette substance et de miel, on en frottera aussi la vessie, et si on veut le rendre moins mou, on y fera fondre de la cire. Lorsqu'il sera temps de faire évacuer les vents et les excrémens, on prescrira un lavement purgatif composé avec deux drachmes d'hiéra, quantité suffisante d'eau mulsée et d'huile ; outre que ce remède est laxatif, il fomente et échauffe les intestins ; l'hiéra est une substance d'une nature chaude et dont les vertus sont très-variées.

(*a*) ***La grosseur d'une Orobe.*** L'Orobe est la semence d'une plante légumineuse de ce nom, qui paraît n'être autre chose que l'Ers. Il y en a qui prétendent sans beaucoup de fondement que l'orobe des anciens est le café actuel. Hippocrate recommande l'orobe dans les Péripneumonies et les affections néphrétiques ; il veut qu'on la grille, qu'on la broie, qu'on verse de l'eau chaude dessus, qu'on la laisse infuser pendant une nuit, qu'on y ajoute ensuite de l'oxymel et qu'on la prenne chaude.

CHAPITRE

CHAPITRE VI.

De la Cure de la Synanche.

Il y a, comme nous l'avons dit, deux espèces de Synanche, l'une caractérisée par l'inflammation considérable, la tension et le gonflement extérieur des amygdales, quelquefois même de la langue, de la luetie et des parties voisines; l'autre par l'affaissement de ces mêmes organes, avec un serrement intérieur et une suffocation tellement violente, qu'on dirait que l'inflammation s'étend jusqu'au cœur même.

Cette maladie tue promptement, et exige les secours les plus prompts. S'il arrive donc qu'elle vienne à la suite d'excès dans le boire ou le manger, on aura recours le jour même aux lavemens, afin de détourner les humeurs par les selles. Ces lavemens seront de deux sortes; on emploiera d'abord les lavemens ordinaires pour évacuer les excrémens, ensuite ceux qui sont propres à dériver quelque chose des humeurs de la gorge et de la poitrine, comme ceux où il entre de la centaurée, de l'hysope et autres substances propres à attirer la pituite. Quand une diète legère aura précédé, on fera une saignée à la vaine située au pli du coude : il faut que l'ouverture soit large, afin que le sang sorte en même temps avec impetuosité et abondance, parcequ'une saignée faite de cette manière est extrêmement efficace, tant pour calmer promptement la chaleur et l'inflammation, que pour faire cesser aussitôt la suffocation et les autres symptômes alarmans. (a) La saignée dans ce cas portée jusqu'à causer la défaillance est loin d'être un remède ignoble, pourvu cependant que cette défaillance n'aille pas trop loin; car on en a vu, après de telles saignées, périr de syncope. Un autre moyen de soulager le malade, est de faire des ligatures sur les extrémités inférieures au dessus des articulations du pied et du genou, ou bien sur les extrémités supérieures aux endroits correspondants. Si la déglutition est libre, on fera prendre l'elatérium dans l'eau mulsée ou dans le petit lait, à la dose suffisante pour purger. L'elatérium est ici préférable aux autres cathartiques. On pourra aussi employer avec avantage le *Cnéorum* et le *Sinapi* qui possèdent l'un et l'autre une vertu cathartique. Si le gonflement et l'inflammation rendent la déglutition impossible, après avoir repoussé la langue vers le palais, on en incisera les veines principales; quand cette saignée est prompte et abondante le malade en reçoit plus de soulagement que de toute autre chose. On fera en même temps extérieu-

(a) J'ai eu accasion de traiter à l'Hospice de Fougères un militaire attaqué d'une esquinancie violente; le gonflement, la protrusion de la langue, la suffocation étaient tels que la vie paraissait être dans le plus grand danger: je le fis saigner aux deux bras presqu'en même-temps; la promptitude et l'abondance de l'évacuation calmèrent non moins promptement ces symptômes alarmants, et la guérison ne se fit pas long-temps attendre.

rement sur les parties enflammées, afin de repercuter l'humeur, des embrocations d'abord astringentes; on se servira pour cet effet de laines suges (a) trempées dans du vin où on aura fait bouillir de l'hysope ou dans l'huile d'olive verte, ou bien on appliquera des cataplasmes de la même nature. On prendra, par exemple, des dattes macerées dans du vin avec des pétales de roses, on en fera un cataplasme uni et mou en y ajoutant de la farine d'orge ou de graine de lin, du miel et de l'huile. S'il y a tendance à la suppuration, au lieu de styptiques, il faudra employer des substances d'une nature chaude et dont on se sert dans l'autre espèce de synanche. Prenez, par exemple, de la farine de fenu-grec, de la manne d'encens et de la résine, mêlez et faites fondre le tout ensemble, saupoudrez avec des sommités de *polium* pulvérisées. On pourra aussi appliquer les fomentations chaudes sur ces parties au moyen d'éponges trempées dans des décoctions d'hysope et de bayes de laurier.

(a) *Laines suges.* Les Laines sales grasses ou sordides, c'est-à-dire, imprégnées de la sueur de la brébis, étaient d'un fréquent usage dans la médecine ancienne. On lit dans Dioscorides, que la laine grasse qui croit au col et au côté des cuisses est la meilleure; que trempée dans du vinaigre, de l'huile ou du vin, elle est bonne pour les blessures, les contusions, les excoriations, les meurtrissures et les fractures des os; qu'elle s'impregne de toutes les liqueurs dans lesquelles on la trempe, et que son œsypum ou graisse la rende molliente. Il la regarde aussi comme bienfaisante dans la Céphalalgie, dans les maux d'estomac ou de quelques autres parties.

La fiente des pigeons, réduite en poudre, passée ensuite au tamis, employée sous forme d'inspersion, est un excellent remède pour hâter la suppuration. Il en est de même de *l'album græcum*. Les lentilles, les roses, l'hysope, les dattes bouillies dans l'eau mulsée pourront aussi servir à faire des lotions. On oindra en outre l'intérieur de la bouche jusqu'au pharynx, soit avec des substances simples, comme les sucs de mures, de grénade, des decoctions de dattes, soit avec des médicamens plus composés, comme la confection de mures, connue sous le nom de *diamorum*, celle où il entre du *besasa* (*a*) et du suc de Rhoé, ou la confection d'hirondelles, dite diachelidonium. S'il se forme des eschares, on préférera pour lotion ou gargarisme la décoction d'hysope dans l'eau mulsée ou de figues grasses dans l'eau simple, ou bien encore la colature d'amidon bouillie dans l'eau mulsée, le suc de tisanne ou de tragues.

Dans la seconde espèce de synanche remarquable

(*a*) *Celle où il entre du Besasa et du suc de Rhoé, etc.* Le Besasa, suivant Asclépiade cité par Galien, Liv. 9. *des médicamens suivant les lieux*, était une espèce de rue sauvage qui croissait en Syrie. Œtius fait mention, pour le mal de gorge, d'une confection de ce nom, dans laquelle entrait cette plante. Le Roos ou Rhoé dont il est ici question paraît être la semence du Rhus coruria de Linnée. C'est ainsi que les Grecs modernes interprêtent ce mot dans leur Dictionnaire de médecine. La confection dite diachélidonium tirait son nom des Hirondelles dont on employait les cendres comme ingrédient principal; on y ajoutait suivant Œtius, du nard, du safran et quantité suffisante de miel.

par l'affaissement des parties affectées, il faut essayer d'attirer tout au dehors, l'humeur, la chaleur, afin de produire un gonflement extérieur. On emploiera pour cet effet différentes embrocations chaudes et stimulantes, telles que celles que l'on prépare avec la rue et l'aneth, en ajoutant le nitre pour inspersion, comme aussi les cataplasmes dernièrement indiqués. Les cérats où il entre du sinapi et du nître sont encore très-bons pour attirer l'inflammation au dehors. Quand on réussit par ce moyen à produire une inflammatiou et un gonflement extérieur, le malade se trouve soulagé et la poitrine debarrassée, au lieu qu'il court de grands risques lorsque l'inflammation reste cachée dans l'intérieur de la poitrine. Ceux qui pour prévenir une suffocation funeste font une ouverture à la trachée artère, afin de procurer au malade un moyen de respirer, ne me paraissent point avoir pour eux l'expérience ; la plaie que que l'on est obligé de faire ne fait qu'augmenter l'inflammation, la suffocation et la toux ; et lors même que le malade échappe au danger, les bords de la blessure ne peuvent se réunir, car ils sont d'une nature cartilagineuse et inaglutinable. (*a*)

(*a*) On trouve dans Œtius sur la cure de cette dernière espèce de Synanche, un passage extrait d'Arétée qu'on ne rencontre plus aujourd'hui dans ce dernier Auteur ; ce qui fait soupçonner que ce Chapitre n'est pas complet. Voici ce passage traduit en Français. « Arétée dit : si dans l'angine cachée » (intérieure) les autres remèdes ne réussissent point, on ap- » pliquera successivement des ventouses sur toute la région » thoracique ; on commencera d'abord par en placer au-dessous

CHAPITRE VII.

De la cure des affections de la Luette.

Parmi les affections auxquelles la Luette est sujette, les unes exigent nécessairement une opération chirurgicale, mais ce n'est pas ici le lieu d'en traiter; les autres aiguës et accompagnées de suffocations funestes sont du ressort de la médecine et doivent être guéries par des remèdes: telles sont les maladies désignées sous le nom de *Colonne* et de *Raisin.* Dans l'une et l'autre espèce la luette enflammée s'allonge et s'épaissit au point de rester suspendue dans la trachée artère, il y a seulement cette différence entr'elles que dans la première la grosseur de la luette est égale depuis la base jusqu'à la pointe, dans la seconde elle est inégale, la base reste étroite pendant que l'autre extrémité s'arrondit, s'épaissit considérablement et prend une couleur rouge ou livide, ce qui lui a fait donner le nom de *Raisin.* Elles demandent l'une et l'autre les secours les plus prompts, de peur

« de l'ombilic; on les promènera ensuite sur le côté, sur le « dos, les transportant continuellement d'un endroit à l'autre, » après les avoir placées sur les parties supérieures, les re- » portant sur les parties inférieures. Si la suffocation devient » extrême, on étendra sur un morceau d'étoffe de la moutarde » triturée avec du vinaigre qu'on appliquera en forme de ca- » taplasme sur la poitrine. On prescrira au malade un électuaire » où il entrera de la moutarde, du nitre, de la scille torré- » fiée, du sucre cru, dont on fera prendre au malade égale » partie de chaque espèce par chaque cuillerée de miel. »

qu'une suffocation soudaine ne fasse périr le malade. Lors donc que le sujet est jeune, il est nécessaire de faire une saignée de bras; l'ouverture doit être large, afin que l'évacuation soit prompte et abondante, une saignée ainsi pratiquée délivre presque aussi vite le malade de la suffocation que si on coupait un cordon qui l'étrangle. On emploiera aussi les lavemens en commençant d'abord par les plus doux; on en donnera ensuite par dégré de plus âcres jusqu'à ce qu'on obtienne par cette voie une dérivation d'humeurs des parties supérieures; on ne négligera pas non plus les ligatures sur les bras et les jambes. Si malgré ces moyens la suffocation augmente de plus-en-plus, on appliquera des ventouses sur la nuque et sur la poitrine avec scarification. Il sera aussi nécessaire d'avoir recours à tous les remèdes indiqués pour la synanche, l'une et l'autre maladie faisant périr à peu pres de la même manière. On emploiera pour l'intérieur de la bouche les mêmes médicamens styptiques ou émollients, les mêmes cataplasmes à l'extérieur. On pourra se servir pour oindre le Raisin ou la Colonne d'un liniment dans lequel on fera entrer le suc de Rhoé, une solution d'acacia (a) dans le miel ou dans l'eau, l'hypocistis, (b)

(a) L'Acacia des anciens se tirait d Egypte. Prosper Albin dit qu'on bat les cosses de l'acacia ou épine d'Egypte dans un mortier, qu'on en exprime le suc et qu'on lui donne ensuite une juste consistance sur un feu modéré; ce suc passait pour astringent et incrassant.

(b) On nomme ainsi une plante parasite qui croit sur le Ciste.

la terre de Samos ou de Lemnos, ou le Synope rouge et le verjus. Si le Raisin est ulcéré, on préférera une solution de gomme ou d'amidon avec des roses ou des dattes, ou bien la purée de tisanne ou de tragues; dans la Colonne on peut se servir de remèdes plus actifs, tels que ceux où il entre de la mirrhe, du costus et du souchet. (1) S'il arrive que la suppuration s'y établisse et que les os du palais se putréfient, la maladie se prolonge et amène une mort lente; mais nous parlerons ailleurs du traitement qu'on doit pour lors employer.

CHAPITRE VIII.

De la Cure des Ulcères pestilentiels du Pharynx.

Le traitement est en partie le même que dans les autres affections des amygdales, et en partie propre. Dans l'inflammation et le danger de la suffocation, on aura recours aux lavemens, à la saignée, aux embrocations, aux fomentations, aux cataplasmes, aux ligatures sur les extrémités, aux ventouses, à tous les remèdes en un mot indiqués ci-dessus qui sont également convenables ici. Les

(1) χυπερος.

C'est une espèce d'orobanche ou rave de Ciste. On tire de cette plante le suc d'hypociste qui est d'une consistance dure, rude, d'un noir luisant au-dedans, approchant du jus de réglisse d'Espagne et d'un goût styptique et aigrelet. Ce suc est detersif et astringent.

ulcères exigent un traitement particulier et des remèdes extrêmement actifs, car ils ne sont ni fixes ni superficiels : il en découle une sanie corrosive qui ulcère progressivement les parties encore saines, et s'il arrive que le mal serpente intérieurement et fasse des progrès rapides, le malade succombe bientôt. On pourrait dans ce cas employer avec avantage le feu pour cautériser, mais céla serait imprudent à cause du voisinage des amygdales ; on emploiera de préférence pour arrêter les progrès du mal et faire tomber les escarres les substances caustiques suivantes : l'alun, par exemple, avec le miel, la noix de galle, les balaustes sèches avec l'eau mulsée ; on les introduira sur les parties ulcérées au moyen d'un chalumeau, d'une plume ou d'un autre tuyau quelconque long et épais. La chaux de cuivre et la calamine broyées et dissoutes dans le vinaigre sont encore de très-bons caustiques. On pourra aussi se servir de deux parties de calamine avec une de racine de rhéum delayées dans un liquide quelconque. On aura soin pendant cette opération de ne pas trop comprimer ou écraser les ulcères, de peur qu'ils s'amollissent et ne s'étendent davantage. Si on emploie les matières sèches, on les soufflera légèrement au moyen d'un chalumeau ; si elles sont humides, on les introduira liquides le plus possible. Lorsque les croûtes viennent à tomber et que l'ulcère présente une surface d'un rouge vif, les convulsions sont alors très à craindre ; car la playe se desséchant, les nerfs se contractent, c'est pourquoi on aura soin d'humecter et d'amollir les endroits ainsi découverts, avec le lait et l'amidon, la purée de tisanne ou de tragues, ou avec des décoctions de semence de lin ou de fénu-grec. On a vu ces ulcères ronger quelquefois la luette jusqu'à l'os du palais et même les amygdales jusqu'à la base de la langue et même jusqu'à l'épiglotte; de sorte que les malades ne pouvant prendre ni nourriture ni boisson, celle-ci leur revenant le plus souvent par les narines, périssent à la fin d'inanition.

CHAPITRE IX.

De la Cure de la Pleurésie.

Ce mal n'admet aucun délai, mais exige sur le champ les remèdes les plus énergiques. La Pleurésie est, en effet, accompagnée d'une fièvre aiguë qui tend rapidement à la mort, d'une douleur de côté qui va toujours en augmentant, d'une toux qui sécoue fortement la tête et la poitrine, et abat promptement les forces. Il faut donc, le jour même de l'invasion, ouvrir la vessie, à moins que la pleurésie ne soit occasionnée par un excès dans le boire ou dans le manger; dans ce cas on prescrira l'abstinence pendant un jour, et le lendemain on saignera à la veine située au creux du coude, non du côté malade, (*a*) car il vaut mieux

(*a*) On a long-temps disputé sur cette question : savoir à quel bras il faut saigner dans la pleurésie. Depuis le huitième

faire la saignée à une certaine distance. On ne saignera point jusqu'à défaillance, de peur que le refroidissement du corps qui survient pendant ce temps n'induise la péripneumonie; il est à craindre, en effet, que les humeurs privées à l'extérieur de leur chaleur et de leur élasticité naturelles se refoulant intérieurement, le mal ne passe de la plèvre au poumon; car celui-ci est d'une substance chaude, extrêmement attractive, et comme d'ailleurs il est placé dans le voisinage de cette membrane, il participe déjà un peu de son affection; une métastase pareille n'a point ordinairement une bonne issue. La pleurésie qui succède à la péripneumonie est plus bénigne. Il vaut donc mieux faire une saignée modérée, et après avoir accordé

jusqu'au seizième siècle, les Médecins furent dans l'usage de saigner au bras du côté opposé au mal et suivirent en cela la pratique qui s'était déjà probablement introduite du temps d'Arétée. Il se fit à cette dernière époque une révolution. Les écrits d'Hippocrate et de Galien étant devenus plus communs au moyen de l'Imprimerie, on commença par comparer leur doctrine à celle des Médecins Arabes qu'on avait seuls consultés jusqu'alors, et comme on trouva qu'Hippocrate et Galien faisaient souvent saigner directement au côté affecté, on s'enhardit à les imiter. Brissot célebre Médecin de l'Ecole de Paris fut le premier à en faire l'essai; sa manière de saigner eut du succès, quoique condamnée en Portugal par l'autorité publique. Depuis ce temps, et surtout depuis la découverte de la circulation du sang, quoiqu'il y ait encore quelques disputes sur ce sujet, le plus grand nombre de Médecins saignent indifféremment au bras du côté affecté où à celui du côté opposé. Sydenham et plusieurs autres praticiens distingués ont trouvé plus d'avantage à saigner directement au bras du côté affecté. Arétée prescrit ici la saignée au bras du côté opposé pour opérer la révolution, suivant la doctrine du temps.

un peu de répit au malade, en faire une seconde le jour même s'il n'est point trop mal et si la remission est assez longue, ou bien la différer au jour suivant; si la fièvre continue le lendemain, car souvent elle persiste avec la même intensité pendant un jour entier, on ne la fera que le troisième jour pendant la seconde remission; on profitera aussi de ce moment là pour donner de la nourriture au malade. On oindra ensuite abondamment tout le corps, on appliquera particulièrement sur le côté quelque chose de mou et de chaud; on le fomentera, par exemple, avec de l'huile dans laquelle on aura fait bouillir de la rue et de l'aneth, mais la fomentation doit être douce et légère. Quelquefois la douleur et l'inflammation se manifestent tellement au-dehors que le mal ne paraît être qu'extérieur et superficiel, mais c'est une suite des progrès de l'affection intérieure qui se propage et se repand à la surface.

La nourriture que l'on doit administrer au malade exige une attention particulière; afin de ne rien omettre à cet égard, nous allons entrer en quelque détail, d'autant plus que les médicamens consistent souvent dans la nourriture, et que celle-ci devient, suivant l'occasion, un excellent remède. Elle doit donc être administrée sous forme liquide, être un peu chaude, douce, bien unie, bien mêlée ensemble, propre à atténuer et à dissoudre la pituite; on préférera sous ce rapport la tisanne à tout autre aliment, on n'en donnera d'abord que le suc après l'avoir coulé pour en séparer les parties les plus grossières ; on l'assaisonnera seulement avec le miel, on en exclura tous les autres ingrédiens qu'on a coutume d'y ajouter pour le rendre plus varié et plus agréable au goût. La simple purée ou suc est ici suffisante ; (a) elle jouit de toutes les qualités requises : elle humecte, elle échauffe doucement, elle atténue, elle délaye la pituite ; elle fait rejeter par l'expectoration et sans peine tout ce qui doit être rejeté par cette voie ; elle entretient suffisamment la liberté du ventre, elle est douce et facile à avaler, elle calme par sa viscosité les ardeurs, elle modifie les membranes, elle apaise la toux, mûrit les crachats, elle adoucit en un mot toutes les parties de la poitrine ; telles sont les bonnes qualités de l'orge. Après la tisanne l'alique occupe le second rang, l'aliment qu'on en prépare est d'autant plus estimé, qu'il a quelques qualités qui lui sont

(a) *La simple purée ou suc est ici suffisante*, *etc.* Il paraît par ce passage que le suc de tisanne était, comme nous l'avons fait déjà remarquer dans une note précédente, la décoction de farine d'orge passée au tamis. Lorsqu'on voulait soutenir davantage les forces, on faisait prendre la tisanne entière, comme Arétée le dit quelques lignes plus bas. L'éloge que l'Auteur fait ici de la tisanne, ressemble beaucoup à celui qu'en fait Hippocrate ; celui-ci la préfère à tout autre aliment dans les maladies ; « elle est, dit-il, mucilagineuse, douce, homogène, » subréfiante, humectante, elle ne donne point de soif, elle » lâche un peu le ventre quand il le faut, elle n'a rien d'as- » tringent, rien qui porte le trouble dans les entrailles, ni qui » puisse donner des gonflemens ; la cuisson lui enlève ce qu'elle » pourrait avoir de venteux. »

communes avec la tisanne ; il est également facile à prendre, il est aussi un peu visqueux, mais dans tout le reste il lui est inférieur ; on l'assaisonne simplement avec le miel ; les tragues (a) sont encore très-bons, mais le riz est peu convenable, ce dernier aliment est âpre et desséchant, et loin de faciliter l'expectoration, il la supprime. Le pain bien cuit, desséché, broyé, passé au tamis et bouilli ensuite dans l'eau mulsée donne une nourriture saine et suffisante. Dans le cas où la maladie se prolongerait beaucoup et qu'avec de tels alimens les forces du malade ne pourraient se soutenir, on lui ferait prendre de la tisanne entière d'orge bien cuite, bien alliée, on l'assaisonnera avec de l'aneth et du sel et un peu d'huile, qui ne soit ni rance ni gluante ; on y en mettra peu, de crainte que la tisanne ne soit trop grasse ; on fera bouillir cette huile pendant quelque-temps pour en ôter le goût désagréable ; car quand elle a bouilli pendant quelque-temps avec la décoction, le goût n'en est pas aussi ap-

(a) Les Tragues (τραγοι) dont il a été déjà question dans le chapitre précédent étaient, suivant Galien, un aliment farineux de la nature de l'alique, mais d'une digestion un peu plus difficile. On préparait cet aliment avec de l'épantre (ζεα), ou de l'olyra, de la manière suivante : On prenait de l'épantre de la meilleure qualité, on la faisait cuire dans de l'eau qu'on jettait ensuite, puis on versait dessus du sapa ou du vin miellé, ajoutant quelques pommes de pin macérées dans l'eau, etc. Pline parle d'une espèce de blé assez semblable au riz qu'on tirait de l'Orient et auquel on donnait le nom de τραγοι. Liv. 18. Chap. 10. Est-ce de cette dernière espèce de blé dont veut parler ici Arétée.

parent. Si on y fait bouillir en même-temps des porreaux avec leur tête, des amandes amères, on aura un aliment propre à faciliter l'expectoration et médicamenteux tout à la fois. Les porreaux ainsi cuits se mangent avec non moins de plaisir que d'avantage pour le malade. Les œufs prescrits à propos fournissent aussi un aliment très-convenable; si ce que le malade rejette est abondant et aqueux, on pourra y insperser un peu de souffre et de nître; ceux qui viennent d'être pondus et sont encore tous chauds sont préférables, la chaleur animale qu'ils conservent est plus humide que celle que donne le feu et plus analogue à celle du malade, puisque c'est la chaleur d'un animal appliquée à un autre. Si l'expectoration est tenace et visqueuse on y ajoutera un peu d'huile, on y inspersera au lieu de souffre un peu de résine sèche de pin, et quelques gouttes de résine liquide de térébinthe; il sera bon d'ajouter un peu de poivre et autres ingrédiens de cette espèce, à la tisanne, aux œufs et à tous les alimens que le malade prendra. Pour ce qui est des viandes, on préférera les consommés de pieds d'animaux bouillis dans la purée de tisanne, les gélées de chair de poule et de colombes, comme aussi les cervelles de cochon qu'on fera cuire enveloppées dans l'omentum de l'animal, mais on prendra garde qu'elles n'acquièrent une odeur nidoreuse. Parmi les poissons on choisira ceux de mer et qui croissent sur les rochers, les meilleurs que chaque contrée puisse fournir; on ne les fera cependant prendre au malade que dans le cas où la respiration ne serait point accompagnée de râle. Afin de prévenir les envies, et qu'il ne commette sous ce rapport aucune faute, et en même-temps pour ne pas trop l'exténuer par la diète, on lui accordera par gratification quelques-uns des fruits d'automne, des pommes, par exemple, mais on les fera étuver auparavant dans l'eau simple ou mulsée, ou cuire dans la graisse ; on aura soin d'en enlever tous les pépins et les parties ligneuses. On pourra aussi lui permettre dans la saison l'usage des figues et autres fruits de ce genre, qui, loin d'être nuisibles, produisent de bons effets : mais en voilà assez sur le régime.

Pour revenir aux remèdes à appliquer sur le côté, on pourra aussi y faire des fomentations avec des laines imprégnées de la vapeur du souffre, ou imbibées d'huile dans laquelle on aura fait bouillir de l'aneth et de la rue. Après avoir ainsi fomenté les parties douloureuses, on y appliquera des cataplasmes lorsque le malade sera à jeun ; outre ceux usités en pareil cas, on prendra du mélilot, on le fera bouillir dans l'eau mulsée, on y mêlera ensuite de la pulpe de pavot, on saupoudrera le tout avec de l'encens pulvérisé. Dans le cas où l'expectoration serait abondante et très-aqueuse, on ajoutera aux cataplasmes de la semence d'ivraie, ou d'erysimum ; on se servira de nître pour saupoudrer. Si la maladie traine en longueur et que la douleur persiste à à être opiniâtre, et les crachats aqueux, on doit s'attendre à la suppuration ; on mêlera en conséquence dans les cataplasmes des semences de sinapi et de romarin ; si le malade sent que la chaleur diminue et que le côté se refroidisse, on les humectera avec du vinaigre, ce que l'on fera et pour ranimer la chaleur du cataplasme et pour la rendre plus permanente, car la chaleur que l'on fait renaître ainsi vaut mieux que celle que procure le renouvellement du cataplasme. On pourra aussi appliquer sur le côté des sachets de millet torréfié, ou des vessies pleines d'huile chaude. On aura soin que tout ce qu'on appliquera soit extrêmement léger, afin de ne pas ajouter douleur sur douleur et qu'on ne soit pas obligé de discontinuer les cataplasmes, lorsque le malade a pris de la nourriture ou que la douleur devient vive.

Après cela il sera temps d'avoir recours aux ventouses, mais il vaut mieux que ce soit après le septième jour ; il ne faut pas les mettre trop tôt ; toutes les maladies qui exigent des ventouses avant le septième jour, ne sont pas sans malignité. Les ventouses dont on se servira doivent être amples, d'une large circonférence, afin de couvrir le lieu de la douleur qui a plus de surface que de profondeur : on allumera dessous beaucoup de feu non-seulement afin que la ventouse attire mieux, mais afin qu'elle s'échauffe avant que la flamme s'éteigne ; lorsque celle-ci sera éteinte, on scarifiera, on tirera autant de sang que les forces

20

du malade le permettront et beaucoup plus que dans toute autre affection des hypocondres, d'autant plus que le soulagement que les pleurétiques en éprouvent est extrêmement sensible. (*a*) On appliquera sur les endroits scarifiés du sel ou du nitre; ces substances causent beaucoup de cuissons et de douleurs, mais elles ont une effet salutaire. Il faut néanmoins prendre en considération le courage et les forces du malade que l'on traite, et s'assurer s'il est doué de fermeté et de patience; on inspersera le sel non sur les blessures mêmes et en contact avec elles, mais sur un linge qu'on étendra, après l'avoir humecté d'huile, sur les plaies; car l'humidité qui découle du sel est dans ce cas moins mordante que le sel même; on y répandra en outre fréquemment de l'huile, afin d'amortir par ce moyen la douleur que cause la cuisson du sel. Le jour suivant il sera bon d'appliquer de rechef la ventouse, afin d'attirer des petites plaies l'humeur tenue et ichoreuse qui en exsude; cette seconde application a beaucoup plus d'effet que la première et ménage davantage les forces, car au lieu d'attirer du sang, on n'extrait

(*a*) Il y a encore aujourd'hui des Médecins qui préfèrent les ventouses scarifiées aux sangsues lorsqu'il faut avoir recours aux saignées locales. Les sangsues n'agissent pas aussi promptement, tirent le sang d'une manière très-inégale; quelquefois elles se remplissent à peine, d'autres fois les piqûres causent une hémorragie très-longue et difficile à arrêter. J'ai eu occasion d'éprouver le bon effet des ventouses dans un cas particulier où l'application des sangsues n'avait pu réussir à enlever une violente douleur pleurétique.

qu'une espèce de sanie, il faut néanmoins avant de le faire, bien faire attention à l'état et aux forces du malade. Le troisième jour on y appliquera du cérat dans lequel on fera entrer de l'huile de chypre ou de la rue. S'il reste encore quelques matières à expectorer, on fera fondre dans les cérats qu'on appliquera sur le côté, de la résine, ou bien on y mêlera du souffre qui n'ait point encore éprouvé le feu. On employera de rechef des fomentations chaudes sur les parties souffrantes; on pourra aussi se servir pour cet effet au lieu de ventouse du moyen suivant: On prendra un grand vase de terre bien léger qui s'adapte bien au côté, d'une circonférence large, au lieu de celui-ci on pourra en employer un d'airain, on en appliquera l'orifice sur le côté souffrant, on entretiendra dessous au moyen d'huile une flamme vive et qui puisse durer longtemps; on aura soin de ne pas trop comprimer les chairs avec les bords du vase, afin de laisser quelqu'issue à la vapeur et pour que la flamme ne s'éteigne pas trop promptement; la chaleur ainsi concentrée formera une excellente fomentation sur le côté et provoquera une perspiration abondante.

On ne négligera pas sur ces entrefaites les remèdes qu'on a coutume d'appliquer intérieurement, on fera chez les hommes des injections dans le fondement avec l'huile de rue; chez les femmes on en pourra faire de pareilles dans le vagin. On ne cessera de faire prendre au malade pour tout aliment solide et liquide, l'eau mulsée avec de la rue, ou la décoction d'orge; autant qu'il continuera de tousser, afin que le remède se trouve dans la nourriture, et tant qu'il ne sera pas à propos de lui donner d'autre aliment. On pourra aussi lui prescrire des trochisques dont il existe une grande variété, comme par exemple, du beurre frais et du miel qu'on fait bouillir ensemble à une consistance convenable; on en formera des pilules oblongues de la grosseur d'une fève, que le malade retiendra sous la langue sans les avaler jusqu'à ce qu'elles soient fondues. Celles que l'on prépare avec le suc de pavot, le miel et le mélilot sont douces et somnifères. On pourra user de ces trochisques en tout temps avant d'avoir mangé, en mangeant, ou pendant le sommeil; mais l'élegme suivant et autres compositions pharmaceutiques de ce genre doivent être pris à jeun: Prenez de semence d'ortie, de semence de lin, d'amidon, de noyaux de pin triturés ensemble un cyathe, vingt-cinq amandes amères, autant de grains de poivre, on fera torréfier un peu la graine de lin et les noyaux de pin, on mêlera le tout passé au tamis avec un litre de miel bien épuré pour un élegme d'une consistance convenable; on le fera prendre au malade par cuillerée. Si l'expectoration est crue et aqueuse, on prescrira deux drachmes de mirrhe, un drachme de crocus, quinze grains de poivre qu'on triturera dans un demi litre de miel épuré, on en fera prendre une demi-cuillerée à jeun. Cet élegme est excellent dans les pleurésies lentes, dans lequel cas il convient aussi de donner l'oxymel si la respiration est difficile. Quant à l'usage de l'eau froide que quelques Médecins permettent dans la pleurésie, je ne puis dire sur quelle raison ils se fondent, ni confirmer son utilité par aucune expérience que j'en aie faite. Si quelques personnes se sont guéries par ce moyen, il me paraît qu'elles n'étaient pas réellement pleurétiques ; il est vrai que les anciens ont désigné par le nom de pleurésie un certain concours de symptômes, tels que des crachemens bilieux, un point de côté avec peu ou point de fièvre, mais c'est plutôt une pleurésie de nom que de fait ; des Médecins ignorans ont aussi pris quelquefois pour une affection pleurétique un amas de vents dans le côté, accompagné de douleur et d'un peu de chaleur ; il a donc pu arriver par un heureux hasard que l'eau froide administrée dans de telles circonstances ait produit de bons effets, en étanchant la soif, en délayant la bile et la faisant couleur peu à peu, en dissipant les vents ainsi que la douleur et la chaleur ; voilà ce qui a probablement donné de la réputation à l'eau froide.

Lorsque par les moyens curatifs dont nous avons parlé, les pleurétiques commencent à se rétablir, qu'ils toussent encore un peu et que la douleur de côté revient de temps-en-temps, on doit se hâter de dissiper ces restes de la maladie, de peur qu'ils n'occasionnent des récidives ou ne finissent par amener la suppuration.

DE LA CURE DES MALADIES AIGUES.

LIVRE DEUXIÈME.

CHAPITRE PREMIER.

De la Cure de la Pneumonie.

Lorsque le poumon s'enflamme et se gonfle, le mal est aigu et promptement funeste; car la suffocation suit de près. On doit donc y opposer un secours prompt qui corresponde à la grandeur de la maladie. On fera sur le champ une saignée de bras, on saignera plutôt aux deux à la fois qu'à un seul, (à moins que dans ce dernier cas la saignée ne soit très-forte,) afin d'effectuer de chaque côté une révulsion des humeurs du poumon. On ne continuera pas la saignée jusqu'à la syncope, de peur que cet état n'augmente la suffocation. Lorsque le malade commencera à respirer un peu plus librement, on cessera pour recommencer une autre fois, s'il est nécessaire; il n'y a, en effet, que la saignée qui puisse enlever la cause du mal, (*a*) si la maladie vient du sang; et même

(*a*) On a toujours regardé la saignée comme le premier et le plus efficace des remèdes dans la Pneumonie, lorsque cette maladie vient du sang comme le dit ici Arétée, c'est-à-dire, est caractérisée par une inflammation violente. Les Médecins, à quelques exceptions près, ont été dans tous les temps d'accord sur ce point. Quant à la quantité de sang que l'on doit tirer à la fois et à l'époque de la maladie ou la saignée cesse

dans le cas où le phlegme, l'écume ou autre humeur de cette espèce gonflerait le poumon, elle serait encore utile, en dégorgeant les vaisseaux et en procurant un espace plus libre à la respiration.

Après la saignée, on essaiera de détourner les humeurs et les flatuosités par les voies inférieures; on oindra conséquemment l'anus avec un liniment où il entrera du nître, du miel, de la rue, de la térébenthine liquide mêlés ensemble. Dans le cas où la saignée ne serait pas praticable à cause de quelqu'empêchement majeur, on injectera dans le fondement en forme de clystères quelques substances âcres, par exemple du sel avec du nître, de la térébenthine avec du miel, ou bien de la rue bouillie dans l'huile, ou une décoction d'hysope. La pulpe de coloquinte, bouillie dans l'eau, est encore très-convenable. Il sera en outre très-utile d'appliquer des ventouses sèches le long du dos, sur les hypocondres, partout où on pourra le faire; on choisira sur la poitrine les endroits les plus charnus de peur que les bords du vase ne

---

d'être utile, il n'y a pas le même accord; il paraît que les anciens ne saignaient qu'au commencement de la maladie, mais ils prescrivaient, comme le fait ici Arétée, de larges et abondantes saignées. Les modernes moins méticuleux ou enhardis par leur propre expérience pensent que l'on peut encore employer la saignée quoique la maladie soit déjà avancée si on juge que le malade en ait besoin; il est certain que de larges et copieuses saignées faites de bon heure enlèvent plus promptement la turgescence et l'inflammation que des saignées moins fortes et plus répétées, et qu'on à moins besoin d'y revenir par la suite. J'ai été témoin de cette pratique à Edimbourg et elle m'a réussi fréquemment.

comprîment et ne molestent la peau. Si on peut par ce moyen attirer les humeurs dans quelqu'autre partie et dissiper les flatuosités qui gonflent le poumon, le malade obtiendra un soulagement marqué, mais il faut en quelque sorte assiéger de toutes parts la pneumonie.

On ne négligera point sur ces entrefaites ceux des remèdes qu'on peut faire prendre avec avantage par la bouche, d'autant plus que le poumon, soit sain, soit malade, attire naturellement vers lui l'humidité. On pourra en conséquence prescrire ici les médicamens qui ont la vertu d'atténuer les humeurs, de les rendre moins ténaces, plus mobiles et plus faciles à être expectorées. C'est ainsi que pour soulager promptement le malade, on lui fera prendre une décoction d'hysope nitrée, ou de la saumure avec du vinaigre et du miel, ou une infusion de sinapi dans l'eau mulsée; si on ajoute hardiment à chacune de ces préparations de la racine d'iris et du poivre pulvérisés, on ne s'en trouvera point mal; on pourra aussi les faire prendre passés au tamis et mêlés avec du miel. Si le malade passe les jours et les nuits sans dormir, il est à craindre que, fatigué par une insomnie continuelle, il ne tombe en un délire furieux; à moins donc que la maladie ne se relâche, on lui fera prendre des remèdes somnifères, (a) afin de le calmer et de l'assoupir à

(a) Arétée est ici d'un avis contraire à celui des méthodistes qui regardaient les somnifères comme extrêmment dangereux,

temps et de prévenir cet état fâcheux. Il y a une grande variété de tels remèdes dont on peut se servir, mais il faut bien se garder de donner ces médicamens quand les malades sont sur le point d'être suffoqués par la fluxion et prêts de périr, de peur de passer dans l'esprit du peuple pour les avoir tués.

Les alimens doivent tendre au même but que les remèdes ; ils doivent être un peu âcres, incisifs, atténuants, détersifs. Parmi les légumes, on choisira le poreau, le coronapus, l'ortie, le chou cuit dans le vinaigre ; parmi les farineux, la purée de tisanne, dans laquelle on fera bouillir un peu d'origan ou d'hysope, en y ajoutant un peu de poivre ou du nître en place de sel. L'alique bouillie dans l'eau mulsée est aussi très-convenable ; on fera bouillir toutes ces substances, afin d'en dégager les vents, car ils incommodent beaucoup les péripneumoniques.

Lorsque les malades sont sans fièvre, on pourra leur prescrire un peu de vin, pourvu qu'il ne soit pas trop astringent ; car il est ici besoin de relâcher plutôt que de resserrer, afin de faciliter l'expectoration. En général on donnera peu à boire aux malades, car le poumon attire vers lui l'humidité

et n'en prescrivaient aucun. Il faut avouer que l'usage de tels remèdes, dans de semblables circonstances, demande beaucoup de jugement et de prudence de la part du Médecin. On a néanmoins vu les somnifères prescrits à propos produire de bons effets.

de l'œsophage et de l'estomac, et un excès d'humidité lui est contraire.

On couvrira la poitrine avec des laines imbibées d'huile dans laquelle on aura fait dissoudre du sel et du nitre, on fera aussi convenablement des fomentations avec l'huile de limnestis ; on aura un liniment utile dans un mélange de sinapi sec et de cérat : en un mot tout ce qu'on doit se proposer dans le traitement de cette maladie, c'est d'attirer au-dehors l'humeur, la chaleur, les vents, et sous ce rapport les applications d'odeurs âcres aux narines, les différentes onctions, les ligatures sur les extrémités sont autant de moyens à employer ; si, après avoir essayé tous les remèdes, le mal ne cède pas, on peut le regarder comme désespéré. (*a*)

(*a*) *On peut le regarder comme désespéré.* Encore même aujourd'hui il arrive fréquemment que malgré les renseignemens plus précis que nous fournissent sur cette maladie la Pathologie actuelle, l'Autopsie cadavérique, le Diagnostic perfectionné depuis peu par *l'auscultation*, et malgré tous les moyens curatifs employés de nos jours pour la combattre, il arrive, dis-je, que nos efforts pour sauver le malade sont impuissants. D'après les tables nécrologiques publiées depuis plusieurs années et les renseignemens obtenus des praticiens de différens pays, par le Docteur Laénec, il paraît que la mortalité dans cette maladie est à peu près d'un sur huit. Je doute que le moyen curatif que propose ce Médecin distingué pour détruire cette affligeante mortalité, je veux dire l'émétique à haute dose, suivant la méthode de Rasori, devienne jamais une pratique générale et contribue à rendre cette maladie moins funeste. Ce traitement est d'une application difficile et dangereuse ; il n'est pas aisé d'apprécier quels sont les cas et les tempéramens où il peut convenir, et de le ménager de manière à obtenir ce

CHAPITRE II.

De la Cure du crachement de Sang.

Tout crachement de Sang quelconque n'est point un mal léger, n'importe que ce soit par suite d'érosion, de rupture, ou même de raréfaction, ou bien que le sang provienne de la cavité thoracique, du poumon, de l'estomac, du foie, ou même de la tête, quoique dans ce dernier cas l'hémorragie soit moins nuisible, car enfin c'est perdre le sang; c'est-à-dire, le fluide qui donne l'aliment, la couleur, la chaleur au corps : aussi ne se voit-on point sans une espèce de frayeur perdre ainsi le sang par la bouche; s'il vient d'un viscère essentiel, le mal est extrêmement dangereux; il l'est encore plus, si c'est par suite de rupture ou d'érosion. Le Médecin doit donc ici redoubler d'attention et donner les secours les plus prompts.

On choisira d'abord un appartement où le malade puisse respirer un air froid, un lit stable qui ne puisse remuer ni donner aucune secousse, car tout mouvement est nuisible, le dedans du lit ne doit être, ni mou, ni échauffant; on tiendra le

qu'on appelle *la tolérance*, si on ne réussit point, on aggrave le mal, et si le malade périt, on passe pour l'avoir tué; d'après cet ancien Adage qui défend les vomitifs dans les inflammations de la plèvre et du poumon : *Emeticum cave, cane et angue pejus*.

malade dans une situation érecte, on ne lui permettra de parler, ni d'entendre parler, on cherchera à le calmer, à le rassurer sur son état, car le découragement et la consternation s'emparent facilement de ces sortes de malades. Quel est celui, en effet, qui se voyant rejeter le sang à pleine bouche et sur le point de périr, ne se trouve saisi de frayeur? Si le malade est sanguin et qu'il ait les veines pleines, n'importe quelle soit l'espèce d'hémorragie, on aura recours à la saignée; elle est en effet bien indiquée, soit que ce soit par suite de rupture ou d'érosion, même dans le cas de raréfaction elle est encore utile, de peur que le vaisseau trop gonflé ne se rompe; on saignera à la veine cave inférieure du coude, (Basilique) elle est facile à ouvrir et le sang en découle aisément; on peut aussi la rouvrir commodément, et en tirer le sang pendant plusieurs jours sans accident. C'est aussi par cette voie, pour le remarquer en passant, que le sang vient de tous les principaux viscères. Cette veine effectivement et celle qui lui est supérieure, (la céphalique) sont toutes deux des branches de l'unique veine du bras, de sorte qu'il n'y a pas plus d'avantage à tirer le sang de l'une que l'autre; car ceux-là ignorent véritablement la propagation et la division des veines, qui prétendent que la veine supérieure communique plus directement avec le foie et l'estomac. C'est d'après la même erreur qu'on prescrit, pour évacuer le sang de la rate, d'inciser la veine située entre le petit doigt de la main et le doigt annulaire, dans l'idée que cette veine, comme quelques Médecins le prétendent, communique plus directement avec la rate ; mais cette veine étant une des branches de la veine inférieure du coude, pourquoi l'ouvrirait-on plutôt entre les doigts qu'au pli du coude, où elle est bien plus large et d'où le sang découle bien mieux. Après donc avoir ouvert la veine, comme nous venons de le dire, on ne laissera pas couler le sang jusqu'à produire la syncope, et il vaut mieux n'en tirer qu'une quantité médiocre, car le sang que le malade rend par la bouche est dans le cas de l'affaiblir suffisamment. On préfèrera faire continuellement de petites saignées, les unes après les autres, le jour même, le lendemain et les jours suivans. On s'abstiendra de saigner si la personne qu'on traite est maigre et dénuée de sang, mais en voilà assez sur cet article.

Un autre moyen de soulager le malade, c'est d'appliquer des ligatures aux extrémités supérieures et inférieures, savoir : au-dessus de la cheville du pied et du genou, et au-dessus du poignet et du coude ; les bandes dont on se servira doivent être larges, afin d'être plus fortes et de causer moins de douleur pendant la compression. On appliquera sur les endroits d'où le sang découle des laines grasses qu'on humectera avec du vin austère, ou bien avec de l'huile de rose ou de myrthe ; si l'hémorragie persiste et devient opiniâtre, au lieu de laines, on se servira d'éponges et de vinaigre au lieu de vin ; on oindra l'endroit avec l'huile de myrthe. On inspersera sur les éponges des sucs desséchés d'acacia, d'hypocistis et même d'aloès. On se servira aussi avec avantage d'huile d'olives vertes mêlée avec du vinaigre ; si ces embrocations sont désagréables au malade et qu'il les supporte difficilement, on aura recours aux emplâtres styptiques, qui, en s'adaptant à la peau la serrent et compriment comme avec la main ; on choisira ceux qui jouissent en même-temps d'une vertu réfrigérante et dessiccative. Nous en avons grand nombre dont l'efficacité est suffisamment reconnue par l'expérience, les meilleurs et les plus surs sont ceux où il entre du vinaigre, du suc de feuilles de saule, du bitume, de la rouille, (*a*) de l'alun, de l'encens, de la myrrhe, de la chaux, des écailles de cuivre (*b*) et autres drogues de cette espèce. On appliquera sur ces emplâtres des laines grasses ou des éponges imprégnées de vinaigre. Si le malade ne peut supporter la constriction occasionnée par l'emplâtre, on emploiera l'épithème suivant : on prendra des dattes grasses, on les fera macérer dans du vin austère après les avoir pilées, on en fera un gâteau en y inspersant du suc d'acacia desséché et

(*a*) *De la Rouille.* Il faut sous-entendre de cuivre ou vert de gris.

(*b*) *Ecailles de cuivre.* C'est ainsi qu'on appelait les particules de cuivre brûlé, qui s'en détachaient lorsqu'on le frappait avec le marteau. On estimait du temps de Dioscorides les écailles de cuivre faites en Chypre.

broyé, des écorces de grenade également pulvérisées; on enveloppera le tout dans un morceau d'étoffe un peu usée, pour être appliqué sur la poitrine, ou bien celui-ci : Prenez de l'alphite (*a*) humectée avec du vin ou du vinaigre, et de la farine de lentilles très-fine et passée au tamis, ajoutez-y du cérat fait avec de l'huile de rose, saupoudrez avec la racine de consoude pulvérisée et passée au tamis; ou bien cet autre : Prenez des racines de prunier sauvage, faites les bouillir dans le vinaigre, broyez-les ensuite pour en faire un gâteau, en y inspersant un peu de rhoé (sumac), de gomme et de myrrhe; on y mêlera plus ou moins de ces dernières substances, suivant qu'on les jugera nécessaires, afin de rendre les épithèmes plus efficaces et plus odoriférans, car il convient d'accorder quelque gratification au malade.

Tels sont les médicamens à appliquer à l'extérieur : les boissons et autres remèdes intérieurs seront plus efficaces encore d'autant plus que, par ce moyen, on les rapproche davantage de la partie

---

(*a*) Ce que les Grecs nommaient ἄλφιτον et les Romains *Polenta*, était pour l'ordinaire une farine faite avec l'orge pelée et grillée, quoique ce mot s'entende quelquefois de toute espèce de farine. Lorsque cette farine était bien faite et qu'on choisissait une orge convenable, elle avait une très-bonne odeur. On donnait aussi le nom d'Alphite à une espèce de bouillie que les Romains appelaient *Polenta*; elle était faite avec la farine d'orge et l'eau commune, ou bien on détrempait la farine avec quelqu'autre liqueur comme le vin, le moût, l'eau miellée, cette bouillie servait de nourriture au peuple et particulièrement au soldat : on la regardait comme très-nourrissante.

affectée. On en distingue de trois espèces principales, savoir : les remèdes propres à resserrer et condenser les parois des vaisseaux par où le sang s'échappe ; ceux qui ont la vertu d'épaissir et de figer ce même sang, afin que, quand bien même l'ouverture des vaisseaux subsisterait, il n'en puisse sortir ; ceux enfin, qui, par leur qualité dessiccative, l'arrêtent et le retiennent dans son propre lieu, l'empêchant de s'extravaser et de se porter d'un endroit dans un autre. Lorsque l'hémorragie provient de la raréfaction simple des vaisseaux, les remèdes propres à resserrer sont seuls suffisants ; car le sang n'en découle alors que faiblement, à peu près comme l'eau qui suinte d'un sceau neuf. Lorsqu'elle est la suite d'une rupture, les mêmes remèdes suffisent encore pour resserrer et rapprocher les parois des vaisseaux, mais ils doivent être plus actifs et plus forts. Si elle est une suite d'érosion et que ces remèdes ne soient pas suffisants pour rapprocher les bords de la plaie, et que celle-ci reste béante et ne puisse être refermée, il faudra nécessairement employer ceux qui sont propres à refroidir et congéler en quelque sorte le sang, afin que devenu concret et immobile, il ne puisse sortir des vaisseaux. Dans le cas donc de raréfaction, on pourra se servir simplement d'oxycrat comme astringent, l'écoulement étant alors très-modéré et le sang qui suinte par de petits pores, ressemblant plutôt à une matière ichoreuse qu'à un sang pur ; dans ce cas même souvent les seules applications extérieures suffisent. On a vu des personnes

sonnes se guérir en prenant pour boisson une décoction de dattes ou de siliques. (*a*) On choisira pour faire l'oxycrat du vin austère, devenu acescent, si non par l'art, du moins par le temps. Dans la rupture, outre l'oxycrat, on se servira d'abord de quelqu'autre astringent simple, tel que partie égale de suc de plantin, de chicorée, de polygonum, avec pareille quantité d'oxycrat. Si le sang coule encore davantage, on mêlera sur trois cyathes d'oxycrat, une drachme de suc d'hypociste et autant de suc d'acacia; le verjus est aussi très-convenable. Si le péril va toujours en croissant, on mêlera dans ces boissons de la noix de galle pulvérisée, de la racine de roncier desséchée et broyée, ou du corail pulvérisé; la racine de rhéum (*b*) est aussi excellente pour refroidir, dessécher et astreindre, on la prendra également dans l'oxycrat, mais seule; si on veut avoir un remède plus énergique encore, on prendra trois oboles de cette dernière racine qu'on mêlera dans trois ou quatre cyathes de suc de plantain, ou de chicorée. (1)

(1) σερις.

(*a*) On croit que ce que les anciens appelaient Siliques bonnes à manger était les fruits de l'arbre connu aujourd'hui sous le nom Carouba ou Carouge. Ces fruits sont dessiccatifs et astringents.

(*b*) *La racine de Rhéum* ριον η ριζα. M. Petit croit qu'il est ici question de la Rhubarbe appelée Rhapontique, suivant Celse *Radix Pontica*. Arétée n'en parle ici que comme d'un remède astringent; peut-être sa vertu purgative n'était-elle point connue, peut-être aussi la Rhubarbe employée alors différait-elle de celle dont on se sert maintenant.

Dans l'érosion il sera nécessaire d'avoir recours aux potions propres à rendre le sang épais et concret pour l'empêcher de s'écouler, en même-temps qu'elles puissent resserrer les vaisseaux d'où il vient et ceux qui le reçoivent, les affaisser et les oblitérer à une certaine distance de la plaie; on fera prendre en conséquence en boisson des substances fortement astringentes et propres à épaissir et coaguler le sang; on prescrira le suc de coriandre (*a*) mêlé avec le vinaigre, ou bien les présures (*b*) de lièvre, de mulet, de chevreau; mais on aura soin que les doses n'en soient pas trop fortes, car il est quelquefois arrivé de faire périr le malade, en en donnant plus qu'il ne fallait. La dose du suc de coriandre ne doit pas aller au-delà d'un demi cyathe sur trois cyathes d'oxycrat; on donnera tout au plus trois ou quatre oboles de présures. La terre de Samos (*c*) est aussi très-

(*a*) *Coriandre*. Cette plante a été soupçonnée d'être un peu vénéneuse et narcotique. L'herbe a une odeur rance et fétide, lorsqu'on la broye entre les doigts. La semence de coriandre, suivant Gaspar Hoffman, outre qu'elle est stomachique, est astringente, et c'est pour cette raison, dit-il, qu'on l'emploie avec succès dans les crachemens de sang, mais dans ce cas la coutume est de la faire prendre torrefiée; Il paraît qu'Arétée employait le suc de la plante même avec du vinaigre.

(*b*) Les présures surtout celles de lièvre et de chevreau étaient très-estimées chez les anciens. Pline nous apprend qu'elles passaient pour les meilleures de son temps. Dioscorides en parlant de la qualité des présures en général, dit qu'elles coagulent les substances liquides et résolvent celles qui sont coagulées.

(*c*) *La terre de Samos, etc.* Toutes ces différentes espèces de terre étaient beaucoup plus en usage qu'aujourd'hui, où

efficace dans les hémorragies de cette espèce, ainsi que l'Erétrienne et la blanche que l'on nommé Aster, il en est de même de la rouge qu'on appelle Sinople et de la terre sigillée de Lemnos; la dose est depuis une drachme jusqu'à trois dans une décoction appropriée, par exemple, dans une décoction de dattes ou de siliques ou de racine d'églantier. Si la trachée-artère se trouve irritée, et qu'il survienne de la toux, on délayera un peu de ces terres dans du vin cuit de Crète; on pourra aussi se servir d'amidon comme propre à adoucir la trachée-artère et à épaissir en même-temps le sang; on le fera prendre délayé avec quelqu'un des liquides dont nous venons de parler, deux ou trois fois par jour, si l'hémoptysie est urgente, autrement on n'en donnera qu'une fois par jour et cela avant de manger. On pourra aussi préparer des pilules avec les mêmes drogues sèches incorporées dans du miel cuit; la noix de galle pulvérisée, le sumach dont on se sert dans les ragoûts peuvent être employés sous cette forme, ainsi que les pépins de raisin, la semence d'oxylapathum, chacune de ces substances en particulier ou toutes ensemble; on les laissera placées sous la langue fondre continuellement dans la bouche. La gomme ordinaire, le suc de consoude, la gomme tragacanthe, peuvent être aussi administrés de cette manière. Il y a une infinité d'autres prépa-

---

leur donnait ordinairement un nom selon leur couleur ou d'après le pays qui les produisait.

rations de cette espèce, dont l'efficacité est suffisamment reconnue par l'expérience : telles sont les pastilles de suc d'acacia ou épine d'Egypte, les pastilles de succin ou de crocus, et autres semblables mentionnées dans les livres où l'on traite exprès de la préparation des médicamens.

Pendant qu'il n'y a aucune fièvre, il faut employer hardiment tous ces remèdes, les répéter souvent et en grande quantité ; si elle se manifeste, car elle survient ordinairement lorsqu'il y a inflammation, on ne cherchera pas à supprimer tout à coup l'hémoptysie ou réjection de sang, et on ne fera prendre aucun médicament pendant l'accès ; car les malades périssent la plupart plus promptement par la fièvre que par l'hémorragie.

On prescrira une grande variété d'alimens et on préférera ceux qui possèdent quelque propriété analogue à celle des médicamens ; car il existe dans les alimens des qualités médicales, et il est difficile d'en trouver qui soient sous tous les rapports simplement nutritifs ; on doit d'autant plus chercher à varier les alimens, que quand bien même un seul suffirait comme médicament, il ne suffirait point comme article de nourriture, à cause du dégoût et de la satiété qu'il ne manquerait pas d'occasionner tôt ou tard dans une maladie qui peut durer long-temps. On prescrira donc de préférence ceux qui possèdent une vertu astringente et réfrigérente ; on les fera prendre froids, car la chaleur augmente l'écoulement du sang ; on prescrira, par exemple, l'alique lavée, le riz dans l'oxycrat, ou bien si le vinaigre excite la toux, on fera prendre une décoction de dattes; ou l'on prendra du pain bien cuit et très-sec, après l'avoir broyé et pulvérisé on le passera au tamis, on en fera un brouet avec de l'huile; on pourra assaisonner les alimens, en y mêlant de la sarriette confite au sel et du surnach. Si on veut accorder quelque gratification au malade, on lui permettra un peu de coriandre, s'il l'aime, et quelques autres semences de cette espèce propres à faciliter la perspiration et qui portent en même-temps aux urines. Si l'hémorragie est urgente, on fera prendre des lentilles avec du suc de plantain; s'il n'y a rien qui presse, on s'abstiendra de ce suc qui n'est ni facile à digérer ni agréable au goût; car il faut éviter surtout dans cette maladie de donner des choses de difficile digestion, à moins cependant qu'il n'y ait à craindre que l'hémorragie ne devienne funeste; car dans ce cas on fera prendre les alimens les plus désagréables, les plus difficiles à digérer et même les plus dégoûtants, si on juge qu'ils puissent être nécessaires; c'est pourquoi on prescrira la noix de galle pulvérisée et inspersée dans des lentilles sèches et froides, des œufs durs avec de l'écorse de grénade pulvérisée et de la noix de galle; de cette sorte on mêlera les alimens et les médicamens ensemble.

On accordera peu de boisson au malade, car elle ne convient nullement quand on veut que la nourriture soit desséchante. On se servira de ces moyens si on se propose de resserrer et de refroidir. Si on veut épaissir le sang, on fera prendre des bouillies d'amidon et d'alique, on y ajoutera du lait, mais plutôt pour les épaissir que pour les rendre liquides. Si on veut quelque chose d'incrassant et de styptique en même-temps, on fera bouillir des dattes avec l'alique. Outre les bouillies d'amidon, celles que l'on prépare avec le gruau de Toscane forment un aliment épais, gluant, visqueux et très-propre à remplir la même indication ; pour épaissir davantage ces bouillies, on y mêlera un peu de présure de bouc, on en mêlera aussi dans le lait pour le coaguler et lui donner la consistance de fromage épais. Les bouillies de millet préparées comme celles de gruau sont encore plus incrassantes ; on pourra insperser dans ces bouillies, de la noix de galle et des écorces de grénade pulvérisées. Il faut savoir, dans tous ces cas, modifier suivant les circonstances la dose des incrassans et des dessiccatifs ; car souvent de tels remèdes excitent la toux et leur vertu astringente et dessiccative, portée à un trop haut degré, à quelquefois occasionné la rupture des veines.

Si ces remèdes ont du succès et que l'hémorragie se supprime, on les soustraira par degrés et on en substituera qui soient d'une qualité contraire ; mais il ne faut pas se presser, ni rien faire de trop, car ces maladies sont d'une nature difficile à dompter et reviennent facilement. On cherchera ensuite à fortifier le malade et à lui rendre son embonpoint ordinaire, à consolider les cicatrices au moyen d'une bonne nourriture, de l'exercice, des frictions, de la promenade, des voyages et autres divertissemens. Il n'y a rien de plus à faire si la plaie occasionnée par l'hémorragie se consolide et se guérit ; mais s'il subsiste un ulcère et que la suppuration s'établisse, il faudra employer des soins ultérieurs, d'autant plus que l'hémorragie à coutume de reparaître ; mais nous reviendrons sur ce sujet lorsque nous traiterons des maladies chroniques.

CHAPITRE III.

De la Cure de la Syncope. (a)

C'est surtout dans cette maladie que le Médecin doit s'attacher soigneusement au pronostic ; car s'il peut prévoir l'invasion du mal, il pourra profiter du moment pour le prévenir et le repousser promp-

(a) Ce Chapitre est intitulé dans l'original tel qu'on le lit aujourd'hui *de la Cure des Cardiaques.* Il me paraît plus exact de lui restituer le titre qu'il porte dans le Chapitre correspondant à celui-ci, dans la première partie de l'ouvrage et de l'intituler *de la Cure de la Syncope*, puisque c'est le nom que donne Arétée à cette maladie. Il est difficile d'assigner à quel genre de maladies se rapporte cette affection singulière, sur la la cause de laquelle les anciens n'étaient pas d'accord, les uns la regardant comme une affection du cœur même et les autres du cardia ou orifice supérieur de l'estomac : de là le nom d'*affection Cardiaque* et celui de *Cardiques* à ceux qui en

tement et à temps avant qu'il se manifeste ; car une fois que les malades en sont atteints, il n'est pas facile de les en délivrer. La Syncope est, en effet, comme nous l'avons dit, une dissolution des forces vitales ; or ces forces une fois détruites ne se réparent point ; il faut donc, pour réussir, s'opposer à la

---

étaient attaqués. Il me paraît assez vraisemblable, et cependant je ne donne ceci que comme une conjecture, que cette affection n'était qu'une fièvre pernicieuse du genre de celles que Torti a décrites sous le nom de fièvre Diaphorétique, Syncopale, Cardiaque, suivant que le miasme, ou si l'on veut, l'irritation se porte de préférence sur un de ces viscères, et pour lesquelles il a employé le quinquina avec tant de succès ; effectivement, les symptômes se trouvent être ici à peu près les mêmes que dans les fièvres décrites par cet illustre Médecin sous le nom de Cardiaque, Syncopale ; etc. Il survient après l'accès de fièvre ou le *causos* une sueur profuse, le corps se fond et se dissout, le pouls est presque nul, la respiration courte, accélérée, le malade peut à peine se soutenir et tombe perpétuellement en défaillance ; l'esprit seul reste intact et conserve la plus grande lucidité, *mens sola lucidissima est, et sentit homo se paulatim mori. Therapeutice specialis.* Lib. III. C. I. Les crises se succèdent, et si on méconnaît la maladie dans son origine, le malade ne tarde pas à succomber. Voilà ce me semble une maladie qui à beaucoup de rapport à l'affection décrite par Arétée sous le nom de Syncope ; on y remarque le même début, les mêmes symptômes alarmants, la même tendance funeste, si on se méprend sur la cause du mal, et si on n'a soin de la combattre à temps, le malade ne tarde pas à succomber. Au quinquina près employé par Torti, le traitement prescrit par Arétée serait encore aujourd'hui très-convenable. Après avoir indiqué les moyens propres à combattre l'accès de fièvre ou le causos, il prescrit ceux qu'il faut employer pour modérer les sueurs excessives et pour soutenir les forces du malade ; il recommande le vin comme un des meilleurs toniques. Il est probable qu'il aurait employé le quinquina si ce remède héroïque avait été connu de son temps.

syncope avant qu'elle vienne, ou du moins en arrêter les premiers progrès. On doit en conséquence en épier attentivement le premiers symptômes, et avoir présent à l'esprit ce que nous avons dit touchant les signes de cette maladie, en traitant des affections aiguës ; savoir qu'elle se manifeste d'abord par une fièvre ardente, qu'à cette fièvre se joignent les plus mauvais symptômes, tels que l'aridité de la peau, l'insomnie, une chaleur brûlante comme le feu à l'intérieur, pendant que la surface du corps et les extrémités surtout sont froides, une inspiration extrêmement lente, une haleine enflammée avec un désir insatiable de respirer un air frais, un pouls petit, fréquent, agité, tremblottant. Lorsque de tels signes et autres exposés au même endroit feront conjecturer la syncope, on s'appliquera sur le champ à la prévenir ; c'est pourquoi il faudra faire ouvrir la veine, à moins que les circonstances suivantes ne s'y opposent : le tempérament, l'âge, la saison, la découragement extrême du malade, ou s'il se manifeste beaucoup de symptômes importants par leur nombre, qui la contr'indiquent, comme quand la langue est âpre, parchée, noire, ce qui dénote assez l'état de l'intérieur. Il faut, en effet, bien examiner quelle ressource présente le malade, quelles sont ses forces, si c'est la violence du mal, ou une diète excessive qui les a comprimées, car l'une et l'autre peuvent en être également la cause.

S'il ne se trouve donc aucune contr'indication et que la syncope paraisse être occasionnée par un état de plénitude, ou qu'il y ait quelque indice notable d'une inflammation dans les hypocondres, ou dans le foie, il n'y a point à balancer, on fera ouvrir la veine située au pli du coude, ou pour ménager encore mieux les forces, on tirera le sang par de petites saignées au moyen de scarifications; car la nature ne souffrirait pas impunément dans cette affection une évacuation forte et simultanée; il faut d'ailleurs ici tirer beaucoup moins de sang que dans d'autres occasions; car la moindre erreur commise à cet égard serait promptement funeste. Après la saignée, on aura soin de faire prendre sur le champ de la nourriture au malade, cette alternative de perte et de réparation soutient et récrée la nature. Si l'état des forces ne permet point la saignée, et que d'un autre côté l'inflammation soit à craindre, on aura recours aux ventouses; mais on aura soin de les appliquer avant les jours de crises, car la syncope à coûtume de se manifester dans ce temps, et c'est à de telles périodes que la nature se rétablit ou succombe entièrement. Si on est dans la nécessité de faire prendre du vin, on le fera avec précaution, le vin n'est pas sûr; lorsqu'il y a inflammation, il ne fait que l'augmenter; s'il n'y en a point, le vin est alors un excellent fortifiant. On pourra en faire prendre avant la première ou la seconde application des ventouses, afin de relâcher les parties et de faciliter l'écoulement du sang; dans certaines circonstances, il est même très-utile d'en faire prendre après l'application de la première ventouse, afin de préparer à la seconde ; mais il faut le donner avec beaucoup d'épargne, de peur d'occasionner une perte trop forte. On aura soin de prescrire en même-temps quelques lavemens, afin de débarrasser les intestins des excrémens qui y séjournent, mais il faut avoir égard aux forces.

On fera sur la tête des embrocations froides, telles que celles dont nous avons parlé en traitant de la cure de la Phrénésie ; mais à un degré plus modéré. On fera respirer au malade un air pur, frais, on l'environnera d'objets agréables et propres à récréer sa vue ; on mettra sous ses yeux différens tableaux, on lui ménagera la perspective des eaux, des bois, de la verdure ; on lui procurera une société amusante ; ou tiendra tous ses sens dans le calme et son esprit dans la gaité ; on lui fera respirer des odeurs suaves, mais qui ne chargent nullement la tête ; on approchera de ses narines, des alimens (*a*) qui puissent le refociller par leur bonne odeur, tels que de la farine d'orge légèrement torréfiée, jetée dans de l'eau ou du vinaigre, du pain chaud et venant d'être cuit. (*b*) On ne lui

---

(*a*) La farine d'orge torréfiée s'appelait comme nous l'avons dit ci-dessus, Alphite. Quand on voulait la rendre plus odoriférante, on mêlait, suivant Pline, sur 20 livres d'orge trois de semence de lin et deux de coriandre.

(*b*) Diogène Laerce rapporte que Démocrite soutint, par ce moyen, sa vie pendant trois ou quatre jours par com-

permettra pas de se laver trop abondamment la bouche avec du vin, sans le lui défendre entièrement ; il a plus besoin de boire qu'un autre et même plus continuellement. La nourriture dont il fera usage journellement doit être légère et de facile digestion ; on choisira de préférence celle de froment, mais au reste elle doit être de son goût, quand même elle serait d'une plus mauvaise qualité ; car on doit se montrer d'autant plus complaisant à son égard que cette maladie tend à délabrer l'estomac, et que la diète et l'abstinence, loin de lui être utiles, ne font que conspirer avec le mal qui le consume et l'épuise.

C'est surtout aux retours périodiques (*a*) et lors-

plaisance pour sa sœur, selon d'autres, pour ses amis, afin que sa mort qui serait arrivée pendant les Fêtes de Cérès, ne les empêchât pas de les célébrer.

(*a*) Ces retours périodiques dont parle ici Arétée sont encore une preuve que cette maladie a beaucoup de rapport avec les fièvres dont parle Torti. A mesure que le mal fait des progrès, ce qu'il y a d'aigu dans le paroxisme disparaît, la nature affaiblie réagit à peine. Le retours de l'accès ne s'annonce que par le redoublement des sueurs, le froid des extrémités, un pouls défaillant, etc.

On pourrait se demander si les maladies décrites par les anciens sous le nom de Léthargie, de Phrénésie, etc. ne sont pas aussi des modifications de ces mêmes fièvres, suivant que le cerveau ou tel autre viscere important se trouve principalement affecté. On ne peut reprocher à ces Médecins et surtout à Arétée qui peut être regardé à juste titre comme le prince des Nosographes, de ne pas peindre fidèlement et avec habileté la nature souffrante ; leurs tableaux sont vrais, mais leur nomenclature est souvent défectueuse.

que la crise est sur le point d'avoir lieu ; que la sueur découle sur le front, que les extrémités sont froides, le pouls petit, fréquent, vermiculaire et à peine sensible au toucher, qu'il faut évidemment avoir recours à la nourriture et au vin. Mais on doit préférablement prémunir la tête, en y faisant des lotions convenables et en employant les moyens indiqués par nous dans le traitement de la Phrénésie. On prendra néanmoins garde de ne pas administrer le vin trop largement et en trop grande quantité.

Les alimens doivent être réglés ; on en a vu qui pour s'être remplis à contre-temps sont morts ensuite par le dégoût et l'impuissance de rien prendre ; beaucoup d'autres chez qui la nature étant entièrement épuisée, la nourriture quoique prise en abondance n'a pu les préserver du même sort, les alimens descendant à la vérité facilement dans l'estomac, mais celui-ci ne pouvant les transmettre au reste du corps pour réparer les forces. On aura soin de les varier, on préférera les farineux qu'on peut aisément préparer de manière à ce qu'ils puissent être avalés sans avoir besoin d'être machés ; si la nourriture est solide, on aura soin de l'amollir avant de la faire prendre ; les œufs ne doivent être ni trop cuits ni trop durs, ils doivent être mollets. On donnera d'abord deux ou trois bouchées de pain trempé dans du vin chaud ; tout ce qu'on fera prendre ensuite sera froid, à moins qu'on ne soupçonne quelque inflammation intérieure.

On prescrira un vin odoriférant qui ne soit ni trop astringent, ni trop épais : parmi ceux de Grèce, on préférera (*a*) le vin de Chio et de Lesbos, ou tels autres de ces vins insulaires d'une qualité légère ; parmi les vins d'Italie, ceux de Surrente, de Fondi, de Falerne ou de Signinum, pourvu que celui-ci ne soit pas trop austère ; on évitera également les vins trop doux ou trop vieux.

(*a*) Parmi les vins de l'ancienne Grèce, ceux de Chio étaient, suivant Dioscorides, doux, agréables à boire, nourrissants, peu enivrants, propres à arrêter les fluxions et utiles dans les maux d'yeux. Ceux de Lesbos étaient extrêmement estimés, tant à cause de leur couleur qui était un peu rousse, que pour leur odeur agréable ; ils n'étaient ni trop épais ni trop aqueux, on les regardait comme propres à la coction et la distribution des alimens dans tout le corps ; mais comme ces vins quoique généreux étaient en même-temps légers et spiritueux, ils étaient aptes à porter à la tête et à causer l'ivresse, et conséquemment nuisibles à ceux qui avaient la tête faible ; c'est pour cette raison que Galien leur donne le nom de vins Céphalalgiques. Parmi les vins d'Italie, ceux de Falerne tant vantés par Horace, passaient pour les plus excellents, d'un meilleur suc, d'une qualité plus chaude que les autres ; ils pénétraient aisément tout le corps, facilitaient singulièrement la digestion, fortifiaient l'estomac, soutenaient le pouls et resserraient le ventre ; mais suivant Dioscorides, ils étaient sujets à affecter la vue et peu propres à être bus en grande quantité ; ils étaient aussi très-nuisibles à la tête. Les vins de Surrente étaient regardés comme les meilleurs après ceux de Falerne ; ils étaient modérément astringents, plus chauds, plus odoriférants, plus agréables que les autres ; à vingt ans ils n'étaient pas encore trop faits ; plus ils étaient vieux, plus ils étaient agréables et stomachiques ; en qualité de vins secs et austères, on les regardait comme propres à remédier aux faibesses de l'estomac et des intestins ; ils portaient moins que les autres à la tête. Le vin de Séguinum, suivant Celse, était extrêmement astringent.

Avant l'accès on en fera prendre depuis un cyathe jusqu'à quatre cyathes, mais pas davantage quand même le malade serait buveur d'habitude; on le fera prendre chaud, ensuite après avoir fait prendre de la nourriture, on le donnera froid pour remédier à la soif, à moins que l'état inflammatoire ne s'y oppose. Si cependant il y a besoin pressant, on donnera du vin et de la nourriture en même-temps, on fera prendre la nourriture auparavant de peur que le vin ne trouble le cerveau, le malade fera ensuite diète; si quelque temps après il désire dormir, on le lui permettra.

S'il arrive que la sueur devienne profuse, que le pouls cesse de battre, que la voix devienne aiguë et que la poitrine se refroidisse, on donnera alors autant de vin que le malade pourra en prendre; il n'y a que ce seul espoir de le réchauffer et de le rappeler à la vie; le vin sera donc la boisson ordinaire, tantôt il le prendra seul, tantôt avec de la nourriture; il est nécessaire qu'il en prenne de temps-en-temps, pour dissiper la fatigue que causent le mal et la nourriture; car à ce point de faiblesse, la nourriture devient fatiguante.

Il est à désirer que le malade soit plein de courage et de confiance, et le Médecin doit chercher par des discours doux et persuasifs, à le rassurer sur son état et lui donner bonne espérance, en même temps qu'il ne doit rien négliger tant du côté du vin que de la nourriture, et dans tout ce qui peut le secourir. Il est besoin aussi d'employer les moyens les plus énergiques et les plus propres tant pour reprimer les sueurs profuses, que pour relever les forces du malade presqu'éteintes, et le rappeler ainsi à la vie; c'est pourquoi il sera nécessaire d'appliquer sur le sein gauche un cataplasme composé avec des dattes macérées dans le vin, avec l'aloès, le mastic et le nard pour excipient. Si ce cataplasme devient trop dur et trop sec, on emploiera le suivant : Prenez des coings dont on aura extrait les parties ligneuses, après les avoir broyés, mêlez-y de l'alphite odoriférante, ajoutez ensuite des sommités d'absinthe et de menthe, du suc desséché d'acacia, de l'encens pulvérisé et passé au tamis; après avoir trituré le tout ensemble, servez-vous de cérat d'œnanthe pour excipient. Si cette application n'arrête point la sueur, on y ajoutera du verjus, ou bien on fera avec ce suc qui est très-astringent, avec l'acacia, la gomme, les semences de grenade, l'alun, les dattes, le suc de rose un autre emplâtre ayant pour excipient le cérat de nard ou d'œnanthe, on l'appliquera également sur la poitrine; ce dernier épithème est extrêmement réfrigérant et astringent.

On placera le malade dans un endroit où il puisse respirer un air frais ou dans un appartement situé au nord, afin que l'haleine froide de borée vienne ranimer ses esprits et sa respiration près de s'éteindre.

s'éteindre. Les environs d'une verte prairie, les bords d'une fontaine où d'un ruisseau dont les eaux coulent avec un doux murmure seraient un séjour extrêmement convenable, si la fortune du malade le lui permettait; l'agrément de ces lieux, le bon air qu'on y respire, recréent, raniment les forces, reveillent l'appétit, et redonnent une nouvelle vie. Si on ne peut employer ce moyen, on y suppléera autant que possible par l'art; on procurera au malade une ventilation fraiche et agréable, en agitant devant lui des branches d'arbres odoriférants; on imitera l'aspect du printemps dans son appartement, on le jonchera de feuilles et de fleurs. Les couvertures du malade seront très-légères et d'un tissu peu serré, afin que l'air puisse y avoir accès, et que la chaleur de la poitrine puisse facilement s'exhaler, on choisira de préférence un linge fin et un peu usé. On inspersera sur le cou et la poitrine de la farine d'orge légèrement torréfiée que l'on nomme alphite; cette farine a le double avantage d'être dessiccative et de soutenir un peu le malade par son odeur agréable. On couvrira également de farine fine les parties spongieuses du corps; on saupoudrera la figure avec la terre de Samos pulvérisée et passée au tamis, qu'on placera pour cet effet dans un crible de toile d'un tissu un peu serré, de manière qu'en le sécouant la poussière la plus fine se répande sur le front et les joues. On pourra faire de semblables inspersions avec de la chaux ou du gypse éteints, passés et tamisés sur les endroits où la sueur abonde le plus. Un autre moyen de comprimer les sueurs, est d'appliquer sur la face une éponge imbibée d'eau froide ; de cette manière on condensera la vapeur qui s'exhale, et on resserrera les pores de la peau. Il sera en même-temps avantageux de faire des onctions au siège, afin de faire sortir les vents que produisent le refroidissement et les alimens mal digérés. On cherchera à rappeler la chaleur aux extrémités en les frottant avec l'huile douce de moût ou celle de sicyone dans lesquelles on fera entrer du poivre, du castoréum, du nître, des semences de romarin et un peu de cérat pour épaissir le liniment. Une autre préparation de cette espèce et propre à rappeler la chaleur, est celle qui se prépare avec le limnestis, l'euphorbe et les baies de laurier. Les oignons crus, surtout ceux qui sont petits et rouges, triturés et mêlés avec du poivre, dans de la lie de vin, appliqués sous la plante des pieds, forment un rubéfiant très-efficace ; mais il faut avoir soin de l'ôter de temps-en-temps et même plusieurs fois par heure, de peur qu'il ne s'élève des vessies sur la peau et qu'elle ne s'ulcère.

Au moyen de ces remèdes il y a lieu d'espérer que le malade se soustraira à sa perte, s'ils sont bien et duement administrés par le Médecin. Lorsque tout réussit bien et que la syncope ainsi que l'inflammation, s'il y en a, se dissipent, les sueurs cessent alors de couler, la chaleur se rétablit partout, des extrémités des pieds au bout du nez, la figure reprend sa bonne couleur ordinaire, le pouls n'est plus vacillant, il s'élève et devient fort, la voix se rétablit et devient sonore, le malade en un mot revient entièrement à la vie. Il ne subsiste plus qu'une grande faiblesse et un assoupissement apparent; mais une fois qu'il commence à jouir pleinement du sommeil, la digestion ne tarde pas à se retablir, bientôt la nature acquérant une vigueur nouvelle, le sentiment des maux s'oblitère, et le malade, comme s'il sortait d'un long sommeil, se trouve bien dispos, léger, plein de forces, ne se ressouvenant plus de la maladie que comme d'un songe.

Chez quelques-uns néanmoins la maladie ne se termine pas d'une manière aussi heureuse; il existe une fièvre sourde et quelquefois un léger dégré d'inflammation, la langue devient sèche, il n'y a aucune sueur; cet état est accompagné de frissons, de torpeur, d'une dissolution de forces, le malade tombe dans le marasme; on ne doit plus alors compter sur le repos et la diète, il faut donner du mouvement et de l'exercice au malade, avoir recours à la gestation, aux frictions, aux bains, afin de reveiller, de ranimer ce reste de vie près de s'éteindre; on fera prendre du lait de femme nouvellement accouchée, ces sortes de malades ont besoin d'un aliment semblable à celui des enfans nouvellement nés; au défaut de lait de femme on pourra employer celui d'anesse, ce lait est léger et passe facilement; on reviendra peu à peu à une nourriture plus forte, et au régime ordinaire.

CHAPITRE IV.

De la Cure du Choléra.

Les matières que le malade rejette dans le commencement de la maladie n'étant que des crudités, ce serait un mal de chercher à les supprimer ; on doit donc les laisser sortir librement et d'elles-mêmes, et même dans le cas où l'évacuation s'arrêterait, on en facilitera la sortie en faisant prendre continuellement de l'eau tiède, mais peu à la fois, de peur d'occasionner des distensions convulsives de l'estomac. Si le malade éprouve des coliques et qu'il ait les pieds froids, on fera sur le ventre des fomentations avec l'huile chaude, dans laquelle on aura fait bouillir de la rue et du cumin, afin de dissiper les fluatuosités ; on pourra aussi se servir de laines pour faire des frictions sur les jambes, mais on aura soin que ces frictions se fassent d'une manière extrêmement douce, en palpant légèrement les parties, sans exercer de compression, on les fera jusqu'aux genoux afin d'attirer la chaleur vers ces parties. Ces moyens seuls suffisent pendant l'évacuation des excrémens et le vomissement des matières bilieuses : mais si après l'évacuation des matières fécales, accumulées depuis long-temps dans les intestins, et de la bile que contient l'estomac, le vomissement persiste avec de violents efforts, des nausées continuelles, beaucoup d'anxiété et de prostration de forces, on fera prendre au malade deux ou trois cyathes d'eau froide (*a*) pour resserrer le ventre, modérer le flux retrograde des humeurs, et rafraichir l'estomac brûlant, ce que l'on continuera de faire toutes les fois qu'il l'aura vomie ; il est vrai que cette eau s'échauffe promptement dans l'estomac, et que ce viscere également affecté par la chaleur et le froid la revomit, mais du moins elle lui est plus agréable, et il paraît en être toujours avide. Si le pouls tombe et devient extrêmement fréquent et petit, si la sueur découle à grosses gouttes du front, de la tête et de toutes les autres parties du corps, et que le flux de ventre persiste ainsi que les efforts inutiles pour vomir et la défaillance, on ajoutera à l'eau froide un peu de vin austère et odoriférant, afin de ranimer un peu les sens

(*a*) *Eau froide, etc.* Pendant l'épidemie du Choléra de 1832, et dont Fougères a été exempt, au milieu des nombreuses *Cholérines* qui ont régné dans cette ville, et que l'on regardait comme les prodromes de cette maladie, il s'est présenté un cas particulier dans lequel les syptômes du choléra parurent se manifester d'une manière inquéitante ; vomissemens continuels, déjections de liquides séreux, blanchâtres, anxiété, douleur épigastrique, traits retirés, gripés, yeux caves, soif ardente, etc. Pour appaiser cette altération excessive on eut recours à l'eau froide, à l'eau glacée prise à petite dose ; ce qui parut soulager beaucoup le malade, modérer les vomissemens et le flux retrograde des humeurs : l'application de douze sangsues sur l'épigastre et des lavemens calmants, furent les autres moyens employés, qui, avec l'usage de l'eau froide, réussirent à arrêter les progrès du mal. Un bouillon pris deux ou trois jours après fit craindre une rechûte.

par son odeur, d'entretenir les forces par sa qualité fortifiante, et de donner aux membres la nourriture dont ils ont besoin par sa qualité nutritive. Le vin, en effet, par la vertu qu'il possède de s'élever promptement aux parties supérieures, reprime efficacement l'afflux des humeurs ; il doit être léger, afin que par sa qualité pénétrante et diffusible il aide plus promptement la nature à se rétablir, et généreux afin de relever et d'affermir par sa vigueur les forces qui s'écoulent et s'affaissent ; on fera bien d'y insperser par fois un peu d'alphite récente et odoriférante : mais si les symptômes s'aggravent, si, outre les sueurs, il y a affection spasmodique, non-seulement de l'estomac, mais encore des nerfs, si le hoquet, si la crampe des jambes surviennent avec un flux plus violent encore, si la vue se couvre, si le pouls devient imperceptible, après avoir essayé, mais sans succès, de prévenir cet état fâcheux, on fera prendre au malade beaucoup de vin et d'eau froide ; on évitera néanmoins de donner le vin trop pur, de peur d'occasionner l'ivresse et d'agacer les nerfs ; on fera prendre en même-temps un peu de nourriture, quelques bouchées de pain trempées dans le vin ; on aura aussi recours aux autres alimens prescrits pour la syncope, comme aussi aux fruits astringens d'automne, les cormes, les nèfles, les coings. S'il arrive que le malade vomisse tout et ne puisse rien retenir, on fera prendre de rechef les boissons et les alimens chauds ; quelquefois ce changement a du succès et supprime le vomissement. Ce qu'on fera prendre chaud doit l'être extrêmement. Si rien de tout cela ne réussit, on appliquera une ventouse entre les épaules ; on en placera un autre au-dessous de l'ombilic. On aura soin de les changer continuellement ; car si on les laisse trop long-temps, elles causent des douleurs et il est à craindre qu'elles n'occasionnent des phlyctènes. Il sera aussi très-avantageux de procurer au malade de temps-en-temps une ventilation fraiche et agréable afin de ranimer les esprits, de retenir la nourriture dans l'estomac, de faciliter la respiration et le mouvement des artères. Si la maladie continue à aller de plus mal en plus mal, on appliquera sur le ventre et la poitrine des embrocations semblables à celles prescrites pour la syncope. On prendra, par exemple, des dattes macérées dans le vin avec du suc d'acacia et d'hypocistis, et du cérat de roses pour excipient ; après avoir enveloppé ce cataplasme dans un linge, on l'applique sur le ventre. On pourra placer sur la poitrine un emplâtre composé avec du mastic, de l'aloès, des sommités d'absinthe et quantité suffisante de cérat de nard, ou bien on inspersera sur toute cette partie de l'œnanthe pulvérisée. On fera des onctions sur les jambes et les parties attaquées de crampe, avec l'huile de sicyone, l'huile de moût douce, ou celle que l'on nomme vieille ; on pourra ajouter un peu du cérat et y insperser du castoréum. Si les pieds sont froids, on les réchauffera en les palpant doucement avec les mains ; on les frottera avec l'huile de limnestis ou d'euphorbe, et on les enveloppera de laine. Il sera aussi très-à-propos de faire de semblable frictions le long de l'épine du dos, sur les muscles du cou et des machoires. Si moyennant ce traitement la sueur et le devoiement se suppriment, si l'estomac supporte mieux la nourriture et qu'il n'y ait plus d'envie de vomir, si le pouls devient plus plein et plus fort, si les crampes cessent, si la chaleur se developpe partout le corps surtout aux extrémités, si, en un mot, le sommeil revient et que la digestion se retablisse entièrement, après avoir fait prendre des bains au malade le second ou le troisième jour, on lui permettra de vaquer à ses affaires ordinaires; mais si au contraire le malade continue à vomir tout ce qu'il prend, si la sueur est continuelle et que le corps devienne en même-temps froid et livide, si le pouls ne bat plus et qu'il y ait une prostration de forces absolue, il convient, les choses étant à ce point, que le Médecin trouve un prétexte honnête pour se retirer. (*a*)

(*a*) Il y a dans l'original *ευπρεπεα ευρεσται φυγην* trouver une fuite honnête. Les Médecins de nos jours qui ont eu occasion de traiter le Choléra asiatique se sont fréquemment trouvés dans cette position fâcheuse; en vain ont-ils employé, outre la plupart des remèdes que prescrit ici Arétée, presque tous les moyens curatifs en usage aujourd'hui dans la médecine; il est malheureusement avéré que dans tous les pays où cette maladie s'est montrée, près d'une moitié des malades a succombé dans l'invasion, quelqu'ait été d'ailleurs le traitement: et cependant à quelle époque dans les annales de la médecine a-t-on fait plus d'investigations, des recherches de tout espèce, de dissections, pour connaître la cause et la nature d'une

CHAPITRE V.

De la Cure de l'Illeus.

Dans l'Illeus le malade périt par l'excès de douleur que causent soit l'inflammation, les coliques ou la tension extrême des intestins. Dans les autres affections, les malades quoique dans un état désespéré ne veulent point mourir et ne voient approcher la mort qu'avec horreur ; dans celle-ci l'énormité de leurs souffrances fait qu'ils la désirent avec ardeur. Le Médecin ne doit donc se montrer ni moins actif ni moins énergique que le mal qu'il a à combattre. C'est pourquoi si le volvulus a pour cause l'inflammation, on fera faire une large saignée à la veine du coude, afin que le sang qui en est l'aliment sorte amplement et avec promptitude ; on le laissera même couler jusqu'à ce que le malade tombe en défaillance ; car il faut commencer par calmer la douleur ou du moins l'assoupir en ôtant le sentiment. Cette suspension quoique momentanée et à l'insçu du

maladie, mieux examiné, apprécié, d'écrit ses différentes phases et ses symptômes, mis plus de zèle, plus de devouement à la combattre, tenté plus de remèdes, usé je dirai abusé de plus de moyens pharmaceutiques, et malgré tous ces soins toutes ces tentatives, la cause, la nature, la cure du Choléra, la manière dont il s'est propagé sont encore un problème. Il faut l'avouer, il y a dans certaines maladies quelque chose au-dessus du pouvoir et des ressources de l'art ; c'est ce que les anciens appelaient το θειον quelque chose *de divin* ne pouvant l'expliquer autrement.

malade est un doux repos pour lui, puisque dans cet état de souffrance la mort même paraît être un bonheur. S'il n'est pas licite au Médecin de disposer de la vie du malade, il lui est néanmoins quelquefois permis, lorsqu'il voit évidemment que la douleur présente ne peut-être autrement enlevée, d'en ôter le sentiment en produisant l'assoupissement du cerveau.

Si la maladie ne provient point d'inflammation, mais d'un amas putride dans les intestins ou d'un refroidissement excessif, on omettra la saignée, mais on fera les autres remèdes. On commencera par provoquer le vomissement en faisant prendre au malade de l'eau tiède ; on lui donnera ensuite de l'huile, puis on le fera vomir de rechef ; on sollicitera la sortie des excrémens et des vents par les voies inférieures, au moyen de différents irritants tels que le suc de cyclamen, le nître et le sel, et des carminatifs, tels que le cumin et la rue. On fera des onctions au siège avec toutes ces substances, en y mêlant du suc de térébinthe ; on les administrera en forme de fomentations au moyen d'une éponge ; on les fera prendre en lavemens, en y ajoutant de l'huile ou du miel, dans une décoction d'hysope et de pulpe de coloquinte. Après la sortie des excrémens on fera de rechef des injections dans le fondement avec de l'huile chaude, dans laquelle on aura fait bouillir de la rue ; ce remède, si le malade peut le retenir, formera intérieurement une fomentation calmante ;

on fomentera également à l'extérieur les parties douloureuses avec de l'huile dans laquelle on aura fait bouillir beaucoup de rue et d'aneth, ou bien on appliquera sur les mêmes parties, pour les fomenter, des vases lenticulaires de terre ou de fer ou des sachets remplis de mil ou de sel torréfié. On pourra aussi avoir recours aux cataplasmes ordinaires, outre les matières usitées en pareil cas, on emploiera la farine d'ivraie, le cumin, l'hysope et les sommités d'origan. On appliquera des ventouses sèches en grand nombre placées assez près les unes des autres sur la partie antérieure, depuis l'épigastre jusqu'au pubis et aux aisnes, et même le long du dos jusqu'aux reins et au haut des fesses; car tout moyen propre à calmer ce mal est convenable. On fera prendre pour boisson une décoction de cumin, de rue ou de sinon; (*a*) on prescrira en même-temps quelques remèdes anodins; il y a une infinité de remèdes de ce genre dont l'efficacité est suffisamment reconnue par l'expérience. La confection de de vipères prise à une dose plus forte qu'on ne la donne ordinairement est très-bonne.

Au reste, s'il n'y a aucun relâche dans la douleur et qu'il ne passe ni vents ni excrémens, il faudra nécessairement prescrire le purgatif qu'on nomme

(*b*) Le *Sinon* ou *Sison* paraît être, suivant Gorée, une plante aromatique, qui a beaucoup de rapport avec le baume et la menthe. Est-il ici question de la plante connue actuellement sous le nom de *Sinon amomum*.

hiéra; car ou on le rejette par le vomissement avec beaucoup de glaires et de pituite, ou passant par les voies inférieures, il entraine avec lui beaucoup de vents, d'excrémens durcis, de la pituite et de la bile, choses qui ne servent qu'à alimenter le mal.

La nourriture doit être laxative, on fera prendre des bouillons de poule, d'huitres, de la purée de tisanne dans laquelle on aura fait bouillir beaucoup d'huile avant de la passer et à laquelle on ajoutera du cumin, du nître, des porreaux avec leurs tiges; on pourra aussi employer quelques substances laxatives et médicales en même-temps, tels que des limaçons cuits dans leur propre suc. Si le malade est altéré, on lui donnera pour boisson de l'eau dans laquelle on aura fait bouillir de l'asarum, du nard, ou du romarin, ces substances sont carminatives, diurétiques et diaphorétiques. S'il n'y a point de fièvre, le vin est avantageux pour réchauffer les intestins et soutenir les forces chancelantes. On pourra aussi prescrire avec avantage des décoctions de racine de fénugrec, d'adianthe et de cinnamomum.

Si l'inflammation se termine par un abcès, on aura recours aux remèdes indiqués pour les coliques dont il sera parlé ci-après, en traitant de la cure des maladies Chroniques.

CHAPITRE VI.

De la Cure des affections aiguës du Foie.

C'est dans le Foie que se forme le sang, et c'est de là qu'il se répand dans le reste du corps ; ce viscère lui-même n'est autre chose qu'une espèce de sang coagulé ; aussi les inflammations qui y surviennent sont extrêmement aiguës, car c'est là aussi que se trouve l'aliment. S'il arrive qu'une inflammation se forme dans un autre endroit, elle n'est pas aussi aiguë, le sang s'y porte d'ailleurs ; mais dans le foie, il n'a pas besoin de venir d'autre part, et quand un obstacle quelconque en empêche la sortie, il s'y accumule continuellement d'autant plus que l'aliment ne cesse pas pour cela de s'y rendre ; car il n'y a point d'autre voie par où il puisse se rendre de l'estomac et des intestins dans le reste du corps. (*a*)

Il faut donc dans ce cas évacuer, ce qu'on fera facilement en incisant la veine du bras ; on tirera le sang abondamment, mais non tout d'une seule fois. On prescrira d'abord une abstinence

(*a*) *Car il n'y a nulle autre voie, etc.* La négative qui ne se trouve point dans le texte a été évidemment omise, autrement ce passage ne présenterait qu'un sens extrêmement obscur et difficile à entendre : aussi M. Petit, qui lit le texte tel qu'il subsiste aujourd'hui, ne peut concevoir ce qu'Arétée veut dire ici. En lisant ουχ ετερον γαρ οδος le sens devient clair, bien que la supposition soit fausse.

complète, ensuite très-peu d'alimens, afin de tenir le foie dans un état de vacuité pour l'admission des remèdes. A l'extérieur on appliquera des médicamens propres à dissiper l'engorgement de ce viscère, on y fera des embrocations où entreront l'aloès et le nître, et on se servira de laines grasses. Comme le sang d'une nature chaude communique beaucoup de chaleur au foie, il sera aussi nécessaire d'avoir recours à des applications réfrigérantes; on se servira en conséquence du cataplasme suivant: prenez de la farine d'ivraie, ou d'érysimum, (a) ou d'orge et de la semence de lin, servez-vous pour délayer, de vin acescent, de suc de coing, de tendrons de vigne, des lambrusques muries, ou de plus de quantité suffisante d'huile; on pourra aussi faire des fomentations au moyen d'une éponge trempée dans une décoction de baies de laurier, de lentisques, de pulégium, d'iris. Après avoir adouci le mal au moyen de ces remèdes, on appliquera sur la région du foie une large ventouse capable de couvrir tout l'hypocondre; on y fera de profondes scarifications afin d'attirer beaucoup de sang; il y en a qui préfèrent les sangsues (b)

(a) Il y en a qui pensent qu'on doit entendre ici par *Erysimum* le blé de Turquie.

(b) Arétée qui adopte par fois la manière de traiter des Méthodistes semble en même-temps qu'il propose ici l'application des sangsues, leur préférer l'usage des ventouses avec scarification. Il paraît que les Méthodistes plus que les autres Médecins de cette époque, faisaient usage des sangsues. Thémison leur chef passe pour les avoir introduites dans la pratique de la

aux scarifications, parce que les morsures de ces petites bêtes pénètrent plus avant ; mais elles forment de fortes érosions et l'hémorragie qu'elles causent est plus difficile à supprimer. Si on se

---

médecine ; non que ce remède ne fut connu avant lui, mais il paraît qu'on s'en servait peu. Il n'en est fait aucune mention dans les livres qui nous sont parvenus sous le nom d'Hippocrate, ainsi que dans les ouvrages des autres anciens Médecins dont Cælius Aurelianus nous a donné des extraits ; ce Médecin ainsi que Celse ne les indiquent point non plus comme remède. Galien dans sa *Méthode de traiter les maladies* et dans les livres qu'il a fait exprès sur *la saignée*, bien qu'il parle de l'application des ventouses, garde le silence sur l'usage des sangsues. M. Le Clerc (histoire de la Médecine IIe. partie Liv. IV. C. I.) soupçonne que ce Médecin, qui avait une patique différente de celle des Méthodistes et qui n'aimait point leur doctrine, pour laquelle il leur reproche d'avoir autant d'opiniâtreté que les Juifs pour la loi de Moïse, a dédaigné, probablement par mépris, de parler d'un remède dont ils faisaient un fréquent usage et qui était en quelque sorte particulier à cette secte. Comme les Méthodistes ne reconnaissaient à peu près que deux genres de maladies qu'ils désignaient par le nom de genre *reserré, strictum* et le genre *relâché, laxum* ; ils employaient fréquemment les sangsues, dans la pensée dit le même M. Le Clerc, que comme la saignée où l'ouverture des grandes veines, causait un relâchement général dans tout le corps, les sangsues relâchaient en particulier les parties sur lesquelles elles étaient appliquées. C'est d'après un raisonnement analogue qu'on a vu dans ces derniers temps les partisans de la doctrine dite *Phisiologique*, dont il a été mention dans une note précédente, introduire dans leur pratique l'usage des sangsues et s'en faire un mode de traitement qui leur est aussi en quelque sorte particulier. Dans l'un et l'autre système on se propose au moyen de ces évacuations sanguines de produire du relâchement, de diminuer, de faire cesser la *striction*, (στιγγον) *l'irritation* que l'on regarde comme le principe du mal, termes qui ne sont pas précisément synonymes, mais dont on se sert pour exprimer une chose assez obscure en elle-même, l'altération que subissent les tissus dans leur passage de l'état sain à l'état morbide.

sert de ce moyen après que les sangsues saturées de sang auront lâché prise, on appliquera de rechef la ventouse qui attirera pour lors le sang des parties plus intérieures. Lorsqu'on aura fait une évacuation suffisante, on appliquera sur les blessures des médicamens propres à arrêter l'hémorragie, tels que des toiles d'araignée, de l'encens ou de l'aloès pulvérisés, puis des bouillies de pain avec de la rue, du mélilot ou de la racine de mauve. Le troisième jour on prescrira un cérat composé avec les mirobalans, les sommités d'absinthe et d'iris. Pour ce qui est des malagmes (*a*) qu'on a coutume d'employer, on choisira ceux qui possèdent une vertu atténuante, raréfiante, diurétique. Celui qu'on appelle *Diaspermaton* est excellent et reconnu comme tel par une expérience constante; celui où il entre de la marjolaine et du mélilot est encore très-estimé.

Quant aux alimens ils doivent-être bien passans, legers, diffusibles, diurétiques; on fera prendre de l'alique dans l'eau mulsée, ou bien en forme de potage avec l'aneth et du sel. La purée d'orge ou de tisanne est détersive si on y ajoute un peu de semence de d'aucus, elle devient propre à faire couler les urines; elle les attire par les conduits qui

(*a*) Les malagmes différaient peu des emplatres : on y faisait ordinairement entrer des gommes et des aromates. Ces compositions étaient propres, comme l'indique l'étymologie du mot, à amollir.

communiquent

communiquent du foie aux reins. (*b*) Ces conduits tant par leur ampleur que par leur direction en ligne droite forment un passage très-convenable pour les humeurs qui découlent du foie ; on pourra aussi les attirer par cette voie en appliquant des ventouses sur la région lombaire en suivant la direction des conduits. On y fera des embrocations avec l'huile de rue ou de jonc aromatique. Au moyen de ce traitement il y a lieu d'espérer que le malade se guérira ; s'il y a tendance à la suppuration, on aura recours aux remèdes ci-après indiqués en traitant des affections du colon. Nous exposerons aussi dans un autre endroit la manière de faire l'incision et de traiter la suppuration lorsqu'elle est établie. Ce que nous venons de dire de l'inflammation du foie, doit s'appliquer à celle de la rate, c'est pourquoi nous omettrons d'en parler.

CHAPITRE VII.

De la cure de l'affection aiguë de la Veine et de l'Artère dorsales.

Les anciens Médecins ont regardé comme une espèce de causos ou fièvre ardente, l'inflammation de la veine cave et de la grosse artère qui s'étendent le long du dos. Il y a en effet dans cette ma-

(*b*) Quels sont ces conduits qui vont directement du foie aux reins ? Arétée entend-il parler ici des veines et des artères émulgentes ? mais ces vaisseaux ne communiquent point du foie aux reins. Il faut avouer qu'on avait du temps d'Arétée des

ladie, ainsi que dans le causos, une fièvre très-aiguë accompagnée d'une chaleur âcre, de soif, de dégoût, d'anxiété, d'une palpitation forte dans les hypocondres et dans la région du dos qui correspond à l'insertion du diaphragme, on y rencontre en un mot tous les autres symptômes que j'ai décrits dans le traité des signes. La fièvre ainsi que dans le causos tend à la syncope; car la veine ayant son origine dans le foie et l'artère dans le cœur, il n'est point surprenant que la vie se trouve dans un danger éminent, le mal communiquant de si près à des viscères aussi importans, et l'artère recevant la chaleur du cœur et la veine le sang du foie; on conçoit facilement combien doit être grave l'inflammation de ces deux vaisseaux. C'est pourquoi on fera faire sur le champ une saignée de bras, on tirera beaucoup de sang, mais non d'une seule fois; on saignera à deux ou trois reprises différentes dans l'espace d'un jour ou même de deux, afin de donner aux forces le temps de se refaire. On prescrira ensuite des cataplasmes, puis des ventouses sur les hypocondres dans l'endroit où se manifeste le battement, comme aussi entre les épaules; car il y a aussi des pulsations dans cet endroit. On n'épargnera ni les scarifications, ni l'évacuation du sang, la syncope prove-

notions très-imparfaites sur cette partie de l'anatomie. M. Haller pense qu'il peut être ici question des vaisseaux lymphatiques; mais nous verrons dans le Chapitre qui se trouve immédiatement après le suivant, qu'Arétée parle évidemment des vaisseaux émulgens.

nant du vide des vaisseaux n'étant pas ici beaucoup à craindre. Comme le ventre est extrêmement serré, il faut en rétablir la liberté au moyen de lavemens doux, car toutes les substances âcres et irritantes sont nuisibles et excitent la fièvre. On se servira de décoctions de graine de lin, de fénugrec; une simple décoction de racines de mauve formera un lavement suffisamment irritant. On rechauffera les extrémités, c'est-à-dire les pieds et les mains, en y faisant des frictions avec l'huile de moût douce, ou celle de sycione ou de limnestis; car ces membres se refroidissent beaucoup dans cette maladie. Avant de donner de la nourriture, on fera prendre en boisson des substances propres à provoquer les urines, telles que le méon, l'asarum, l'absinthe, on y ajoutera un peu de nitre. Le cinamomum et le cumin, quand on peut s'en procurer, sont plus efficaces encore. Le lait pourra tenir lieu au malade d'aliment et de médicament : il est en effet besoin de quelque chose qui soit rafraichissant à cause de la chaleur qui le dévore, et qui soit en même temps doux et très-nourrissant sous un petit volume; or le lait jouit de toutes ces qualités. On prescrira de préférence le lait de femme nouvellement (*a*) accou-

(*a*) Il y a dans l'original νεοτοκου, c'est-à-dire nouvellement accouchée. De quelle espèce de lait est-il ici question? Crassus et Petit pensent qu'il s'agit du lait de femme; j'ai traduit dans ce dernier sens. On pouvait aussi l'entendre du lait d'anesse au quel Arétée, par comparaison au lait de vache et de chèvre, semblait donner le premier rang.

chée, le lait de vache est aussi très-bon, et en troisième lieu le lait de chèvre ; on en fera prendre deux cyathes sur un d'eau.

Les mets doivent être de facile digestion et consister le plus souvent en sucs, tels que ceux exprimés de la racine de fénu-grec, de la semence de sélinum, assaisonnés avec le miel ; on en mêlera dans l'eau que les malades boiront. Il est bon de provoquer les sueurs et d'exciter une perspiration abondante sur toute la surface du corps. On fera, ainsi que dans les fièvres ardentes, différentes embrocations à la tête. On appliquera sur la poitrine et le sein gauche les mêmes cataplasmes que pour la syncope. On tiendra le malade au lit dans une situation érecte, on observera en un mot tout ce qui se fait dans les fièvres ardentes. On cherchera à exciter la sueur au moyen de la gestation et d'un exercice modéré. Si le malade est trop brûlant intérieurement, on le fera descendre dans le bain. Il ne faut point s'attendre que cette maladie, quoique de l'espèce des fièvres ardentes, se termine par des crises.

CHAPITRE VIII.

De la Cure de l'affection aiguë des Reins.

L'inflammation qui survient aux reins est d'autant plus aiguë que les veines (*a*) qui pénétrent du foie aux reins, ainsi que ce viscère lui-même, se trouvent en même temps affectés ; car ces veines sont extrêmement courtes et larges, de sorte que les reins paraissent comme suspendus dans le voisinage du foie ; d'un autre côté la suppression des urines qui se joint à l'inflammation en augmente encore la violence ; car la cavité des reins se trouve distendue par les urines qui s'y accumulent et ne peuvent en sortir. Cette inflammation est ordinairement occasionnée par les calculs lorsqu'il s'en forme de trop gros dans les reins, pour que le calibre des conduits puisse les admettre, et que, restant enclavés, ils s'opposent à l'écoulement des urines. Il sera parlé dans la suite de la

(*a*) Il est évident que l'auteur veut parler ici des veines émulgentes, qui peuvent à la vérité communiquer du foie aux reins, mais par l'intermédiaire de la veine cave. Ce serait inutilement qu'on chercherait d'autres conduits du foie aux reins. Quelques expressions d'Hippocrate donnent aussi à entendre qu'il y a des conduits de l'estomac aux reins, et que c'est par leur moyen qu'il explique le passage très-rapide de la boisson par les voies urinaires. Jusqu'ici on n'a pas non plus trouvé de tels vaisseaux de communication, et, dans l'état de perfection où est maintenant l'anatomie, on peut assurer qu'il n'en existe pas : la seule communication qu'on pourrait supposer entre ces viscères ne pourrait se faire qu'au moyen des vaisseaux lymphatiques.

génération de ces calculs, ainsi que des moyens de les empêcher de se former, et de les briser lorsqu'ils le sont ; il n'est ici question que du traitement de l'inflammation et de l'obstruction des urines causée par ces mêmes calculs, en tant que le mal est aigu et promptement funeste.

Lors donc qu'il se forme un calcul semblable, qu'il s'enclave et occasionne une inflammation, on fera faire une saignée de bras, amoins que quelque raison particulière ne s'y oppose. La saignée doit être large et copieuse ; car non-seulement on adoucit par ce moyen l'inflammation, mais en évacuant et relâchant les vaisseaux on dégage le calcul qui se trouve ensuite entrainé par les urines. Les embrocations extérieures avec l'huile de moût douce, ou celle que l'on nomme cyprine (*a*) ainsi que les fomentations et les cataplasmes doivent être ensuite employés pour concourir au même but. On fera entrer dans les cataplasmes de l'armoise, du lentisque et du calamus aromaticus. On appliquera sur les reins dans le directum de l'os des iles une ventouse, l'évacuation que l'on obtient dans cet endroit est très-avantageuse. On tiendra le ventre libre au

(*a*) *Huile cyprine*, χυπρινον λιπαος. On se servirait, pour faire cette huile, de fleurs de troène, arbuste auquel les Latins donnent le nom de *Ligustrum*, et les Grecs celui de χυπρον d'où vient le nom de l'huile. Quand Virgile dit « *alba ligustra cadunt vaccinia nigra leguntur*, » Il parlait plutôt, comme l'observe M. Petit, comme Poëte que comme Médecin, parcequ'on receuillait effectivement la fleur de troène, et qu'elle servait en médecine.

moyen de lavemens visqueux et laxatifs, plutôt que stimulants, on emploiera la mauve et le fénu-grec. On donnera quelquefois, avant de manger, des médicamens propres à faire couler les urines, tels que ceux dont nous avons parlé dans le chapitre précédent. Les alimens doivent être également de facile digestion, car les crudités sont extrêmement nuisibles dans cette maladie. Le lait est aussi très-convenable, d'abord celui d'anesse, ensuite celui de jument, celui de chèvre et de brebis est d'une qualité inférieure et ne convient que comme lait. S'il n'y a point de suppuration, le bain sera avantageux, ou des demi-bains d'herbes émollientes. S'il y a tendance à la suppuration, on aura recours aux cataplasmes et aux médicamens usités dans cette circonstance, et dont nous avons déjà parlé plusieurs fois. Si le calcul reste néanmoins toujours enclavé, on continuera l'usage des fomentations et des cataplasmes indiqués ci-dessus, on essaiera de l'atténuer et de le dissoudre au moyen de remèdes pris intérieurement. Parmi ces remèdes il y en a qui sont simples tels que le sion et la prionite (a) bouillis dans l'huile ou le vinaigre ordinaire; d'autres composés, tels que l'antidote de Bestinus ou

(a) *Le sion et la prionite etc.* Il y en a qui croient que le sion est la plante maintenent connue sous le nom de berle ou chervi. Paul d'Égine parle du sion, comme d'une plante chaude, diurétique et emménagogue, lithontriptique. Aétius lui donne la même qualité. Pour ce qui est de la plante appelée prionite ou prionitis, on croit que c'est l'asplenium cétérac, ou le cétérac officinal.

ceux qui se préparent avec la scinque (*a*) ou tels autres reconnus efficaces par l'expérience. L'exercice, la gestation, les secousses peuvent être employés avec avantage pour ébranler et faire descendre les calculs. Le passage de ces calculs des reins dans la vessie est extrêmement douloureux, mais une fois effectué, le malade se trouve tout à coup tellement soulagé qu'il ne se souvient plus de ses souffrances que comme d'un rêve pénible. Tant que le calcul subsiste dans les conduits, il n'y a rien qui altère et détruise davantage les forces et le courage.

CHAPITRE IX.

De la Cure des affections aiguës de la Vessie.

Il survient aussi à la Vessie des affections aiguës semblables à celles des reins : ce viscère est également sujet à l'inflammation, à l'ulcération, au calcul, aux grumeaux de sang, d'où proviennent les suppressions et les retentions d'urines ; mais la douleur est bien plus vive encore dans cette partie, et la mort plus prompte ; car la vessie n'est autre chose qu'un nerf plat, tandis que les reins ainsi que le foie ont l'apparence d'une concrétion de sang. Les maladies de la vessie sont donc extrêmement cruelles, et c'est surtout ici que la mort, ainsi que le Poète le dit de Mars :

(*a*) La scynque est suivant Pline une espèce de reptile qui ressemble beaucoup au crocodile terrestre.

« Se montre douloureuse aux malheureux mortels. »

C'est pourquoi il faudra aussitôt inciser la veine située au pli du coude ; (*a*) on fera faire ensuite des embrocations extérieurement sur la vessie avec de l'huile dans laquelle on aura fait bouillir de la rue et de l'aneth. Si la douleur et la retention d'urines proviennent de grumeaux de sang, on fera boire au malade de l'oxymel, ou de l'eau avec un peu de chaux (*b*) afin de les dissoudre. On prescrira ensuite des plantes et des semences douées d'une vertu diurétique. Si le mal provient d'une hémorragie, le péril est pressant, il n'y a point de temps à perdre ; on aura recours aux moyens propres à la supprimer. Un de ces moyens est de refroidir la vessie ; on y fera en conséquence des embrocations avec l'huile de rose et le vin, on l'environnera de laines grasses, on y appliquera avec avantage un cataplasme de

(*a*) On trouve dans le texte tel qu'il se lit aujourd'hui : ταμνειν ων αυτικα τον χενεωνα. Ce que Crassus traduit par : *Secanda est igitur ea pars luxa quam cencona Græci vocant.* Mais il parait évident que le texte est ici altéré et qu'aulieu de lire τον χενεωνα, il faut suivre la correction de M. Wigan et lire τον επ᾽αγκωνι. C'est-à-dire il faut inciser la veine qui est au coude, expression dont Arétée se sert souvent. Aétius qui copie fréquemment notre Auteur prescrit en pareil cas une saignée de bras, et en suite les mêmes embrocations prescrites ici par Arétée.

(*b*) *Avec un peu de chaux, etc.* On voit que ce remède dont on a fait usage dans ces derniers temps contre les concrétions des voies urinaires n'était point inconnu aux anciens.

de dattes macérées dans du vin, avec des grenades et du suc de rhoé : si la vessie ne peut supporter le poids des cataplasmes, et qu'il y ait à craindre qu'ils ne la refroidissent trop, car on doit appréhender de trop refroidir la vessie naturellement froide et mince, on y fera des frictions avec l'huile de moût douce, ou avec des décoctions vineuses d'acacia et d'hypocistis. On s'abstiendra d'éponge, à moins que l'hémorragie ne soit trop considérable.

On fera prendre au malade des alimens nourrissants, de facile digestion, un peu diurétiques, tels que ceux dont nous avons parlé dans le chapitre précédent ; on lui prescrira le lait ; les vins dont il fera usage doivent être extrêmement doux, tels que ceux de Thérée et de Scyballis. Les médicamens doivent être faciles à boire, diurétiques, odoriférants, diffusibles, etc. On recommande comme un bon remède pour la vessie les sauterelles qu'on mange grillées dans la saison, et si c'est dans un autre temps, desséchées, broyées et mêlées avec de l'eau dans laquelle on fera bouillir en même temps un peu de racine de nard ; on pourra aussi pour relâcher la vessie, préparer avec cette décoction des demi-bains dans lesquels on fera asseoir le malade.

S'il arrive que le calcul obstrue entièrement le passage des urines, on tâchera de le repousser au moyen d'un cathéter pour faire en suite couler les urines, à moins cependant qu'il n'y ait inflammation, car dans ce cas il serait difficile d'introduire l'instrument, et on ne pourrait le faire sans blesser les parties. Si tout autre moyen de guérison devient inutile et que le malade dépérisse et se consomme par la douleur, on incisera (*a*) le périnée et le col de la vessie, afin de faire tomber la pierre, et d'effectuer la sortie des urines. On cherchera ensuite à cicatriser la blessure, quand même il resterait une fistule, il vaudrait encore mieux que le malade survécut avec cette incommodité, que de périr au milieu de douleurs atroces.

CHAPITRE X.

De la Cure de la suffocation de la Matrice.

Chez les femmes, la matrice suspendue dans le bas ventre avec ses aîles ou membranes tendues de chaque côté de la région iliaque se montre telle qu'un animal extrêmement sensible aux odeurs: elle s'approche de celles qui sont agréables pour le plaisir qu'elle en reçoit, et s'éloigne de celles qui sont fétides pour le désagrément qu'elles lui cau-

(*a*) *On incisera le périnée, etc.* Le mot grec τριχαδα ou plutôt πλιχαδα, que je traduis ici par perinée, signifie proprement l'interstice qui se trouve entre les cuisses sous le scrotum et qui s'étend jusqu'au périnée. C'est sur cet endroit qu'Arétée conseille de faire l'incision. Cette opération qui est l'ancienne manière de tailler a été connue depuis sous le nom de *petit appareil*.

sent. C'est pourquoi lorsqu'on présente aux narines de la femme une odeur désagréable, la matrice descend ; si on présente une odeur pareille à la vulve, elle remonte ; elle se porte de côté et d'autre, tantôt vers le foie, tantôt vers la rate ; ses aîles ou membrannes, comme les voiles d'un vaisseau, se prètent à tous ces mouvemens. Or cette mobilité de la matrice peut être aussi occasionnée par une inflammation : si le col s'enflamme et se gonfle, la matrice descend et sort extérieurement ; si c'est le fond, elle remonte et se porte en haut. Lorsque la matrice descend ainsi entre les cuisses, outre que cette affection est honteuse et affligeante, elle cause beaucoup de douleur. La femme peut à peine marcher, se tenir de côté ou être de bout, quand même il ne surviendrait aucune ulcération aux jambes. Lorsqu'elle remonte au contraire vers les parties supérieures, la femme se trouve tout à coup suffoquée et perd la respiration ; elle n'a le temps ni de crier, ni d'appeler du secours : chez quelques unes, et c'est le plus grand nombre, la respiration manque la première ; chez d'autres, c'est la voix. Ceux qui sont présents doivent donc avoir soin de faire venir promptement le Médecin avant que la malade périsse.

Lorsqu'on est appelé dans une telle circonstance et qu'on s'aperçoit que la cause du mal provient d'inflammation, on fera faire une saignée de pied, on ouvrira de préférence la veine qui se porte le long de la malléole ; si le sang n'en découle pas bien, on incisera la veine située dans le pli du coude, mais on répétera la saignée de pied. On aura recours après cela à tous les autres moyens qu'on a coutume d'employer lorsque la suffocation n'est point due à l'inflammation, tels que les ligatures sur les extrémités assez serrées pour induire la torpeur des membres. L'application aux narines d'odeurs fétides, celles par exemple de laines, de poils brûlés, d'une chandelle éteinte, de poix liquide, de castoréum, qui, outre sa fétidité, stimule et rechauffe les nerfs refroidis ; enfin celles des vieilles urines, dont la mauvaise odeur et la force sont telles qu'elles pourraient rappeler un mort à la vie, et très-propres conséquemment à faire descendre la matrice. On appliquera d'autre part à la vulve des substances odoriférantes ; si on se sert de parfums, ils doivent être doux et peu irritants ; on l'oindra par exemple avec le nard, le bacchari d'Égypte, (*a*) le malabathrum (*b*) ou bien avec le cinamonum macérés dans quelque huile odoriférante, ou bien on fera des injections

---

(*a*) *Le Bacchari d'Egypte, etc.* C'était un onguent précieux et très-estimé chez les anciens ; il tirait son nom du Baccharis, arbuste odoriférant que quelques uns pensent être le conysé.

(*b*) La feuille d'inde ou malabathrum peu reputée aujourd'hui et remplacée par le macis était singulièrement estimée chez les anciens : elle leur servait à faire des parfums dont ils soignaient les cheveux.

« Coronatum nitenti
Malabathro tyrio capillos » (Horace.)

dans le vagin avec les mêmes substances préparées sous une forme plus liquide, on frottera en même temps l'anus avec des médicamens propres à faire sortir des vents. On prescrira des lavemens doux, émollients propres à évacuer les excrémens sans irriter les intestins, afin de procurer un espace plus grand et plus libre à la matrice. Les décoctions d'altéa et de fénu-grec rempliront suffisamment cette indication, ou bien la marjolaine et le melilot bouillis dans l'huile.

On pourra aussi, si cela est nécessaire, employer la force pour comprimer et repousser la matrice. Un homme ou une femme forts presseront l'hypocondre avec la main, ou bien on y appliquera un bandage afin de resserrer l'espace et d'empêcher la matrice de remonter. On essaiera de faire éternuer la malade, les efforts que l'éternuement occasionne réussissent quelque fois à faire descendre la matrice : on lui fera en conséquence inspirer par les narines des poudres sternutatoires, telles que la radicule, le poivre, le castoreum. On appliquera des ventouses sèches sur les cuisses, sur le bas ventre, aux environs des parties génitales, afin d'altérer la matrice, ou bien entre les épaules, afin de prévenir la suffocation.

Dans la suffocation de la matrice provenant d'inflammation, il sera encore bien de faire inciser les veines du pubis et de tirer par ce moyen beaucoup de sang de l'endroit même. Un autre expédient propre à faire revenir la malade à elle-même c'est de lui frotter la figure, de la tirer par les cheveux, de manière à exciter un peu de douleur. Si la malade peut le supporter, on la fera seoir ensuite dans un bain d'herbes aromatiques; avant de manger elle prendra en boisson un peu de castoréum, on y mêlera un peu d'hièra. Elle ira au bain lorsqu'elle sera capable de pouvoir le prendre, et retournera ensuite à ses occupations ordinaires; mais elle doit avoir la plus grande attention à ce que ses règles fluent toujours bien. (a)

CHAPITRE XI.

De la Cure de la Satyriase.

Chez les hommes, l'inflammation de nerfs des parties génitales produit l'érection douloureuse du pénis, avec un désir immodéré pour le coït; il survient des distentions convulsives que rien ne calme, la jouissance même ne suffit pas pour appaiser le mal; l'esprit s'aliène en même temps, le malade ne conserve aucune retenue dans ses discours; il manifeste ouvertement sa passion, et le désir de l'assouvir le porte à toutes sortes d'excès; lorsque le paroxysme cesse, il revient à lui et reprend son bon sens ordinaire. Pour remédier à ce mal on commencera par ouvrir les veines du bras

(a) La plupart des moyens qu'emploie ici Arétée pour remédier aux accès hystériques pourraient encore être employés aujourd'hui, bien que la théorie sur la quelle il base son traitement soit erronnée.

et du pied, on tirera beaucoup de sang et à plusieurs reprises ; il ne sera pas même hors de raison de saigner jusqu'à défaillance, afin d'engourdir et de stupéfier pour ainsi-dire l'esprit, de diminuer l'inflammation et la chaleur des parties génitales, car l'abondance du sang contribue beaucoup à entretenir ce dégré de chaleur et de lubricité, à alimenter l'inflammation et fomenter le trouble et le désordre de l'esprit. On prescrira ensuite l'hiéra afin de faire évacuer non-seulement les excrémens, mais afin de purger doucement toutes les humeurs du corps : ce remède remplit l'un et l'autre indication. On enveloppera de laines grasses et nouvellement tondues, non-seulement la verge, mais encore les parties voisines, les reins, le périnée, le scrotum ; on imbibera ces laines d'huile de rose et de vin, on aura soin d'humecter et d'arroser fréquemment toutes ces parties, non-seulement afin que la laine ne leur communique point sa chaleur, mais afin de diminuer celle qui leur est propre au moyen de ces embrocations froides ; on sur-ajoutera des cataplasmes de l'espèce suivante : On prendra par exemple de la mie de pain avec du suc et des feuilles de plantain, de solanum, de la chicorée, des feuilles de pavot et autres plantes de ce genre dont on fera un cataplasme narcotique et réfrigérant. On pourra aussi fomenter ces mêmes endroits avec des décoctions de plantain dans l'eau simple, le vin ou le vinaigre, ou avec de semblables décoctions de ciguë, de mandragore, d'acacia, et on se servira d'éponge au lieu de laine. On entretiendra

tretiendra la liberté du ventre au moyen de lavemens émolliens, tels que la décoction de mauve avec l'huile et le miel, on évitera toute substance âcre. On placera des ventouses sur la région iliaque et sur l'abdomen; (a) les sangsues seront aussi très-convenables pour attirer le sang inférieurement, on appliquera sur les morsures un cataplasme de mie de pain et d'althéa. On fera ensuite descendre le malade dans un bain où on aura fait bouillir de l'armoise, de la sauge et du conyse.

S'il arrive que la maladie se prolonge beaucoup et que les remèdes ne réussissent point comme on avait droit de s'y attendre, et que d'ailleurs les convulsions soient à craindre, car elles sur-

(a) Arétée conseille d'appliquer des bouillies de mie de pain sur les morsures de sangsues comme cela se pratique aujourd'hui; c'est la seconde fois qu'il indique les sangsues; il en sera encore question dans la cure de l'affection Cœliaque, et ce sont les seuls endroits où il parle de ce moyen curatif qu'il employait rarement (ayant le plus souvent recours aux ventouses avec scarification,) et qu'il paraît avoir emprunté à la pratique des Méthodistes, comme il adopte aussi souvent leur manière de traiter relativement au régime, aux frictions, aux exérines, etc. Ainsi donc l'application des sangsues n'est pas quelque chose de nouveau; ce qui est nouveau c'est l'usage immodéré et souvent inconsidéré qu'on en a fait pendant quelque temps, au point d'en épuiser le pays, d'être obligé d'en tirer de l'étranger et de mettre à contribution les marais Pontins près Rome, et les étangs de la Boéhème. Il ne faut au reste blâmer que l'abus; ce moyen employé depuis long-temps dans la médecine moderne pourrait être difficilement remplacé, procure souvent un soulagement non moins prompt qu'efficace et convient dans une infinité de circonstances ou la saignée partielle est indiquée.

viennent facilement dans ces sortes d'affections : il sera à propos de changer le traitement et d'avoir recours aux échauffans. Au lieu d'huile de rose on emploiera l'huile de moût douce, ou celle de Sicyone, on se servira de laine lavée ; on appliquera sur les parties des cataplasmes d'une chaleur douce et propres à les rechauffer. Ce procédé curatif à quelquefois réussi à calmer les distentions nerveuses.

Les alimens doivent être peu nourrissants, mais réfrigérants ; le malade mangera peu de pain et fera usage de beaucoup de légumes, tels que la mauve, la blette, la laitue ; les coings cuits, les concombres également cuits, les melons cueillis dans leur maturité sont aussi très-convenables : il s'abstiendra pendant long-temps de vin, car le vin stimule et échauffe les nerfs, amollit l'âme, réveille la sensualité et le plaisir, augmente la sécrétion de la semence et excite au coït.

Tels sont les remèdes que j'avais à proposer dans la Cure des maladies aiguës. Le jeune Médecin suppléera à ce qui manque ; il doit puiser quelque chose dans son propre fonds et ne pas tout attendre des écrits d'autrui. Au reste les maladies aiguës ont tant de rapports communs que ce que je viens de dire de leur traitement peut s'appliquer facilement à chacune en particulier et à toutes en général.

DE LA CURE DES MALADIES CHRONIQUES.

LIVRE PREMIER.

CHAPITRE PREMIER.

Avant-Propos.

C'est un mal de différer la cure des maladies Chroniques, ce délai est cause qu'elles deviennent incurables; elles sont en effet de nature à ne pas céder facilement, quand elles se sont une fois emparées d'une personne; d'ailleurs, si on les laisse subsister long-temps, elles augmentent de plus en plus en force, et finissent souvent par faire périr le malade. Il arrive aussi souvent qu'à un premier mal il en succède un plus considérable, et quoique le premier soit sans danger, celui auquel il donne lieu ne finit et ne meurt qu'avec le malade. Toutes les fois donc qu'il survient quelque affection de cette espèce, le malade ne doit point la cacher par une fausse honte, ou de crainte d'être obligé de faire des remèdes; le Médecin doit de son côté y donner la plus grande attention, de peur que par la négligence de l'un et le silence de l'autre la maladie ne devienne à la fin susceptible d'aucun remède; mais il y a certains malades qui ne connaissant point leur état présent, ni les suites qu'il peut avoir, vivent avec leur maladie sans s'inquiéter; car ordinairement ils ne voient point la mort pour le présent, ni ne la redoutent pour l'avenir, et négligent ainsi de se confier aux soins d'un Médecin. La maladie qui va nous occuper dans le Chapitre suivant peut en servir de preuve au besoin.

CHAPITRE II.

De la Cure de la Céphalée.

La Céphalée et toutes les maladies de la tête sont d'autant plus dangereuses, que cette partie est plus essentielle à la vie ; ce n'est d'abord le plus souvent qu'une douleur obscure et un sentiment de pesanteur, un bourdonnement d'oreille, mais qui augmentant par degré peut à la fin devenir funeste. On ne doit donc point mépriser le mal dans commencement, quelque léger qu'il soit ; il ne faut souvent que peu de remèdes pour le guérir ; mais s'il arrive qu'il se prolonge et devienne plus insupportable, on prescrira une saignée de bras, en défendant au malade de boire du vin deux jours auparavant ; on déterminera la quantité de sang à tirer d'après les forces du malade ; il serait très-avantageux de faire la saignée d'une seule fois, si le malade pouvait la supporter ; car il arrive souvent qu'une saignée copieuse enlève tout à coup le mal de tête. Cette méthode convient assez dans toutes les maladies longues. Trois ou quatre jours après la saignée, on accordera plus librement de la nourriture au malade : on fera prendre ensuite l'hiéra dans l'eau mulsée ; ce purgatif est très-bon pour dériver les humeurs de la tête, la dose sera de quatre à cinq drachmes. Si le malade a été bien purgé on le fera descendre dans le bain ; on lui permettra de prendre du vin, on soutiendra ses forces. Quelque temps après on fera ouvrir la veine du front, cette manière de tirer le sang est très-efficace ; on en tirera à peu près un cotyle, ni beaucoup plus, ni beaucoup moins ; car il ne faut pas désemplir les vaisseaux. Après avoir ensuite rasé la tête, on appliquera une ventouse sur le sommet, une seconde mais sèche entre les épaules, on n'épargnera pas les scarifications à la première, afin de faire couler abondamment le sang ; on les fera même très-profondes, car plus le remède pénètre avant et approche de l'os, mieux on soulage le mal de tête. Si les endroits scarifiés se cicatrisent trop promptement, on incisera les artères. Il y en a de deux sortes, les unes sont situées à la partie postérieure des oreilles, les autres à la partie antérieure vers l'antitrague, mais plus rapprochées de l'oreille que les postérieures ; on les reconnaît les unes et les autres par la pulsation ; on ouvrira les plus considérables et les plus proches des os, comme procurant plus d'avantange ; quant aux petites qu'on y rencontre également, il serait inutile d'en faire l'ouverture. Au reste on trouvera dans les livres que j'ai écrits sur la Chirurgie, la manière de faire ces opérations. Cette section des artères est un excellent remède, non-seulement dans cette maladie, mais encore dans toutes les autres affections de la tête, telles que les épilepsies, les vertiges, etc.

On aura soin de faire couler la pituite par les selles, au moyen de potions cathartiques et de clystères; on l'attirera aussi par la bouche et les narines, au moyen des remèdes propres à cet effet. Les médicamens propres à exciter l'éternument et qu'on employe d'ordinaire, sont le poivre, le strouthium ou saponaire, les testicules de castor; (*a*) après avoir pulvérisé ces substances et les avoir passées au tamis, on les fera renifler au malade au moyen d'un chalumeau, ou d'un tuyau de plume d'oie; si on mêle un peu d'euphorbe avec ces poudres, on les rendra plus actives encore et plus efficaces. On pourra aussi les administrer sous une forme humide, en les mêlant avec des huiles telles que l'huile de moût douce, ou celle de sicyone, ou le styrax; le tout doit être extrêmement liquide et propre à être injecté dans le conduit des narines. Comme ce conduit est double et appartient au même canal, on aura soin de faire l'injection dans l'un et dans l'autre en même-temps, car quand on ne la fait que d'un seul côté, on ressent tout à coup une espèce de feu à la tête et il survient une douleur

(*a*) On sait aujourd'hui que le castoréum ne provient point des testicules du Castor, comme on le croyait du temps d'Arétée. Cette sécrétion d'une odeur forte, se trouve dans une poche située près l'anus de l'animal.

aiguë. Les remèdes propres à attirer la pituite par la bouche sont la moutarde, les grains de gnide, le poivre, le staphisaigre, on peut les employer séparément ou mêlés ensemble ; au reste comme il faut les mâcher et cracher continuellement, on pourra aussi les délayer ou dans l'eau simple, ou dans l'eau mulsée, ou bien dans l'oxycrat, et s'en servir en forme de gargarisme.

Lorsqu'on aura par les moyens que nous venons d'indiquer attiré le plus de pituite possible, on lavera la tête avec beaucoup d'eau chaude, afin d'y exciter une perspiration abondante, car il y a une surcharge d'humeurs considérable. Le malade doit vivre pendant ce temps d'une manière extrêmement frugale ; on lui accordera néanmoins un peu de vin, afin de restaurer l'estomac, car ce viscère souffre beaucoup dans la maladie dont nous parlons.

Quelque temps après, quand les forces seront un peu rétablies, on administrera au malade des lavemens ordinaires auxquels on ajoutera beaucoup de nître, ou bien deux ou trois drachmes de térébenthine liquide. Les jours suivants on attirera le sang de l'intérieur des narines, au moyen d'un intrument d'une forme longue, connu sous le nom de Catéyadon ou d'un autre qu'on appelle Storyné, ou à leur défaut on prendra un gros tuyau de plume d'oie qu'on découpera en forme de scie, on l'introduira ensuite dans les narines jusqu'à l'os isthmoïde, on le tournera et on l'agitera avec l'une et l'autre main, afin d'égratigner cet endroit et d'en faire partir le sang; par ce moyen on obtiendra aisément une hémorragie abondante, car l'extrémité des vaisseaux y est mince et déliée et les chairs molles et faciles à déchirer. Il y a beaucoup d'autres manières d'exciter le saignement de nez que le peuple met en usage, soit en introduisant dans les narines des tiges de plante pleines d'aspérités, des feuilles sèches de laurier, ou bien en les égratignant fortement avec les doigts. Lorsqu'on aura par ce moyen tiré la quantité de sang nécessaire, c'est-à-dire, à peu près un demi-cotyle, on arrêtera l'hémorragie avec une éponge trempée dans de l'oxycrat, ou en introduisant dans les narines quelques poudres stiptiques, comme de la noix de galle, de l'alun, ou bien des balaustes.

Après avoir employé tous ces remèdes, soit que la douleur de tête persiste ou non, on poursuivra le traitement jusqu'au bout, car ce mal est sujet à des récidives et se cache souvent insidieusement lorsqu'il est dans sa plus grande force. C'est pourquoi en fera raser la tête, ce qui est un nouveau moyen de la soulager, on cautérisera ensuite au moyen d'un fer rouge soit la superficie jusqu'aux muscles, soit plus profondément jusqu'à l'os, mais dans ce dernier cas ayez soin de ménager ces muscles, car l'ustion de ces parties peut occasionner des convulsions. Si on ne cautérise que la surface, il sera suffisant de panser avec du vin blanc et de l'huile de rose, on en imbibera un linge qu'on tiendra étendu pendant trois jours sur les escharres. Si la cautérisation est plus profonde, on y ajoutera de plus un cataplasme de poreaux et de sel pilés ensemble étendus sur un linge; le troisième jour on appliquera du cérat de rose sur les escharres superficielles, et une bouillie de lentilles avec du miel sur celles qui sont plus profondes, mais nous avons décrit ailleurs les médicamens propres aux pansemens des blessures. Il y en a qui incisent la peau sur le devant de la tête à l'endroit correspondant à la suture coronale, et qui, après avoir détruit ou enlevé l'os jusqu'au diploé, laissent ensuite la plaie se cicatriser; d'autres qui percent entièrement le crâne jusqu'à la méninge; de pareils moyens me paraissent un peu téméraires; on pourrait cependant y avoir recours, lorsque après avoir essayé tous les autres remèdes, la céphalée persiste, pourvu que le malade soit sain d'ailleurs et plein de courage.

Lorsque le malade commencera à se rétablir, on aura recours aux exercices gymnastiques; (*a*) on

(*a*) Arétée conseille ici les exercices gymnastiques introduits premièrement dans la médecine par Herodicus, maître d'Hippocrate, recommandés dans la suite particulièrement par Asclépiade et les Médecins méthodistes. Ces exercices, trop négligés de nos jours dans la cure des maladies, formaient une partie essentielle de la thérapeutique des anciens. Il n'y a nul doute qu'ils n'en tirassent un grand parti et qu'ils n'eussent

prescrira de préférence ceux qui se font débout et sont propres à donner du mouvement aux épaules et à la poitrine, tels que la gesticulation, (a) le jet des halters, (b) les différentes manières de sauter et de tourner avec art le corps; on commencera et finira les frictions par les extrémités, on fera dans l'intervalle celles de la tête; on ne

---

beaucoup plus de succès que nous dans la cure de ces maladies opiniâtres. Nous verrons Arétée les prescrire fréquemment.

(a) Un des exercices que les anciens employaient souvent pour fortifier les parties supérieures du corps, et qu'Arétée propose ici pour fortifier la tête, était la *gesticulation*, que les Grecs appelaient *Chironomie*. Cet exercice se faisait de différentes manières : il paraît qu'on en avait fait un art et qu'on avait réglé dans ce cas le mouvement des mains comme on règle celui des pieds dans la danse. Galien parle de l'acrochirisme et de la sciomachie, comme qui dirait lutte avec l'extrémité des mains, lutte en l'air.

(b) Le jet des *halters* était un autre exercice également employé pour fortifier les parties supérieures du corps; nous n'avons que quelques conjectures sur la forme de ces halters et sur la manière dont on s'en servait. On croit que les halters étaient des masses de pierre, de plomb, ou de quelqu'autre métal qui avaient, suivant Foës, une espèce de poignée ou manche. Oribase, cité par Mercurialis, dit qu'on balançait ces masses en étendant et fléchissant alternativement les bras, d'autres fois en les faisant mouvoir comme une fronde, suivant ce passage de Martial, « *halteres agili rotas lacerto.* » Galien rapporte une manière de s'en servir pour donner du mouvement aux parties supérieures de l'épine : « il y en a, dit-il, » qui placent devant eux des halters à trois ou quatre pieds » les uns des autres, puis se mettant au milieu de ces masses, » prennent de la main droite ceux qui sont à gauche et de la » main gauche ceux qui sont à droite, et les remettent plusieurs » fois de suite à leur place sans bouger de l'endroit et appuyant fortement sur les pieds ».

négligera pas sur ces entrefaites la *piccation*, (*a*) on en fera un unsage continuel ; on rubéfiera la tête au moyen de substances propres à cet effet, par exemple, avec de la moutarde, dans laquelle on mêlera une quantité double de mie de pain, de peur d'exciter une chaleur intolérable, ou bien on emploiera un liniment composé de limnestis, d'euphorde, de pyrèthre ou autres liniments de cette espèce. Le suc de thapsia est encore très-convenable (*b*) pour calmer momentanément la douleur de tête et même pour l'extirper entièrement, surtout si on y mêle des médicamens propres à soulever la peau et y former des ampoules.

(*a*) *Piccation* πιττοχοριη. C'était un moyen dont se servaient les anciens pour irriter la peau et déterminer l'afflux des humeurs. Il y avait différentes manières d'obtenir cet effet au moyen de la piccation. La plus simple était de prendre de la poix sèche que l'on faisait fondre avec un peu d'huile ; on l'appliquait ensuite toute chaude sur la peau, après en avoir rasé le poil, on la retirait avant qu'elle fut entièrement refroidie, puis après l'avoir fait rechauffer, on l'appliquait une seconde fois, puis on la retirait. Cette opération se réitérait plus ou moins souvent, suivant l'effet qu'on se proposait d'en obtenir. La Piccation se faisait tantôt sur quelques parties du corps seulement, tantôt sur toute la peau. C'était une profession particulière chez les anciens et ceux qui la remplissaient se nommaient *Dropacistes*.

(*b*) Il n'est pas certain que le Thapsia connu aujourd'hui sous ce nom soit celui des anciens. On croit que cette plante tirait son nom de l'Ile de Thapsas, où elle était très-abondante. La racine de cette plante fournissait un suc très-âcre, dont on se servait lorsqu'il était besoin de purger avec violence. On appliquait aussi ce suc extérieurement comme rubéfiant.

Quant à la diète à observer dans cette maladie ainsi que dans les autres affections de ce genre, elle doit être tenue, le malade doit boire peu et particulièrement de l'eau ; avant toute espèce de traitement, il s'abstiendra entièrement de toute substance âcre, telle que l'ail, l'oignon, le suc de sylphium, excepté cependant la moutarde, dont l'usage ne lui est pas tout à fait interdit ; outre en effet que la moutarde est propre par son âcreté à stimuler l'estomac et à lui donner du ton, loin d'être nuisible à la tête, elle en dérive la pituite et l'attire inférieurement. De tous les légumes, les plus mauvais sont la fève et ses différents espèces, les pois, les haricots ; en second lieu la lentille qui, quoiqu'elle soit regardée par quelques uns comme jouissant d'une vertu propre à faciliter la coction et l'excrétion, remplit néanmoins la tête de vapeurs et augmente le mal ; quand cependant on la fait bouillir avec un peu de poivre, elle n'est pas entièrement à rejetter. L'alique lavée, assaisonnée avec quantité suffisante de vin et de miel ou prise en potage, fournit un aliment assez agréable ; ses grains bouillis dans le jus simple (*a*) ou dans le jus composé, connu

(*a*) On distinguait de deux espèces de jus ou sauce simple, le blanc et le noir, d'après Galien, Liv. II. *De la composition des médicamens suivant les lieux.* Pour préparer le jus simple ou sauce blanche, on faisait bouillir un peu d'huile dans une quantité convenable d'eau, on y ajoutait de l'aneth et du poivre, vers la fin un peu de sel. On croit que le jus simple ou brouet noir si fameux dans l'antiquité, surtout chez les Lacédémoniens, se préparait avec du vin cuit et du sang. Le

sous le nom de Carycée sont aussi très-bons. Parmi les semences celles de carvi, de coriandre, d'anis sont très-convenables ; mais celle d'ache leur est préférable. Les herbes de menthe et de pulégium, outre qu'elles ont une odeur agréable, jouissent d'une vertu diurétique et carminative.

Parmi les viandes on préférera celles qui sont fraîches ; on estime entre les chairs de volaille celle de coq ; de pigeons ramiers ; de colombe et autres de cette espèce qui ne sont point trop grasses ; les pieds de cochon, le lièvre rôti sont très-bons. La chair de bœuf et de mouton, forme un suc trop grossier et charge la tête ; celle de chevreau n'est pas entièrement mauvaise ; pour le lait et le fromage ils nuisent à la tête. On choisira parmi les poissons ceux de rochers et les meilleurs de chaque parage. Parmi les herbes potagères on préférera celles qui sont laxatives et diurétiques, la mauve, la blette, la bette, l'asperge ; le choux est trop âcre ; parmi celles que l'on mange crues ; la laitue est la meilleure. Les différentes espèces de racines même cuites sont mauvaises ; les raiforts, les raves sont diurétiques, mais remplissent la tête ; le chervis occasionne des flatulences et des gonfllemens d'estomac. Pour ce qui est des vins on préférera ceux qui sont blancs, doux, légers,

---

jus composé connu sous le nom de *Carycée* était aussi d'une couleur noire ; les Lydiens passaient pour en être les inventeurs ; il y entrait du sang et une grande quantité d'ingrédiens propres à flatter le goût.

un peu astringents, mais non au point de serrer le ventre. Tous les desserts sont en général mauvais, on pourra cependant permettre les figues, les raisins et quelques-uns des meilleurs fruits de la saison. Au reste le malade doit manger modérément de tout, même des choses qui paraissent lui être bonnes et doit éviter la satiété ; si la digestion difficile et embarrassée est un moindre mal que l'indigestion, elle ne laisse cependant pas d'être un mal.

Quant aux promenades celles qui se font le matin après ses évacuations naturelles, pourvu qu'elles se fassent sans fatigue, sont avantageuses. Celles que l'on fait le soir après le repas sont encore très-bonnes ; il en est de même de la gestation, mais on doit éviter les endroits exposés au vent et au soleil, de peur que la tête n'en soit affectée : l'usage des plaisirs vénériens est extrêmement contraire à la tête et aux nerfs. Les malades feront bien de passer des pays froids dans des contrées plus chaudes, et des régions humides dans des régions sèches ; il leur sera aussi très-avantageux d'entreprendre des voyages de mer, de vivre sur cet élément, ou s'ils ont leur habitation sur les bords de la mer, de s'y baigner souvent, de nager, de se rouler sur le sable, et de vivre de ce qu'elle produit.

On emploiera le même traitement pour les autres affections de la tête, telles que l'hémicranie, car les remèdes utiles pour toute la tête, peuvent aussi être employés avec avantage pour la guérison de chaque partie. Si les moyens curatifs dont nous venons de parler deviennent inutiles, il ne reste rien autre chose à faire que d'avoir recours à l'ellébore comme au dernier et au plus puissant de tous les remèdes.

CHAPITRE III.

De la Cure du Vertige.

Le Vertige succède ordinairement à la Céphalée, quelquefois aussi cette maladie survient d'elle-même et de causes qui lui sont propres, comme lorsqu'elle est occasionnée par une suppression des hémorroïdes, d'un saignement de nez habituel, par la répercussion de la perspiration, après beaucoup de sueurs et de fatigues. Si le vertige est une suite de la céphalée, on aura recours aux remèdes indiqués dans le chapitre précédent; dans le cas où il serait nécessaire d'en employer de plus actifs encore, on se servira de ceux dont nous allons bientôt parler. Si la maladie est occasionnée par une suppression d'humeurs quelconques, on cherchera d'abord à rappeler cette humeur, c'est le moyen le plus naturel de remédier au mal. Lorsque l'humeur, supprimée, le saignement de nez, par exemple, ne se retablit point, et que la maladie augmente de plus en plus, on fera faire une saignée de bras. Si on s'aperçoit que le vertige soit occasionné par une accumulation de sang au foie, à la rate ou dans quelqu'autre autre viscère situé dans les hypocondres, on pourra avoir recours aux ventouses, et on tirera autant de sang par cette voie que par la saignée ordinaire afin d'ôter la cause qui alimente le mal.

On procèdera ensuite au traitement particulier de la tête, on incisera l'artère du front ou celles des angles du nez ; on appliquera des ventouses sur le sommet de la tête, on la fera raser, rubéfier, on sollicitera l'évacuation de la pituite par le nez et la bouche, on fera en un mot tout ce qui a été prescrit pour la céphalée ; on injectera de plus du suc de cyclamen ou d'anagallis dans les narines. Après avoir ainsi essayé tous les remèdes que l'on emploie ordinairement pour la tête, on en viendra à ceux que l'on regarde comme les plus efficaces contre le vertige. On commencera d'abord par faire vomir le malade après le repas ; ou bien on le fera vomir au moyen de la radicule ; cette préparation est nécessaire avant de faire prendre l'ellébore. On doit en effet, lorsqu'il s'agit de prescrire un vomitif aussi violent, y exercer auparavant l'estomac, en atténuer la pituite et la rendre plus soluble. Ce remède se prend à différentes doses et de différentes manières ; on en prescrit aux personnes fortes, pour qu'il puisse avoir l'effet désiré, la valeur de deux drachmes que l'on coupe par petits morceaux

morceaux de la grosseur d'un sésame (*a*) et qu'on fait prendre dans une décoction d'alique lavée ou de lentilles. On la préparera pour les personnes faibles avec le miel, la dose est de deux ou trois cuillerées; mais nous exposerons ailleurs la manière de faire cette préparation. Dans les intervalles du remède on aura soin de restaurer les forces du malade, afin qu'il puisse mieux le supporter.

Voici maintenant de quelle manière on cherchera à soulager le malade pendant les accès ou retours périodiques du vertige. On placera des ligatures au-dessus de la cheville de pied et du genou, et au-dessus de la main et du coude; on fomentera la tête avec l'huile de rose en y ajoutant du vinaigre, ou bien avec l'huile simple dans laquelle on fera bouillir du serpolet, de la berce ou spondyllum, ou du lierre terrestre, ou telle autre

---

(*a*) M. Petit pense qu'on doit lire σισαμης ou plutôt σισαμου au lieu d'αμης que *Crassus* traduit par *placentula*. Cette diction me paraît d'autant plus vraisemblable que Paul d'Egine, qui, en parlant de la manière d'administrer l'ellébore s'exprime à peu près comme Arétée, se sert du mot sésame. « On » coupera, dit-il, la racine d'ellébore en petits morceaux » de la grosseur d'un sésame, car si on la reduisait à une » poudre plus fine, il serait à craindre que l'ellébore ainsi » subtilement divisé n'acquit plus de violence et ne suffoquât » le malade. La dose pour les estomacs faibles sera d'une » drachme ou de deux tout au plus, qu'on fera prendre dans » de la purée de tisanne ou dans quelqu'autre décoction. On » fera prendre l'ellébore aux personnes fortes dans de l'eau » chaude ou dans de l'eau mulsée. » Cet auteur regarde cette manière d'administrer l'ellébore comme la meilleure. Liv. 7. Chap. 10.

plante semblable ; on fera des frictions sur les extrémités et sur la figure ; on fera respirer au malade du vinaigre, ou bien une décoction de pulégium et de menthe dans du vinaigre ; on aura soin de placer entre ses dents quelque chose pour les tenir séparées, car souvent elles craquent dans l'accès et se brisent les unes contre les autres ; on irritera les amygdales dans le dessein de provoquer le vomissement, car il arrive quelquefois que le vertige se dissipe, lorsque le malade rejette de la pituite. Tels sont les remèdes à employer pour soulager le malade pendant le paroxysme et dissiper le vertige.

Quant au régime à observer pendant et après cette maladie, voici ce que je pense à cet égard. Trop ou trop peu de sommeil nuit également ; l'excès du sommeil, en effet, offusque la tête et les sens par les vapeurs abondantes qui s'élèvent pendant ce temps et engourdit toutes les fonctions ; il occasionne d'ailleurs des pesanteurs de tête, des bourdonnemens d'oreille, des éblouissemens qui sont autant de symptômes propres à la maladie dont nous parlons. L'insomnie d'un autre côté trouble la digestion, empêche que la nourriture ne profite, fatigue et épuise le corps, creuse le cerveau et ne fait qu'augmenter le délire et la mélancolie, auxquels ces personnes sont ordinairement sujettes. Le sommeil modéré n'a aucun de ces inconvéniens, il facilite la digestion et la distribution des alimens partout le système, repare les pertes journalières, il contribue en un mot au calme et au bien-être du corps et de l'esprit. On aura soin de tenir le ventre libre, car lorsque cette fonction se fait bien, la perspiration ne s'établit que mieux par tout le corps. Pour ce qui est des frictions, on les fera d'abord sur les extrémités inférieures avec un morceau de linge un peu rude, de manière à rougir la peau, ensuite le long du dos, sur les côtés, on finira par celles de la tête. Les promenades qu'on fera faire (*a*) ensuite seront réglées de la manière suivante : le malade marchera doucement en commençant et en

(*a*) Les promenades comme exercice gymnastique avaient leurs règles particulières. On en distinguait de différentes espèces, l'expérience ayant appris ce que chacune d'elles avait d'avantageux ou de nuisible et dans quelles maladies elles convenaient plus particulièrement, en raison du mouvement qu'elles imprimaient au corps. La promenade devait être plus ou moins longue, se faire d'un pas plus ou moins accéléré. Quelquefois le malade ne devait marcher que sur la pointe des pieds, d'autres fois sur les talons, d'autres fois enfin appuyer sur toute la base. Le lieu et la saison n'étaient point indifférents; il y avait de ces promenades qui devaient se faire sur un terrain uni et égal, d'autres dans des endroits raboteux, montueux, où il y avait beaucoup à monter et à descendre, d'autres sur le sable, d'autres dans les lieux couverts et à l'abri des injures de l'air, d'autres en plein air, au milieu d'arbres et de plantes odoriférantes; quelques-unes de ces promenades se faisaient plutôt l'été que l'hiver, plutôt le matin que le soir, plutôt à jeun qu'après avoir mangé. Les promenades en général étaient tellement du goût des anciens, et ils les croyaient si nécessaires non-seulement pour retablir, mais encore pour conserver la santé, qu'on avait fait bâtir dans les grandes villes particulièrement à Rome, des portiques destinés uniquement à cet usage, indépendamment de ceux dont les places publiques, les temples, les théâtres, les bains publics étaient ornés; il y

finissant, il accélérera sa marche vers le milieu. Après la promenade le malade se reposera, reprendra haleine : il convient aussi d'exercer doucement la voix, (*a*) mais dans cet exercice les tons doivent être plutôt graves qu'aigus ; car ces derniers occasionnent des distentions de tête, des battemens dans les tempes, des pulsations dans le cerveau, des gonflemens dans les yeux, des bour-

---

avait aussi dans les environs de ces villes de longues avenues plantées d'arbres, destinées aux mêmes usages; c'est ainsi qu'on voyait dans les environs d'Athènes ces *fameuses promenades* bordées de platanes où s'assemblaient les Académiciens.

(*a*) L'exercice de la voix appelé ἀναφώνησις (*vociferatio*) était un exercice gymnastique fréquemment employé tant pour le maintien de la santé que pour la cure de différentes maladies chroniques. Plutarque les recommande particulièrement dans son traité *des règles et préceptes de santé*. On regardait la vocifération comme propre à exercer la poitrine et les organes qui y sont contenus, à augmenter la chaleur naturelle du corps, à fortifier les solides, à atténuer et expulser les humeurs surabondantes et nuisibles. On la recommandait en conséquence aux personnes qui respirent difficilement, aux asthmatiques, à ceux qui avaient un mauvais estomac ou une mauvaise poitrine, dans l'enrouement, etc. Ceux qui se disposaient à cet exercice devaient d'abord évacuer leurs excrémens, se faire faire des frictions, se promener pendant quelque temps, après quoi ils commençaient d'abord par parler modérément, élevaient ensuite par dégrés la voix, et finissaient par pousser des cris très-forts. Par ce moyen la poitrine remplie d'air se dilatait, toute la masse du corps se distendait, les émonctuaires s'ouvraient, il se faisait une excrétion abondante de crachats et de pituite, la chaleur de tout le corps s'augmentait considérablement. On ne prescrivait néanmoins cet exercice dans les affections de tête qu'avec beaucoup de précaution. C'est pourquoi Arétée exige ici que les cris soient plutôt graves qu'aigus.

donnemens d'oreille, pendant qu'une vocifération moins aiguë peut devenir très-avantageuse.

Quant à la gestation (*a*) que l'on regarde aussi comme très-efficace pour dissiper entièrement les,

(*a*) Gestation αιωρα du verbe αιωρεω *s'élever, suspendre*, était d'un grand usage dans l'ancienne Médecine. Nous avons déjà vu Arétée la prescrire : il en sera souvent question dans la suite. On en distingue, suivant Actius, de plusieurs sortes : la première est celle qui se fait dans un lit suspendu ou mobile sur les appuis ou les pieds qui le soutiennent ; la seconde est celle qui se fait dans une litière ; il y en a deux espèces suivant que le malade doit être assis ou couché ; la troisième est celle qui se fait dans un char dont il est ici probablement question ; la quatrième est celle qui se fait dans un vaisseau. L'équitation est aussi un exercice à peu près du même genre que ceux-ci. La gestation qui se fait dans un lit suspendu ou mobile est convenable aux fiévreux, aux personnes épuisées de mal et qui ne peuvent se soutenir, aux phrénétiques, car elle appaise l'agitation de l'esprit et conduit au sommeil, à ceux qui ont pris l'ellébore ; nous avons déjà vu Arétée prescrire cette espèce de gestation, après un cathartique. La gestation en litière est propre aux léthargiques, à ceux qui ont la fièvre double, tierce ou quotidienne, aux hydropiques, à ceux qui ont des engourdissemens à la suite d'une apoplexie ou de la paralysie, ainsi qu'à ceux qui ont la goutte ou la gravelle. Pour ce qui est de la gestation dans un char, elle communique à toute la machine une commotion qui peut opérer de bons effets dans les maladies chroniques. Il y en de deux sortes, l'une douce et l'autre rude ; la douce convient dans les affections de la tête, dans les diarrhées considérables ; la rude est bonne pour les maladies de poitrine et d'estomac, pour les tumeurs indolentes, pour les personnes sujettes à l'hydropisie et aux engourdissemens. Quant à celles qui ont des dispositions aux vertiges, qui ont des migraines ou quelques autres affections de tête, elles se feront voiturer doucement dans un char et auront le dos et la tête appuyés par derrière pendant le mouvement. Enfin, la gestation dans une barque ou vaisseau faite proche de la terre et pendant le calme est salutaire aux personnes attaquées d'hydropisie, à celles qui

pesanteurs de tête, on la fera faire assez longue, mais sans fatigue pour le malade; on évitera les sentiers tortueux, et les fréquens détours, car ces tournoiemens peuvent donner lieu au vertige, on choisira un terrain uni, élevé, on suivra une ligne droite. Ceux qui sont dans l'habitude de dîner se contenteront de prendre un morceau de pain, de crainte que la digestion n'apporte obstacle à l'exercice, car elle doit être faite auparavant. On ne négligera point sur ces entrefaites le frottement de la tête et des mains qui doit se faire d'une manière douce; cet exercice est propre à exciter la chaleur, à consolider les chairs et leur donner du ton; le malade pourra se faire frotter la tête par une personne plus grande que lui. Les exercices propres à gonfler le cou et à donner de l'agilité aux mains sont très-utiles, si on sait les faire avec adresse; de cette sorte sont ceux où en exerçant les mains, on est obligé de lever la tête et les yeux, comme le Disque, (a) le Pu-

sont paralysées. La gestation en pleine mer est plus violente et peut apporter des changemens considérables dans l'habitude du corps, et cela ne manque pas d'arriver surtout lorsque l'esprit se trouve alternativement affecté par la joie et la tristesse, l'espérance et le danger, comme cela arrive souvent sur mer. Ces révolutions sont capables de dissiper une maladie chronique et de la guérir radicalement. Mais sans compter sur ces grands effets, on peut dire en faveur de la gestation en général, qu'un mélange d'agitation et de repos est autant propre que quelqu'autre chose que ce puisse être pour fortifier le corps.

(a) Nous n'avons rien de bien certain sur la forme et les dimensions du Disque des anciens et sur la manière de s'en

gilat, (*a*) le Ceste qui sont sous ce rapport très-convenables; mais le jeu de Paume, (*b*) tant le

---

servir. Néanmoins Mercurialis Liv. 2. Chap. II. après avoir rapporté différents sentimens, pense avec assez de vraisemblance que le disque des anciens avait à peu près la forme d'une lentille. C'était un instrument assez pesant, tantôt de pierre, tantôt de fer, quelquefois d'airain. Quant à la manière de s'en servir, il paraît qu'on le lançait en l'air dans une espèce de mouvement circulaire, tenant pour cet effet le bras d'abord rapproché de la poitrine, puis retiré en bas et tant soit peu reculé en arrière, suivant ce passage de Properce, « *missile* » *nunc disci pondus in orbe rotat.* » Elegie 12. Liv. 3.

(*a*) L'exercice appelé Pugilat consistait à se battre avec les poings fermés, tantôt nus, tantôt enveloppés d'un morceau de cuir, ou renfermant quelquefois une boule d'airain ou de pierre; on portait des coups à son adversaire sans chercher à le saisir, tantôt sur une partie du corps, tantôt sur l'autre, et on regardait comme vaincu celui qui le premier cédait aux coups ou tombait par terre. Cet exercice a beaucoup de rapport à la lutte populaire connue en Angleterre sous le nom de Boxe. Cette lutte, quoique propre à fortifier le corps, paraît être néanmoins peu convenable dans la cure des maladies. Aussi se trouve-t-elle rarement recommandée par les anciens Médecins; Galien n'en parle que deux ou trois fois. Antylle qui a traité particulièrement ce sujet n'en fait aucune mention; Arétée est presque le seul à la recommander dans la cure du Vertige, comme l'observe Mercurialis, si toutes fois, ajoute-t-il, il n'y a aucune faute dans le texte.

(*b*) On distinguait, suivant le même Antylle, cité par Oribase, plusieurs sortes de jeux de Balle ou de Paume. Outre le grand et le petit jeu, il y en avait un troisième appelé Coryce, dont il est fait mention ci-après, et même un quatrième qu'on appelait la Balle Creuse. Ces différens exercices de la paume, en donnant divers mouvemens et des inflexions variées au corps, tantôt pour jeter, tantôt pour recevoir la balle, étaient très-avantageux pour fortifier les jambes et les bras et rendre les chairs fermes; mais ils étaient aptes à exciter des vertiges.

grand que le petit sont nuisibles ; comme étant aptes à causer des vertiges ; car on est obligé dans ces derniers, de tourner continuellement la tête et les yeux, et d'avoir ceux-ci fixés sur sur la balle. Le Saut, (*a*) la Course (*b*) sont encore très-bons ; car tout ce qui donne l'agilité aux parties

(*a*) Le Saut et la Course ont beaucoup de rapport ensemble, tant parceque la course n'est qu'un saut continuel en quelque sorte, et le saut une course interrompue. Quoique ces exercices gymnastiques fussent regardés comme particulièrement propres à ceux qui se livraient à l'état militaire, on voit néanmoins que les anciens Médecins les faisaient servir au maintien et au rétablissement de la santé. Ils distinguaient de plusieurs sortes de sauts. Antylle fait mention de l'*Exilition*, qui était une espèce de course en sautant et du saut proprement dit. L'Exilition, suivant cet Auteur, était convenable dans les anciennes affections de la tête, et c'est probablement cette espèce de saut que désigne ici Arétée par le mot αφαλσις ; on la regardait aussi comme utile à la poitrine, comme bonne à attirer les humeurs en bas, comme propre aux personnes qui avaient les extrémités inférieures faibles, chancelantes, peu nourries. Mercurialis pense que c'est de cet exercice que parle Suétone, lorsqu'il dit qu'Auguste dans les derniers temps de sa vie se contentait pour tout exercice d'aller en voiture, ou de se promener de manière à sauter un peu en courant dans les derniers espaces, *ità ut in extremis spatiis subsultim decurreret*, probablement pour remédier à son infirmité, car il avait suivant le même Suétone, la jambe et la hanche gauches extrêmement faibles. Le saut proprement dit, quoique plus propre à donner de la souplesse et de l'agilité au corps, et à attirer les humeurs en bas, était néanmoins regardé comme nuisible à la poitrine, parce qu'il occasionnait des efforts trop violents.

(*b*) Quant à la Course, lorsqu'elle se faisait d'une manière modérée, on regardait cet exercice comme excellent pour augmenter la chaleur du corps, corroborer ses actions, donner de l'appétit ; on la considérait aussi comme particulièrement avantageuse dans les fluxions ou catharres, soit pour les dis-

inférieures, tend aussi à fortifier le reste du corps. Quant aux bains, il vaut mieux les prendre froids que de ne point en prendre du tout, et les omettre entièrement que d'en prendre de chauds. Les bains froids condensent, resserrent, dessèchent la tête et sont conséquemment salutaires; les bains chauds au contraire ne font que relâcher, amollir; ils offusquent la tête et y causent des pesanteurs, et loin de remédier au mal ils en sont souvent une des causes : c'est par la même raison que les vents du midi occasionnent des maux de tête, des surdités. On fera succéder le repos aux différens exercices dont nous venons de parler, afin de calmer l'agitation qu'ils causent.

---

siper entièrement, ou les détourner ailleurs; on l'employait quelquefois pour guérir la Sciatique, et quoique le malade eût d'abord de la peine à marcher, il n'avait pas fait la moitié de la course qu'il ne sentait plus son mal; on la croyait encore très-bonne pour fortifier l'estomac, pour dissiper les flatulences. Cœlius Aurelianus la prescrivait aux personnes sujettes aux coliques, Aétius aux hydropiques; elle passait pour une espèce de spécifique dans les affections de la rate. Antylle en distingue de trois espèces, la course en avant, la course rétrograde, et celle qui se fait en cercle; il attribue des propriétés particulières à ces différentes espèces de course. Il y avait aussi la course nommée *Stade*, qui consistait à parcourir l'espace d'un stade en une seule fois; celle qu'on appelait δολιχος qui consistait à parcourir d'un seul coup un double stade; enfin la *Diaulique*, qui consistait à parcourir le stade en allant et en revenant, ou suivant quelques-uns, en faisant le tour du péristyle qui régnait autour du lieu consacré à cet exercice.

La plupart de ces Notes sont extraites de l'ouvrage de Mercurialis *de arte Gymnastica*, suivant le précis qu'on en a donné dans le Dictionnaire de James.

La boisson du malade sera de l'eau simple ou bien de l'eau rougie, sa nourriture doit être peu recherchée ; il fera beaucoup usage d'herbes potagères, qui ont l'avantage d'entretenir la liberté du ventre, telles que la bette, la mauve, la blette ; un assaisonnement agréable au goût, stomachique, laxatif et qui ne charge point la tête, est celui que l'on prépare avec le thym, la sarriette ou la moutarde. Les œufs mollets l'hiver, salés et durs l'été sont très-bons ; les olives, les dattes et autres fruits confis dans la saison sont encore convenables, comme aussi l'alique lavée préparée avec quelque assaisonnement et un peu de sel.

Le malade doit se tenir dans un état habituel de calme et de tranquillité, ne point trop parler ou entendre parler ; il choisira pour se promener les endroits où l'on respire un bon air ; les bois, les prairies lui offriront une retraite agréable. Le soir, avant de se mettre à table, il prendra de rechef un bain froid, ou s'il ne veut pas y consentir, au moins un bain de pieds ; son repas consistera principalement en substances farineuses, comme les gâteaux préparés avec la farine et le miel ; l'alique en potage, ou bien la tisanne qu'on fera bien bouillir afin qu'elle donne moins de vents et qu'elle soit de plus facile digestion : les ingrédiens propres à rendre la tisanne agréable au goût sont le poivre, le pulégium, la menthe avec un peu de poreaux ou d'oignons ; il sera bon d'y ajouter un peu de vinaigre. Parmi les viandes, les parties maigres des animaux gras auront la préférence, tels que les pieds et la tête du cochon; toute espèce de volaille est encore bonne, mais on doit en régler la quantité : il en est de même de la vénaison, ainsi le lièvre si on peut s'en procurer et la poule qu'on trouve aisément sont assez convenables. Tous les desserts, les patisseries sont en général nuisibles à la tête, excepté cependant les dattes, les figues mures et les raisins, à moins que le malade ne soit sujet aux vents; on pourra choisir parmi les entremets ceux qui ne sont ni nidoreux, ni de difficile digestion. Après la cène le malade prendra un moment de promenade et de recréation, et se disposera ensuite au sommeil par un repos absolu.

CHAPITRE IV.

De la Cure de l'Epilepsie.

L'Epilepsie exige de grands et de puissants remèdes; chaque fois qu'on y pense, c'est toujours avec horreur qu'on se rappelle un mal non-seu-seulement cruel et plein de danger, mais qui a quelque chose de dégoûtant et d'ignominieux; si les malheureux épileptiques pouvaient être témoins eux-mêmes de ce qui passe pendant l'accès de leur mal, je suis porté à croire qu'il leur deviendrait insupportable de vivre plus long-temps; heureusement la privation de la vue et des sens, cache à chacun d'eux ce que ce spectacle à de hideux et d'atroce. Il est bon néanmoins d'abord de s'en rapporter aux moyens faciles que la nature emploie quelquefois pour la guérison de cette maladie, le seul changement d'âge pouvant améliorer le sort du malade; car s'il arrive que ce qui dans le régime alimente et entretient ce mal vient à changer, la maladie disparaît en même-temps que ce mauvais régime cesse. Lorsqu'on ne peut compter sur ce changement et que le mal paraît avoir son siège au cerveau, on aura recours aux remèdes actifs indiqués pour la Céphalée, à la saignée, aux cathartiques. On saignera à la veine du bras et à celle du front; on tirera aussi du sang par le moyen des ventouses, et on aura toute fois la précaution de ne pas évacuer le sang jusqu'à défaillance, de peur de provoquer une nouvelle attaque. Il sera aussi convenable d'inciser toutes les artères, tant au devant qu'au derrière de l'oreille. On prescrira ensuite les purgatifs : on emploiera de préférence l'hiéra comme un des plus excellents dans cette occasion; on administrera aussi en même-temps tous les médicamens propres à attirer la pituite de la tête. Tous les remèdes dont on se servira doivent être plus forts que dans toute autre affection; le corps est fait aux souffrances et l'habitude propre à les supporter; l'espérance d'ailleurs de se guérir fait que les malades se résignent à tout avec beaucoup de courage. Le Médecin ne craindra pas, s'il le juge convenable, d'appliquer le feu à la tête, ce moyen n'est pas sans succès ; il percera d'abord l'os du crâne jusqu'au diploé et pansera ensuite avec des cérats ou des cataplasmes jusqu'à ce que la méninge se détache et suppure ; il pourra aussi, après avoir écarté la peau faire une incision circulaire avec le trépan et persister, s'il y a de la résistance, jusqu'à ce que la pièce se détache spontanément et que la méninge épaisse et quelquefois noirâtre se présente à la vue ; quand après cette opération hardie il survient une suppuration convenable et que la plaie se nettoie et se cicatrise, le malade se trouve guéri. Les frictions rubéfiantes à la tête dont nous avons parlé ci-dessus, sont encore extrêmement convenables, mais la plus efficace est celle qui se fait au moyen des cantharides ; (*a*) avant de l'employer on fera prendre du lait pendant trois jours, afin de prémunir la vessie, car les cantharides l'irritent.

C'est ainsi que l'on se conduira si le mal provient de la tête : s'il paraît avoir son siège dans les hypocondres, (quoique cela arrive rarement, car

(*a*) *Au moyen de Cantharides, etc.* On voit par ce passage que les cantharides si employées de nos jours pour irriter et rubéfier la peau, étaient déjà en usage du temps d'Arétée. Cet écrivain est le premier qui en fasse mention, si on en excepte Archigène qui dans Aétius s'exprime ainsi : Nous nous servons, dit-il, de cataplasmes où entrent les cantharides, qui font de grands effets, pourvu que les petits ulcères qu'ils excitent demeurent long-temps ouverts ou fluent long-temps ; mais il faut en même-temps garantir la vessie par l'usage du lait tant intérieurement qu'extérieurement.

le plus souvent les viscères qui y sont contenus ne souffrent que sympathiquement et en raison de l'affection du cerveau où la maladie réside naturellement,) on aura recours plus particulièrement à la saignée de bras, afin de dériver immédiatement le sang de ces viscères. Il faudra aussi insister plus que dans le premier cas sur les cathartiques cholagogues, tels que l'hiéra, le cnéorum, les grains de gnide. L'application des ventouses se trouvera spécialement indiquée; comme aussi celle des cataplasmes et épithèmes de différente espèce que tout le monde connaît et qu'il est inutile de décrire à chaque page, à moins que ce ne soit pour faire connaître leur vertu particulière : ceux dont on se servira doivent être attenuants, diaphorétiques, propres à rendre la peau perméable et perspirable.

On emploiera en outre dans le traitement de cette maladie, tant pour médicamens que pour alimens, des substances sthomachiques, chaudes, dessiccatives, diurétiques. Parmi les remèdes de ce genre, les testicules de castor, pris plusieurs fois par mois dans l'eau miellée, sont un des meilleurs; il y a aussi une grande quantité d'excellentes préparations pharmaceutiques propres à remplir la même indication, telles que la thériaque; (*a*) cette composition si variée, le

---

(*a*) Il y a dans l'original η δια των θηριων, c'est-à-dire, mot à mot, la confection qui se prépare avec les bêtes. Ce mot θηριων d'où vient celui de Thériaque, signifie une bête ou un

Mithridate composition plus variée encore, l'antidote de Bestinus; on les fera prendre délayés dans quelque boisson. Ces remèdes sont propres à fortifier l'estomac, à former un bon chyle, à faire couler les urines; ils contiennent toutes les vertus des drogues simples qui y entrent en grand nombre et qu'on pourrait décrire ici séparément; telles que la canelle, la casse, les feuilles de malabathrum, le poivre, les différentes espèces de séséli, et quel autre médicament n'y rencontre-t-on pas? On dit que la cervelle de vautour, le cœur de foulque, la chair de chat, sont autant de spécifiques dans cette maladie; ce sont des remèdes que je n'ai jamais éprouvés. J'ai vu naguères des personnes placer une fiole sous la blessure d'un homme qu'on venait d'égorger et en boire le sang. Il faut qu'il y ait en vérité une nécessité bien pressante pour qu'un malade se soumette à se délivrer du mal par une telle pollution. (*a*) Ces malades ont-ils été

---

animal venimeux. Arétée désigne ici évidemment la thériaque d'Audromaque, qu'il appelle un peu plus bas η δια των εχιδνων., ou confection de vipères. Ce passage prouve, comme il a été déjà remarqué, qu'Arétée, à qui cette préparation n'était point inconnue, n'a pu vivre avant le règne de Néron; car c'est à Audromaque, Médecin de cet empereur, qu'on attribue l'invention de cet antidote célèbre.

(*a*) *Par une telle pollution, etc.* Cette étrange maladie a fait proposer des remèdes aussi étranges. Les Médecins sages se sont opposés dans tous les temps à de pareils moyens de guérir que repoussent également la raison et l'expérience. Celse en parlant du remède dont il est ici question s'exprime à peu

guéris ? c'est ce que personne ne m'a pu dire. On trouve dans un certain Auteur le conseil de manger du foie humain : de tels préceptes sont faits pour ceux qui sont misérables à ce point.

Le régime particulier du malade, ce qu'il fait de lui-même, ce que d'autres lui conseillent de faire doivent aussi être pris en considération et dirigés à son avantage. Il ne faut dans ces circonstances rien mépriser, rien faire avec témérité; employer les plus petits moyens, s'il en résulte quelque bien, éviter tout ce qui peut nuire. Il y a tels spectacles, tels discours, tels mets, telles odeurs propres à renouveler les accès, il faut soigneusement les interdire, on fera attention à tout. Trop de sommeil engourdit, épaissit, répand un nuage sur tous les sens, un sommeil modéré vaut mieux; il est bon d'aller à la selle après avoir dormi, de rendre beaucoup de vents et de pituite. Les promenades doivent être longues, se faire en ligne droite, elles sont plus faciles sur un terrain uni, elles gênent moins la respiration ; on choisira des lieux couverts de laurier et de myrthe où le malade puisse respirer une

près comme Arétée. « *Quidam, jugulati gladiatoris calido sanguine poto, tali morbo se liberaverunt : apud quos miserum auxilium tolerabile miserius malum fecit.* On trouve à ce sujet dans Pline un passage remarquable qui mérite d'être cité. » *Procùl à nobis nostrisque litteris absunt ista; nos auxilia dicemus non piacula ; vitam non adeò expectandam censemus ut quoquo modo trahenda sit : quisquis es, talis æquè moriere etiam cùm obscœnus vixeris aut nefandus.*

une odeur âcre, balsamique, sur un sol où croissent le calament, la sariette, le thym, la menthe et autres plantes odoriférentes que la nature produit spontanément, et à défaut de celles-ci qui sont préférables, celles que l'art cultive.

Les alimens tirés des légumes ne valent rien, ils sont épais, incrassants ; on préférera le pain de froment bien cuit, l'alique lavée ; on pourra en préparer des crèmes, si on veut flatter le goût ; on aura recours aux cardiaux indiqués ci-dessus ; on assaisonnera tous les mets avec des substances chaudes, un peu âcres, telles que le poivre, le gingembre, la livéche ; les condimens préparés avec le vinaigre et le cumin sont agréables et utiles. On s'abstiendra de viandes au moins pendant le traitement ; si on en prend pendant la convalescence, on choisira les plus légères, par exemple, les différentes espèces de volaille, à l'exception du canard, et les plus faciles de digestion, comme le lièvre, les pieds de cochon, les viandes ou poissons salés ; la soif qui survient est utile ; on ne boira que du vin blanc, léger, diurétique, d'un goût et d'une odeur agréables, et cela en petite quantité. Parmi les plantes potagères qu'on fait ordinairement cuire, on choisira celles qui, par leur qualité âcre, sont atténuantes et portent aux urines, telles que le chou, l'asperge, l'ortie : parmi celles que l'on mange crues, les laitues d'été, les concombres ; les melons dont un homme fort peut manger impunément doivent à peine être goûtés par certains malades, la quantité en est nuisible. Ces fruits sont humides, froids. Les figues vertes, les raisains mûrs conviennent beaucoup mieux.

Le malade doit autant que possible conserver un grand fonds de gaieté sans aucun mélange de souci, faire succéder aux promenades d'autres récréations agréables, bannir entièrement la tristesse, la colère, éviter l'usage des plaisirs vénériens; le coït en effet produit quelque chose d'analogue au mal caduc, il en est le symbole. (a) Quelques Médecins se trompent à l'égard du coït; car voyant que le passage naturel à la puberté produit quelquefois d'heureux changemens chez les malades, ils cherchent à violenter la nature des enfans, s'imaginant par là accélérer la virilité; ces personnes ignorent sans doute que la nature a un temps déterminé, où elle applique elle-même ses remèdes en opérant des changemens convenables; c'est ainsi que pour chaque âge et dans le temps propre, elle prépare les sécrétions nécessaires pour la semence, pour la barbe, pour les cheveux. Quel est le Medecin qui pourrait ainsi, dès le principe, produire de tels changemens? De cette manière on tombe plutôt dans l'ecueil qu'on voulait éviter; car on en a vu qui, par s'être livrés de trop bonne heure au coït, ont été punis par l'attaque de ce mal. Le malade doit passer sa vie dans les régions chaudes et sèches, ce mal étant en lui-même quelque chose de froid et d'humide.

(a) *Il en est le symbole, etc.* C'est pour cette raison que Démocrite appelait le coït une petite épilepsie. μικρη επιλεψιη.

CHAPITRE V.

De la Cure de la Mélancolie.

Il faut saigner avec beaucoup de précaution les mélancoliques ; car cette maladie provient plus de la mauvaise qualité du sang que de la quantité, et tient à une surabondance de cacochymie. Cependant, si le sujet est jeune et que l'attaque survienne au printemps, on fera ouvrir la veine médianne, (*a*) afin d'évacuer plus directement le sang du foie ; car c'est dans ce viscère que se forment les deux alimens de la maladie, le sang et la bile. On fera cette saignée quand même le malade serait maigre et peu sanguin ; mais on tirera peu de sang, plutôt pour que les forces se ressentent un peu de la saignée, que pour en affaiblir le ton. Car ce sang, quoique noir et épais et ressemblant à une espèce de lie, ne laisse pas cependant de soutenir et d'alimenter la vie, et si on en tire plus qu'il ne convient, la nature privée de ce faible support succombe entièrement. S'il y a surabondance de sang chez le malade, (et souvent le sang n'est pas aussi corrompu) on pourra non-seulement faire une saignée, mais la répéter même plusieurs fois, pourvu que ce ne soit pas le même

(*a*) *On saignera à la veine médianne, etc.* Les anciens croyaient qu'en ouvrant cette veine on tirait plus directement le sang du foie. Les lumières acquises depuis la découverte de la circulation ont détruit cet ancien préjugé.

jour ; on en tirera autant à chaque reprise que les forces du malade le permettront : dans les intervalles, on lui donnera suffisamment de la nourriture et même assez abondamment, afin qu'il puisse mieux supporter l'évacuation suivante. On tournera ensuite son attention du côté de l'estomac, car ce viscère souffre beaucoup dans la mélancolie ; s'il est plein de bile, et qu'il soit nécessaire de l'évacuer, après avoir mis le malade à la diète le jour d'auparavant, on lui fera prendre deux drachmes d'ellébore noir dans l'eau mulsée ; ce remède est propre à purger la bile noire. Les sommités du tym (*a*) d'Attique jouissent de cette propriété ; on pourra combiner avec avantage ces deux substances, et en donner deux drachmes de l'un et de l'autre.

Après la purgation, le malade descendra dans le bain et prendra un peu de vin ou quelqu'autre cordial ; car cette évacuation fatigue beaucoup l'estomac et les forces. Il sera temps après cela d'employer les topiques extérieurs. Après avoir fait usage d'embrocations et de cataplasmes convenables pour amollir et relâcher, on appliquera une ventouse sur la région du foie ou bien vers l'orifice de l'estomac. L'évacuation de sang qu'on ob-

(*a*) *Le tym d'Attique, etc.* Le miel d'Attique que produisaient des abeilles qui se nourrissaient de tym était très-célèbre autrefois. Arétée est le seul parmi les anciens Auteurs qui donne à ce tym une qualité purgative. M. Petit suppose qu'il s'agit ici de l'épithym, auquel Dioscorides attribue une qualité purgative.

tient par ce moyen est même plus avantageuse que la saignée ; on pourra aussi appliquer une ventouse au dos, sur la région correspondante à l'estomac. On restaurera ensuite un peu le malade, et lorsque les forces seront rétablies, on rasera la tête et on y appliquera une ventouse ; car la cause prochaine de la mélancolie, qui est la principale dans toutes les maladies, réside dans le cerveau ; c'est ce qui fait que les sens, qui ont leur origine et leur point de départ dans ce viscère, ne sont pas toujours intacts, qu'ils s'altèrent et participent de la maladie, et qu'étant ainsi corrompus, l'imagination s'égare. Comme cependant la cause occasionnelle réside dans l'estomac, que c'est là où le mal se fait sentir et où s'accumule la bile, après les évacuations dont nous venons de parler, on fera bien de prescrire au malade le suc d'absinthe (*a*) que l'on regarde comme propre à s'opposer à la génération de la bile. Le malade commencera par une petite dose, et augmentera graduellement jusqu'à la dose d'un cyathe. L'aloès est aussi très-avantageux en ce qu'il entraîne la bile dans les intestins.

Si la maladie est recente et que la constitution soit encore peu affectée, il ne sera pas besoin d'autres remèdes ; il suffira d'employer un régime

(*a*) Les anciens regardaient l'Absinthe comme un puissant correcteur de la bile, et en faisaient d'autant plus de cas relativement à la préservation de la santé, qu'ils attribuaient à cette humeur la plus grande partie des maladies.

restaurant, propre à dissiper les restes de la maladie, à fortifier toute l'habitude et la prémunir contre les rechûtes. Je vais expliquer ci-après quel est ce régime. Mais si le mal, après avoir paru céder pendant quelque temps aux remèdes, reparait de nouveau, il faut, sans perdre de temps, avoir recours à un traitement plus efficace. Si l'exacerbation provient de la suppression du flux hémorroïdal ou menstruel, on cherchera, en irritant les endroits, à rappeler les évacuations habituelles; si cela ne réussit point et que le sang se porte sur quelque viscère inférieur, on commencera par faire une saignée de pied; si cette saignée n'est pas suffisante, on en fera une de bras trois ou quatre jours après. Lorsque les forces seront rétablies, on purgera avec l'hiéra; on appliquera des ventouses sur les parties moyennes du corps; mais dans tous les cas, si la maladie se prolonge, il n'y a aucun temps à perdre; les petits remèdes sont insuffisants, et si les plus énergiques ne suffisent point, la maladie se fixe irrevocablement. Quand elle s'est, en effet, une fois emparée de tout le système, qu'elle à infecté le sentiment, l'entendement, le sang, la bile, les nerfs, elle devient non-seulement incurable, mais dispose le corps à une infinité d'autres affections, telles que les convulsions, la manie, la paralysie, d'autant plus incurables elles-mêmes qu'elles tirent leur source de la mélancolie. On aura donc recours alors à l'ellébore, comme au remède le plus puissant. Avant de le faire prendre, on exercera l'estomac au vomissement, en faisant vomir à jeun au moyen des diverses espèces de radicules, pour atténuer la pituite et ouvrir les différents émonctuaires. Quant à la dose du remède, la manière de le préparer et d'en diriger l'action, il en sera parlé ailleurs. Il est rare que l'ellébore ne coupe pas entièrement la maladie, ou du moins qu'il ne la suspende pour quelque temps; car ce mal est sujet à des récidives. Au reste c'est l'unique remède sur lequel on puisse compter lorsque la mélancolie a jeté de profondes racines.

Il est impossible de guérir toutes les maladies; le Médecin qui pourrait le faire serait plus puissant que les Dieux. (*a*) Lors donc qu'il ne peut réussir à déraciner entièrement le mal, il est au moins en son pouvoir de l'adoucir, de le calmer et de l'assoupir pour quelque temps. Il ne doit donc point se rebuter, après avoir employé inutilement les remèdes dont nous venons de parler, ni prétexter, comme le font quelques-uns, qu'il n'y a rien à faire, que la maladie est incurable : s'il ne peut guérir le malade, il peut au moins le soulager, en lui faisant prendre de temps-en-temps quelques doses d'hiéra : ce remède est ex-

(*a*) *Le Medecin qui pourrait le faire serait plus puissant que les Dieux, etc.* Il y a dans le texte χρεισσων θεου, c'est-à-dire meilleur ou plus habile que Dieu; sentiment peu religieux. Cependant ce qui peut faire excuser ici Arétée, c'est l'opinion où l'on était de son temps, que les Dieux étaient liés par une espèce de nécessité rélativement aux lois naturelles, et qu'ils ne pouvaient agir que sur les causes secondaires.

cellent dans la mélancolie ; car outre qu'il est ami de l'estomac et du foie, il est très-propre à faire couler la bile. La semence de mauve (*a*) prise dans l'eau à la dose d'une drachme est encore un remède que l'expérience a fait connaître comme très-utile ; sans parler d'une infinité d'autres médicamens simples dont on pourra également tirer parti.

Après avoir fait un essai convenable des remèdes, on aura recours au régime analeptique ; car il arrive souvent que pendant l'administration des remèdes, la maladie, quoique affaiblie et très-ébranlée, subsiste néanmoins toujours et ne se dissipe entièrement que lorsque le malade a repris ses forces et son embonpoint ; il n'y a en effet que la nature vigoureuse qui puisse redonner la santé : faible, elle ne fait qu'entretenir le mal ; on tournera donc ses vues de ce côté, afin de rétablir entièrement le malade. On l'enverra aux bains d'eaux thermales. (*b*) Les bains imprégnés de bitume, de souffre, d'alun et de beaucoup d'autres substances médicinales, sont dans ce cas extrêmement utiles ; outre qu'ils humectent et amollissent la peau trop

(*a*) Il est probable qu'il est ici question d'une autre espèce de mauve que de celle connue actuellement sous ce nom, dont la semence ne me paraît pas jouir de la qualité que lui donne ici Arétée.

(*b*) *Eaux thermales.* On voit par ce passage que les bains d'eaux thermales, si fréquemment employés de nos jours, étaient en en usage du temps d'Arétée. Pline fait mention de ces différentes sortes de bains au Livre III. de son histoire naturelle Chapitre VI.

sèche et trop dense chez les mélancoliques, le séjour que ces malades y font apporte une diversion agréable à l'ennui d'un long traitement. Comme tout ce qui tend à amollir et raréfier la peau est avantageux, il sera bon d'y faire en même-temps des onctions huileuses et de prescrire des frictions. ******

On prescrira pour nourriture des pains lavés, (*a*) quelques vins doux, tels que ceux de Thérée, de Crète ou de Scybellis autrement dit de Pamphile, ou du vin et du miel mêlés ensemble; des œufs écalés tant chauds que froids; des viandes peu grasses, telles que les pieds et les parties maigres de la tête de cochon, les aîles d'oiseaux; de la venaison, du lièvre, par exemple, de la chèvre, du dain; les meilleurs fruits de la saison.

On fera une attention particulière à l'estomac, à son état, afin de prévenir les soulevemens de cœur et le vomissement de la nourriture. On fera

****** Les astérisques, qui se rencontrent dans tous les manuscrits, annoncent qu'il y a ici une lacune dans le texte. Le reste de ce Livre ainsi que les suivants nous sont parvenus tellement mutilés que ces lacunes se rencontreront désormais fréquemment.

(*a*) *Des pains lavés, etc.* On croit qu'on se servait pour faire les pains lavés de mie de pain, fermentée, desséchée, passée au tamis, qu'on faisait cuire de rechef. M. Petit pense qu'Arétée a indiqué la manière de faire ce pain dans un des passages précédents où cet Auteur parle des pains desséchés, broyés, puis passés au tamis, mais ce n'est qu'une conjecture.

prendre avant de manger un demi cyathe d'eau mulsée, que le malade revomira ensuite pour nettoyer l'estomac et pour que la nourriture puisse y tenir.

Les remèdes propres (*a*) à dériver les humeurs, lorsque cela est nécessaire, sont les semences de pin et d'ortie, celles de coccale, le poivre, les amandes amères, mêlées avec le miel pour leur donner de la consistance. Les remèdes propres à dessécher sont la myrrhe, la racine d'iris, la confection de vipères, celle de Bestinus, le Mithridate, et autres préparations de cette espèce. On appliquera extérieurement des cataplasmes composés avec le mélilot, le pavot, le suc de térébinthe, l'hysope, l'huile de rose ou d'œnanthe et quantité suffisante de cérat.

On ne négligera point sur ces entrefaites les exercices gymnastiques, les frictions, la gestation, la promenade; on emploiera en un mot tout ce qui peut contribuer à rétablir les forces, l'embonpoint, l'ancien état de santé. (*b*)

(*a*) *Les remèdes propres, etc.* Ce Paragraphe ainsi que la fin du Chapitre me paraisssent avoir peu de connéxion avec ce qui précède; il est même douteux qu'ils appartiennent au Chapitre auquel il se trouvent réunis.

(*b*) *L'ancien état de santé, etc.* ****** Il y a ici une lacune considérable. Les Chapitres IVe. et VIIe. manquent en entier. Il était question dans le sixième Chapitre de la Cure de la Manie, et dans le septième de la Cure de la Paralysie. Il ne reste du huitième qui traitait de la Phthisie qu'un très-court fragment.

Je m'étais d'abord proposé d'ajouter un supplément aux Cha-

CHAPITRE VIII.

De la Cure de la Phthisie.

FRAGMENT.

****** Une gestation douce telle que celle que procure la navigation est aussi utile dans cette maladie ; c'est pourquoi si les facultés du malade le lui permettent, on le fera voyager et vivre sur mer, les vapeurs salées qui s'exhalent des eaux de la mer communiquent aux ulcères du poumon quelque chose de sec et de détersif. Après l'exercice de la gestation, on fera reposer le malade pendant quelque temps, on procédera ensuite aux frictions. ******

Le lait est une excellente boisson pour les phthisiques ; ils commenceront d'abord par en

pitres qui manquent à la fin de cet Ouvrage, comme je l'ai fait pour les premiers Chapitres du commencement ; mais outre que cette entreprise exigerait un long et difficile travail en raison du nombre des Chapitres perdus, il est douteux qu'un supplément extrait des Auteurs contemporains put cadrer avec ce qui manque et remplir le but qu'on se propose. Arétée a une méthode de traiter et de raisonner qui lui est particulière et qu'il serait difficile de reproduire par un emprunt dans les autres Auteurs. Au reste par les Chapitres qui nous restent sur la Cure des maladies chroniques, on peut se faire une idée de sa manière de traiter ces maladies ; elles ont tant de rapports communs, que ce qui subsiste sur leur traitement peut s'appliquer à chacune en particulier et à toutes en général, comme Arétée le dit lui-même en parlant de la Cure des maladies aiguës qui ont le même rapport entr'elles.

prendre une petite quantité et en augmenteront graduellement la dose jusqu'à cinq à six hémines et même davantage. S'ils ne peuvent prendre cette quantité, ils en prendront autant que possible, ils pourront même en faire entièrement leur nourriture. Rien, en effet, de plus doux que le lait, de plus agréable à la vue et au goût : on le prend volontiers, on l'avale sans peine, il forme un aliment solide et auquel on est habitué dès l'enfance ; il adoucit la poitrine, facilite l'expectoration, entretient suffisamment la liberté du ventre, on trouverait difficilement un détersif plus suave ; celui qui boit beaucoup de lait, peut se passer d'autre aliment ; les peuples qui s'en nourrissent n'ont pas besoin de blé. Les différentes espèces de bouillies de gruau, d'alique, qu'on prépare avec le lait sont encore très-bonnes. S'il est nécessaire d'employer quelques autres alimens, on en choisira d'analogues à ceux-ci ; telle est la crême de tisanne qui fournit une nourriture légère et de facile digestion ; on pourra l'assaisonner avec quelque chose afin de la rendre plus agréable au goût. Parmi les ingrédiens qu'on y fera entrer, on en choisira qui soient du goût du malade et qui servent en même-temps comme médicamens, telles que les sommités de livèche, de pulégium, de menthe, on y ajoutera un peu de sel, de vinaigre, de miel ; cet assaisonnement est surtout convenable lorsque l'estomac digère mal ; si la digestion se fait bien, la tisanne vaudra mieux ; on pourra prescrire de l'alique en place de tisanne; l'alique est, en effet, moins flatulente et se digère encore mieux, surtout si on la prépare comme la tisanne. Lorsque les crachats sont humides et aqueux, la fève est convenable pour déterger les ulcères; mais elle est venteuse, il en est de même des pois et des haricots. En général moins les légumes sont flatulents plus ils sont détersifs. Le Médecin pourra en tirer parti suivant l'occasion, on les assaisonnera de la même manière que la tisanne.****** (a)

CHAPITRE XIII.

*De la Cure de la suppuration du Foie.**** (b)

FRAGMENT.

****** Quoiqu'un amas de pus dans la Foie soit pernicieux, le danger devient plus considérable encore si l'abcès se porte vers le ventricule, ou vers l'orifice supérieur, de l'estomac, et cherche à s'ouvrir une issue de ce côté; car il n'y a point de vie sans nourriture, et comme c'est l'estomac qui la reçoit ainsi que les médicamens et la distribue dans toutes les parties les plus intimes du

(a) ****** *De la même manière que la tisanne, etc.* Le reste de ce Chapitre et les suivants, savoir : les IXe., X^e^., XIe., XIIe., qui traitaient de la Cure de l'Empyème, des Ulcères du Poumon, de l'Estomac, de la Pulmonie, manquent totalement.

(b) *De la Cure de la suppuration du Foie.* Le commencement et la fin de ce Chapitre nous sont également parvenus mutilés.

corps ; s'il arrive que ce viscère ne puisse la recevoir et la digérer, le malade doit nécessairement bientôt périr, tant par le mal que par suite d'inanition.

Voici les signes qui font connaître de quel côté la matière purulente se porte : si le pus passe dans le canal intestinal, il survient des coliques, un devoiement ; il passe d'abord de la pituite et de la bile, puis une matière séreuse, sanguinolente, telle que des lavures de chair ; s'il se porte vers la vessie, on éprouve un sentiment de pesanteur dans la région lombaire, les urines sont d'abord abondantes, teintes de bile, celles qui passent ensuite sont troubles, sans sédiment, les dernières déposent enfin un sédiment blanc ; s'il se porte enfin vers l'estomac, il survient des nausées, du dégoût, le malade ne peut souffrir la nourriture, il vomit des matières bilieuses, pituiteuses, il éprouve des défaillances, des vertiges jusqu'à ce qu'il ait rejeté le pus. Il serait très-important dans cette dernière circonstance de détourner l'éruption purulente vers quelqu'autre partie, car la direction qu'elle prend est mauvaise : si cependant l'abcès tend à se rompre du côté de l'estomac et qu'on ne puisse s'y opposer, on cherchera à prémunir et défendre ce viscère tant au moyen des médicamens que de la nourriture et du régime. On prescrira d'abord quelques remèdes propres à rompre le sac qui contient la matière purulente ; on fera prendre en conséquence au malade de l'hysope dans de l'eau mulsée, des sommités de marrube dans le même liquide et du suc d'absinthe ; ces remèdes sont propres à atténuer les humeurs, lubrifier les voies et rompre l'abcès ; on les donnera à jeun ; on aura ensuite recours au lait d'ânesse, qui outre qu'il ne donne point de bile et ne se coagule point, est très-nourrissant. On aura cependant égard au goût du malade, on cherchera à le gratifier tant par rapport à la nourriture que par rapport à la boisson ; s'il aime mieux une chose qu'une autre, quand même celle-ci lui serait moins convenable, on la lui accordera pour ne point ajouter au malaise et au dégoût de l'estomac celui de la nourriture. Il ne faut pas que le malade soit trop long-temps à jeun, la nourriture qu'il prendra doit être simple et préparée proprement. Dans le cas où l'écoulement purulent se ferait ailleurs, on ne négligera point non plus l'estomac, car c'est par-là que doivent passer tous les remèdes, on portera aussi son attention au foie où est la source du mal.

Si la matière purulente se porte sur la vessie, on aura recours aux diurétiques ; on prescrira, par exemple, la racine d'arum, l'adianthe, le méon qu'on fera prendre en boisson dans l'eau mulsée. La confection de Bestinus, celle d'Alkekengi et tels autres remèdes de ce genre dont la vertu est reconnue par l'expérience sont encore très-convenables. Si on préfère attirer le pus par le canal intestinal, le lait d'ânesse sera propre à cet effet, ou à son défaut celui de chèvre ou de brebis ; on pourra aussi employer des sucs lubrifians, détersifs, tels que le suc ou crême de tisanne ; on se servira pour assaisonnement de poivre, de gingembre, de livèche. Dans chaque éruption purulente, le régime en général doit consister en alimens nourrissants, utiles à l'estomac et de facile digestion, telles sont les crêmes et différentes bouillies qu'on prépare avec le lait. ******.

CHAPITRE XIV.

De la Cure de la Rate.

Les Squirres de la Rate sont extrêmement difficiles à dissoudre, mais lorsque l'Anasarque et la Cachexie qui en sont une suite naturelle viennent à s'y réunir, le mal devient incurable. Il faut donc y remédier de bonne heure, les empêcher de se produire, les discuter, sitôt qu'ils viennent à paraître et s'opposer surtout aux inflammations, car ce sont elles qui donnent naissance aux squirres quand elles se terminent mal, avec une suppuration imparfaite. On aura en conséquence recours au traitement indiqué en parlant des maladies aiguës ; si nonobstant ces remèdes le squirre se forme, on cherchera d'abord à l'amollir au moyen d'applications qui tirent leur vertu de la chaleur ; on emploiera ensuite

ensuite des embrocations composées avec le vinaigre, l'huile et le miel ; au lieu de laines, on se servira de linges pliés en plusieurs doubles ; on saupoudrera avec les mirobolans pulvérisés et passés au tamis. Les cataplasmes doivent être très-mous. ****** (a)

DE LA CURE DES MALADIES CHRONIQUES.

LIVRE DEUXIÈME.

CHAPITRE PREMIER.

De la Cure du Diabétès. (b)

FRAGMENT.

Le Diabétès est une espèce d'hydropisie quant à la cause et la nature du mal, il n'en diffère que relativement au lieu d'où l'humeur découle. Dans l'hydropisie, en effet, dans l'ascite, par exemple, le péritoine est le réceptacle de l'humeur, qui n'ayant aucune issue, y reste et s'y accumule. Dans le diabétès il existe chez le malade

(a) *Les Cataplasmes doivent être, etc.* ****** Outre la fin de ce Chapitre il manque ici deux autres Chapitres, dont l'un traitait de la Jaunisse et l'autre de la Cachexie, ce qui complettait le premier Livre de la Cure des maladies Chroniques.

(b) Le premier Chapitre de ce Livre traitait de l'Hydropisie. Ce fragment de la Cure du Diabétès, ainsi que les quatre Chapitres suivants, ne parurent point dans la première Edition d'Arétée par Crassus, en 1552. Ce fut Jacques Goupil qui le

un pareil afflux d'humeurs, un même état de colliquation, mais cette humeur prend son cours par les reins et la vessie ; quelquefois aussi chez les hydropiques, l'humeur s'écoule par cette voie lorsque le malade se rétablit ; mais pour que la cure réussisse, il ne suffit pas que le malade soit délivré du poids des eaux, il faut en outre que la cause du mal soit détruite. Il y a dans le diabétès beaucoup plus d'altération, car l'humeur qui découle dessèche continuellement le corps. Les remèdes propres à combattre la colliquation sont les mêmes que dans l'hydropisie, mais surtout il est extrêmement nécessaire de chercher à remédier à la soif, car dans son espèce elle est de toutes les souffrances la plus insupportable, et si l'on donne beaucoup de boisson au malade, on

---

premier les fit publier dans l'Edition Grecque qu'il donna à Paris en 1554, d'après le manuscrit de la Bibliothèque du Roi. Depuis ils ont été imprimés dans toutes les Editions suivantes. Henischius qui publia en 1603 une nouvelle Edition d'Arétée en Grec et en Latin, parut douter de l'authenticité de ces cinq Chapitres. Une de ses principales raisons était qu'on ne trouve point dans ce Chapitre sur la Cure du Diabétès, le passage suivant, cité par Aétius d'après Arétée. *Optima verò, inquit Areteus, est in dolio facta evaporatio ad exsudandum, eo modo ut caput extra dolium promineat frigidumque aerem attrahat, reliquum verò corpus omne calefaciat.* Mais de ce que ce passage ne se trouve point actuellement dans ce Chapitre, peut-on en conclure que ce Chapitre n'est point authentique? cela prouve seulement qu'il ne nous est pas parvenu en entier; on trouve d'ailleurs dans ce Chapitre ainsi que dans ceux qui suivent le même style que dans les autres parties de l'ouvrage, ce qui annonce qu'ils appartiennent au même Auteur.

ne fait que provoquer l'écoulement des urines et augmenter le marasme, les urines entraînant avec elles la fonte des humeurs. On s'appliquera donc particulièrement à détruire cette soif inextinguible qu'aucune boisson ne peut appaiser, en remédiant à l'estomac où elle prend sa source. C'est pourquoi, après avoir purgé avec l'hiéra, on appliquera sur la région de l'estomac des épithèmes où il entre du nard, du mastic, des dattes et des coings; on pourra y faire des embrocations avec le suc de ce dernier fruit et l'huile de rose, on se servira de mastic et de dattes en forme de cataplasmes; un mélange de cérat et d'onguent de nard ou bien des sucs d'acacia et d'hypocistis remplissent les mêmes indications. On prescrira au reste pour boisson de l'eau dans laquelle on aura fait bouillir des fruits de la saison; pour nourriture le lait dont on pourra faire des bouillies avec la farine, l'alique ou autres sorbitions de de cette espèce. Le vin austère est très-bon pour donner du ton à l'estomac; moins il est délayé, mieux il convient pour faire évaporer et dissiper les humeurs salées qui s'y engendrent et entretiennent la soif; il est utile et comme réfrigérant et comme astringent. Les différents remèdes recommandés dans l'hydropisie, comme la thériaque, la confection de Mithridate, celle que l'on prépare avec les pépins de raisin que l'on nomme oporice et autres confections de cette espèce, doivent être également employées. Le régime est le même dans ces deux maladies.

CHAPITRE III.

De la Cure des Calculs et des Ulcères des Reins.

J'ai décrit dans les livres précédents le traitement de l'inflammation, de l'hémorragie et autres maladies des Reins dont l'attaque est aiguë et promptement funeste ; il me reste maintenant à parler de celui de l'ulcération, ainsi que de la formation des calculs dans ces mêmes parties ; affections lentes auxquelles la vieillesse est ordinairement sujette et qui ne finissent le plus souvent qu'avec elle. Je vais indiquer les remèdes qui me paraissent les plus propres à obtenir la guérison, ou du moins ceux qui me paraissent davantage soulager le malade.

Et d'abord quant à la formation de ces calculs dans les reins, rien ne peut la prevenir, il serait plus facile d'empêcher la matrice d'enfanter, que d'empêcher les reins naturellement disposés aux calculs d'en produire ; il ne reste donc autre chose à faire que d'essayer d'en procurer l'issue lorsqu'ils sont formés. C'est surtout lorsqu'ils s'arrêtent quelque part en s'enclavant, qu'il est nécessaire de donner promptement du secours, car le malade souffre alors beaucoup ; il survient une suppression d'urines et des coliques mortelles, les reins étant en contact avec le colon. Lors donc que de tels symptômes se manifestent, on incisera la veine située à la cheville du pied qui correspond directement aux reins, en dérivant ainsi le sang des reins, on produit un relâchement et on dégage les calculs, car l'inflammation tenant toutes ces parties en état de constriction, il n'y a que la saignée qui puisse la dissiper. On fera ensuite des onctions sur la région des reins, on se servira pour cet effet d'huile de rue, tant récente que vieille. On fera des embrocations avec des décoctions aqueuses de plantes diurétiques, telles que l'aneth, le romarin, la morjolaine, car les onctions seules ne sont pas suffisantes, ou bien on fomentera ces mêmes parties, en y appliquant des vessies remplies d'huile de camomille. Les différentes espèces de cataplasmes farineux sont encore très-utiles; quelquefois la simple application d'une ventouse réussit à dégager les calculs, mais on fera mieux d'y joindre les scarifications. Si tous ces moyens sont sans effet, on fera descendre le malade dans un bain d'huile de l'espèce dont nous venons de parler, ce bain réunit à lui tous les avantages, car il amollit par sa chaleur, il lubrifie par sa qualité huileuse et stimule doucement par son acrimonie, choses qui contribuent toutes à provoquer et effectuer la descente des calculs. Pour remèdes intérieurs, on fera prendre au malade parmi les racines celles de phon, (*a*) de méon, d'asarum; parmi les herbes, celles de prionite, de pétrosélinum, de

(*a*) Il y en a qui pensent que la plante désignée ici sous le nom de Phon, est la Valériane, et que la Prionite est la Bétoine.

sium. ****** On emploiera ensuite les frictions et autres exercices, la navigation, le régime de mer, qui sont autant de moyens curatifs propres dans les affections des reins. (*a*) ******

CHAPITRE V.

De la Cure de la Gonorrhée.

Cette maladie parce qu'elle est honteuse en elle-même, qu'elle est dangereuse en ce qu'elle conduit au marasme, nuisible à la société en ce qu'elle s'oppose à la propagation de l'espèce humaine, et qu'elle est sous tous ces rapports la source d'une infinité de maux, exige de prompts secours. On cherchera donc d'abord à la guérir comme tout autre écoulement habituel, au moyen de médicamens astringents qu'on appliquera sur la vessie et près le lieu de l'écoulement, ensuite avec des refrigérants sur les lombes, la région du pubis et sur les parties génitales; on rechauffera ensuite le reste du corps, afin de dessécher la source de l'écoulement. Pour remplir ces indications, on enveloppera de laînes suges les parties génitales et lieux environnants; on fera des embrocations avec l'huile de rose ou d'aneth, et le vin blanc odoriférant; on pourra aussi se servir d'huile ordinaire dans laquelle on aura fait

(*a*) *Affections des Reins.* ****** Il manque ici un Chapitre entier. Ce Chapitre qui était le quatrième du Livre traitait des affections de la Vessie.

bouillir du mélilot, de la marjolaine, du romarin, de la pulicaire, ou bien des sommités d'aneth et encore mieux de la rue. On emploiera des cataplasmes faits avec les farines d'orge, d'ers et de semence d'erysimum ; on ajoutera un peu de nître et quantité suffisante de miel, pour unir le tout ensemble. Le cataplasme vert ainsi que celui qu'on prépare avec les baies de laurier et en général tous les cataplasmes rubéfiants qui forment des élevures sur la peau et sont propres à deriver les humeurs et échauffer doucement les parties, sont ici très-convenables. On prescrira intérieurement le castoréum, la racine d'halicabi à la dose d'un drachme, la décoction de menthe ; parmi les différentes confections celles connues sous le nom de Symphon et de Philon, celle de Scinque, l'antidote de Bestinus et la thériaque sont excellentes. On tournera ensuite son attention du du côté du régime ; on conseillera au malade les différents exercices propres à réchauffer toute l'habitude du corps et conséquemment utiles dans cette maladie, tels que la promenade. Si le malade veut s'abstenir des plaisirs vénériens et faire un fréquent usage des bains froids, il y a tout lieu d'espérer qu'il recouvrera sa virilité.

CHAPITRE VI.

De la Cure de l'affection de l'Orifice de l'Estomac.

Dans les autres maladies, après la cure, ce qui contribue à retablir les forces c'est la bonne digestion, mais dans celle-ci elle manque. Voici donc comme il faut la rétablir : ce n'est ni par la gestation, la promenade, la vocifération et autres exercices gymnastiques de ce genre, ni par les alimens que l'on regarde comme propres à cet effet ; ces choses peuvent à la vérité combattre l'anorexie, mais elles ne sont pas capables de détruire ce long état de faiblesse dont l'organe digestif est atteint et de changer la maigreur du corps en embonpoint ; c'est plutôt en gratifiant le goût et les caprices du malade et lui permettant de manger de tout indistinctement, pourvu que ce ne soit pas des choses trop nuisibles. C'est en effet le meilleur parti à prendre jusqu'à ce que le malade se sente de l'appétit pour ce qui lui est convenable ; on fera prendre en boisson le suc d'absinthe, on pourra aussi employer le nard, la thériaque, les semences de gingembre, de poivre, de Séséli ; ces différentes substances sont propres à aider la digestion. On appliquera sur la région de l'estomac des épithèmes astringents, composés avec le nard, le mastic, l'aloès, l'acacia, le suc de coing, ou simplement la chair de coing pilée avec des dattes. On se servira en outre de tous les différents remèdes indiqués dans le traitement du diabétès pour remédier à la soif, car les mêmes choses la produisent dans l'une et l'autre maladie, bien que de lui-même l'état de l'estomac dans cette maladie ne tende point à l'altération.

CHAPITRE VII.

De la Cure de l'affection Cœliaque.

Si l'estomac devient incapable de faire la coction des alimens, et qu'ils passent crus et indigérés sans subir de changement, sans contribuer en aucune manière à la subsistance du corps, on donne à cette affection le nom de Cœliaque. Cette maladie provient du défaut de chaleur et de ton dans les organes digestifs. La première chose que l'on doit faire, c'est de laisser l'estomac en repos et à jeun pour qu'il puisse un peu recouvrer ses forces; si l'on s'aperçoit qu'il reste quelque amas indigeste dans ce viscère, on fera vomir avec de l'eau tiède, ou bien de l'eau mulsée. On aura ensuite recours aux remèdes extérieurs astrigents et toniques; on appliquera sur l'estomac des laines suges, on les humectera avec l'huile de rose ou d'aneth, ou bien avec celle de lentisque, d'hypocistis ou d'olives vertes. On appliquera en outre des cataplasmes chauds au tact, mais d'une qualité astringente. S'il survient quelque tension ou inflammation, soit à l'orifice de l'estomac soit au foie, on appliquera sur ces parties des ventouses avec scarifications. Quelquefois ce moyen seul est suffisant ; ou bien lorsque les plaies, que l'on pensera avec le cérat, seront cicatrisées et durcies, on y appliquera des sangsues. On emploiera ensuite des épithèmes stomachiques, tels que celui qu'on prépare avec les *semences*, auquel on ajoutera la racine de chameléon, ou celui de baies de laurier, ou bien le malagme vert, ou celui dont je suis l'auteur. (a) Ces épithèmes amollissent, adoucissent, procurent une chaleur douce, sont propres à dissiper les vents et jouissent en même-temps d'une vertu suffisamment astringente. On pourra aussi avoir recours aux cataplasmes de sinapi, de limnestis, d'euphorbe et autres plantes de cette espèce propres à dissiper le refroidissement et à ramener la chaleur. Les remèdes que l'on fera prendre intérieurement doivent aussi être propres à resserrer et à corroborer l'estomac. On prescrira d'abord le suc de plantain avec l'eau stiptique de myrrhe ou de coing ; le suc de raisin acerbe est encore très-bon, ainsi que les vins très-austères ; on administrera ensuite des stoma-

(a) Il y a dans l'original τουμον μυςτεριον, c'est-à-dire, mon secret, *meum arcanum*. Il n'est plus d'usage aujourd'hui que les Médecins, je ne parle pas des Charlatants, aient leur *arcanum* ou remède secret qui leur soit propre et dont ils fassent un mystère, ce qui était encore assez commun dans les derniers siècles parmi les Médecins jouissant d'ailleurs d'une grande réputation.

chiques, tels que les différentes potions qu'on prépare avec le gingembre, le poivre, le petroclinum, ou bien la thériaque qui jouit de cette vertu à un très-haut degré. Si ces remèdes réussissent peu ou point de tout, on fera vomir avec la radicule, (le raphanum,) ou bien si l'on veut se procurer un cathartique plus actif encore et propre tant à expulser les humeurs froides qu'à rechauffer l'estomac, on ajoutera à ce remède la racine d'ellébore blanc qu'on fera infuser pendant une nuit et que l'on fera prendre ensuite au malade.

On réglera le genre de vie du malade et son régime de la manière suivante : il donnera la nuit au sommeil, le jour il s'occupera de la promenade, de la déclamation ; il se fera porter dans les lieux plantés de myrtes et de lauriers, couverts de thym ou autres plantes odoriférantes, car l'air qu'on y respire contribue en quelque chose à la bonne digestion ; il se livrera aussi aux exercices gymnastiques et surtout à ceux qui donnent du mouvement aux parties supérieures du tronc, tels que l'exercice des mains qu'on nomme gesticulation, le ceste, le disque, le jet des halters. ******.

CHAPITRE XII.

De la Cure des affections Arthritiques.

****** On fera vomir le malade avec la radicule, on en viendra ensuite à l'ellebore.

Pour ce qui est du régime, il est le même que dans les autres affections. On emploiera après cela les frictions et les bains de mer froids. Toutes les affections arthritiques exigent à peu près le même traitement. L'ellebore convient également dans la goutte, mais il n'est utile que dans les premières attaques ; lorsque le mal est invétéré ou héréditaire, il vieillit et meurt avec le malade. Voici ce qu'il faut faire dans le paroxysme des affections arthritiques : on enveloppera les parties affectées de laines grasses qu'on humectera avec l'huile de rose ou le vin ; au lieu de ces laines, on pourra se servir d'une éponge trempée dans de l'oxycrat. On appliquera ensuite des cataplasmes de mie de pain avec quelques substances rafraichissantes, comme des ratissures de concombres, de melons, des feuilles de plantin ou des petales de roses. On peut aussi en préparer de calmants avec la sidérite, la mie de pain, le brion ou musc, la racine de consoude, la quintefeuille et le marrube aux petites feuilles.

La décoction de cette dernière plante est aussi très-propre à calmer la douleur ; on pourra aussi se servir de sidérite, de mie de pain et de fénu-grec pour faire un semblable cataplasme. Celui qu'on prépare avec la partie de citron qui n'est pas bonne à manger, et l'alphite est encore excellent, ou bien avec des figues et des amandes broyées avec quelques-unes des farines ordinaires. Tels sont les remèdes réfrigérants que le malade peut employer suivant l'effet qu'il en obtiendra ; car ils n'apportent pas à tous le même soulagement, et ceux qui réussissent aux uns ne réussissent pas aux autres. Quelquefois il faut avoir recours à des applications d'une qualité contraire et propre à réchauffer les parties ; ces derniers remèdes varient aussi dans leurs effets ; et ceux qui soulagent les uns, ne soulagent pas toujours les autres. On vante le remède suivant comme propre à calmer les douleurs. On prend une chèvre à laquelle on fait manger de l'iris jusqu'à satiété, on la tue et on plonge les pieds du malade dans le ventre de l'animal encore chaud, au milieu des excrémens. La nécessité de se soulager quand on souffre beaucoup a fait inventer une infinité de remèdes de ce genre. On trouvera dans les Livres de Pharmacie, ceux dont les Médecins se servent.

CHAPITRE XIII.

De la Cure de l'Eléphant.

Pour chasser le mal il faut un remède plus fort que le mal même ; mais où en trouver un assez efficace pour détruire celui-ci ? car cette maladie n'attaque point seulement une partie quelconque du corps, soit intérieure, soit extérieure ; elle s'empare de toute la personne et n'exerce pas moins ses ravages au-dedans qu'au dehors ; elle présente un spectacle non moins effrayant que dégoûtant, le malade ressemblant plutôt à une bête fauve qu'à un homme, et comme s'il était attaqué de la peste, personne ne peut manger ni vivre avec lui sans danger : il pourrait facilement communiquer le mal par son haleine et infecter ceux qui en approchent. Ce serait donc en vain qu'on prétendrait qu'un seul remède serait suffisant pour remédier à un tel mal ; il faut employer tous les secours de l'art à la fois, non-seulement le régime et les médicamens, mais encore le fer et le feu.

Lorsque la maladie ne fait que commencer ; qu'elle est encore recente, il y a quelque espoir de pouvoir la guérir ; mais si on attend qu'elle soit parvenue au plus haut degré de force, comme lorsqu'elle s'est irrévocablement fixée sur les viscères, ou bien qu'elle s'est emparée du visage, tout espoir de soulager le malade est perdu.

On commencera la cure de cette maladie par saigner aux deux bras à la fois; quant à la saignée de pied on ne la fera pas le même jour; on laissera quelque intervalle entre ces évacuations abondantes, afin de ne pas trop affaiblir le malade tout à coup : on doit néanmoins saigner souvent et très-abondamment, car le vice est dans le sang, il n'en faut laisser qu'une petite quantité simplement suffisante pour alimenter la vie; à mesure qu'on tirera le sang corrompu, on cherchera à en produire un nouveau par une nourriture convenable. On purgera ensuite avec l'hiéra qu'on répétera pareillement plusieurs fois, car il faut évacuer et restaurer alternativement; on pourra aussi employer avec avantage d'autres substances qui soient en même-temps nutritives et cathartiques, telles que celles dont nous avons parlé dans la sciatique. On prescrira le lait en grande quantité indifféremment sans égard pour l'animal qui le fournit, afin de relâcher le ventre, et pour qu'il puisse mieux passer, on y ajoutera un cinquième d'eau; on fera d'abord vomir à jeun, ensuite après avoir mangé, et enfin au moyen de la radicule. Toutes ces évacuations doivent se répéter continuellement. On administrera l'ellébore en tous temps, mais principalement au printemps et en automne, et cela de deux jours un; on y reviendra l'année suivante.

Si nonobstant ce traitement la maladie fait des progrès, on aura recours aux différents spécifiques qu'un chacun pourra connaître, car il est bon de varier les remèdes et d'en essayer de plusieurs sortes. J'exposerai ici volontiers ceux que je connais ; tel est celui-ci : prenez un cyathe de suc de cèdre, deux de suc de chou, (*a*) mêlés ensemble ; ou bien cet autre : prenez de suc de marrube et de trèfle un cyathe, de vin et de miel deux cyathes ; ou cet autre : mêlez une drachme de ratissure d'ivoire dans deux cyathes de vin de Crète. La chair de vipères préparée en forme de pastilles est encore un remède excellent ; on coupe la tête et la queue de l'insecte à quatre pouces des extrémités, on fait bouillir le reste jusqu'à ce que les arêtes se séparent ; on en forme ensuite des pastilles qu'on dessèche à l'ombre. Ces pastilles se prennent en boisson comme la scille. On peut aussi faire des ragoûts avec la chair de vipère, la préparer comme du poisson et en servir à table. La confection dite de vipère, quand on peut s'en procurer, peut remplacer tous les autres remèdes, puisqu'elle en contient toutes les vertus.

On aura soin en outre de bien nettoyer la peau du malade, de chercher à en amollir les excroissances;

(*a*) *Du suc de chou, etc.* Il y a dans l'original χραμβη, qui signifie ordinairement chou; mais on pourrait douter s'il a ici cette signification d'autant plus que le tithymale et la cigue se trouvent quelquefois désignés sous ce nom dans quelques anciens Auteurs.

croissances, et tumeurs variqueuses. On pourra employer pour cet effet différentes substances détersives ; tels sont les boules nitreuses factices des Celtes que l'on appelle maintenant Gaulois, dont ces peuples se servent pour décrasser leurs vêtemens et auxquelles ils donnent le nom de *savon.* (*a*) On pourra se servir de ces boules pour nettoyer la peau du malade dans les bains. Le pourpier et la joubarbe sont aussi très-bons, il en est de même de la décoction de lapathum avec du souffre cru. La composition variée où il entre du nître, de l'écume de mer, du tartre, de l'alun, du souffre, du costus, de l'iris, du poivre, forme encore un très-bon détersif ; on mêlera plus ou moins de ces drogues suivant leur vertu. ****** On se servira pour frotter les boutons de la figure, de cendre de sarments de vigne, mêlée avec de la graisse de quelque bête fauve, de lion, par exemple, de pnathère, de léopard ; ou, si l'on peut s'en procurer, avec celle de chénalopex ; (*b*) car le

---

(*a*) Le Savon suivant Pline est une invention des Gaulois ; il se préparaît d'abord avec de la graisse ou suif et des cendres ; celles de hêtre où de charme passaient pour les meilleures : on perfectionna ensuite cette composition en y ajoutant des aromates, et en y substituant d'autres espèces de cendres ou des sels et de l'huile au lieu de graisse.

(*b*) Suivant Aristote et Pline, le Chénalopex était une espèce d'oie ; il paraît que ce volatile avait beaucoup de rapport avec le renard, soit par sa couleur soit par sa grosseur, ce qui lui faisait donner le nom de *Chénalopex*, comme qui dirait oie-renard.

semblable dans le dissemblable, ainsi qu'il en est du singe par rapport à l'homme est très-efficace. (*a*) On pourra aussi employer l'ammoniaque en larmes avec le vinaigre et le suc da plantain et de polygonum, ou bien l'hypocistis et le lycium. Si les chairs deviennent livides, on aura soin de les scarifier avant l'application de ces substances. Pour adoucir les parties ulcérées par la fluxion, on aura recours aux décoctions adoucissantes du fénu-grec, ou au suc de tisanne, ou bien on choisira parmi les huiles celles de rose et de lentisque. Les lotions continuelles seront d'un avantage infini, tant pour humecter la peau que pour dissiper le suintement des humeurs âcres qui en découlent.

Le malade fera usage d'alimens proprement préparés qui fournissent un bon suc et qui soient d'une facile digestion. La manière de vivre doit être simple, frugale, bien réglée, tant en ce qui concerne le sommeil et la veille, que les promenades et lieux où elles doivent se faire. Il s'appliquera aux différents exercices gymnastiques, tels que la course, la paume, la vocifération, mais d'une manière modérée et sans se fatiguer.

(*a*) S'il n'y a point de faute dans le texte, il semblerait qu'Arétée entend ici par *semblable dans le dissemblable*, un animal qui dans une espèce ressemble à un animal d'un genre différent; mais pourquoi dans ce cas la graisse en serait-elle meilleure ou plus-efficace? c'est ce qu'il n'est pas facile de concevoir.

Les vêtemens doivent être propres non pour l'agrément seulement, mais parce que la malpropreté est nuisible à la peau. Il boira à jeun du vin d'absinthe; il fera usage préférablement de pain d'orge; les saumures préparées dans la saison, la mauve, le chou, assaisonnés avec le cumin sont très-convenables; au souper on lui servira des panais, ou bien de l'alique préparée avec un mélange de miel et de vin vieux. Parmi les alimens que fournit la mer, on choisira ceux qui relâchent le ventre, tels que les huitres et autres coquillages de ce genre; parmi les poissons les saxatils; parmi les quadrupèdes le lièvre; le cochon; parmi la volaille la perdrix, le pigeon et ce que chaque pays fournit de meilleur en ce genre; parmi les fruits, ceux dits de la saison. On préférera les vins doux aux vins généreux. Les bains d'eaux thermales surtout les sulphureux seront très-convenables aux malades; il leur sera aussi très-avantageux de naviger, de vivre sur mer et d'y passer une partie de leur vie.

Au reste de tous les remèdes qu'on peut employer dans cette maladie, le dernier et le plus efficace est l'ellébore; le blanc fait vomir, le noir purge inférieurement. Le premier ne fait pas seulement vomir, il est encore le plus puissant de tous les remèdes cathartiques, non par la qualité et la variété des matières qu'il fait rendre, car dans le Choléra on en rend de la même manière, ce n'est pas non plus par les efforts qu'il fait faire et par la violence avec laquelle il excite le vomissement, car les nausées et le mal de mer causent les mêmes efforts encore plus violemment; mais c'est par une vertu qui lui est propre d'évacuer précisément les choses nuisibles et qui doivent être évacuées, puisqu'encore que ce remède purge fort peu dans de certaines circonstances, il ne laisse pas de guérir ceux qui en ont pris. D'ailleurs dans les maladies anciennes et invétérés, lorsque tous les autres remèdes ont été faibles et sans succès, celui-ci est le seul qui opère; l'ellébore blanc en un mot a du rapport avec le feu : ce que celui-ci fait en brûlant ou en enflammant, l'ellébore le fait encore plus puissamment, en pénétrant tout le corps; il rend la respiration aisée à ceux qui ne peuvent respirer qu'avec peine; il donne une bonne couleur aux personnes pâles et de l'embonpoint à celles qui sont maigres.

FIN.

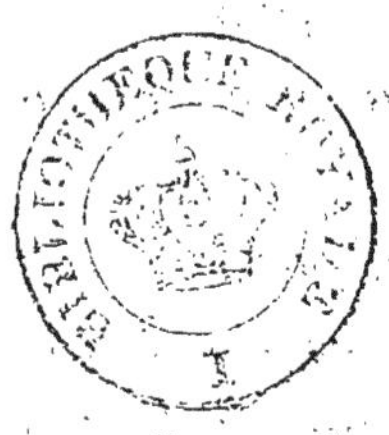

TABLE
DES CHAPITRES CONTENUS DANS CET OUVRAGE.

TRAITÉ DES SIGNES ET DES CAUSES DES MALADIES AIGUES.

LIVRE PREMIER.

DES SIGNES ET DES CAUSES DES MALADIES AIGUES.

LIVRE DEUXIÈME.

DES SIGNES ET DES CAUSES DES MALADIES CHRONIQUES.

LIVRE PREMIER.

DES SIGNES ET DES CAUSES DES MALADIES CHRONIQUES.

LIVRE DEUXIÈME.

DE LA CURE DES MALADIES CHRONIQUES.

LIVRE PREMIER.

DE LA CURE DES MALADIES CHRONIQUES.

LIVRE DEUXIÈME.

Fin de la Table.

L'Editeur s'étant trouvé plusieurs fois indisposé pendant l'impression de l'ouvrage, il s'y est glissé quelques fautes à corriger.

Pages 6 et 7 — *Boerrharaare* — Lisez *Boerrhaave.*
Pages 7, 8 et 9 — *tention.* — Lisez *tension.*
Page 42, ligne 7 — *Prétendent.* — Lisez *prétendraient.*
Page 58, ligne 22, — après *arteriels*, ajoutez (.) et remplacez les (:) qui suivent par (,)
Page 117, ligne 7, — supprimez (;)
Page 130, ligne 22 — *D'Aereté*, — Lisez *d'âcreté.*
Page 159, ligne 28, — *Perfectionner*, — Lisez *perfectionné.*
Page 187, ligne, 29, remplacez (;) par (,)
Page 196, ligne 8, supprimez (;)
Page 210, ligne 12, — *Infecte* — Lisez *infect.*
Page 212, ligne 8, — *D'où elle a reçu ce nom*, — Lisez *d'où la maladie a reçu, etc.*
Page 222, ligne 26, — Lisez *Apoplessein.*
Page 235, ligne 4, — après *prescrire* ajoutez (.)
Page 244, ligne 22, — *os*, Lisez *as.*
Page 322, ligne 29, — Lisez *Borée.*
Page 368, ligne 12, — *Ses*, Lisez *les.*

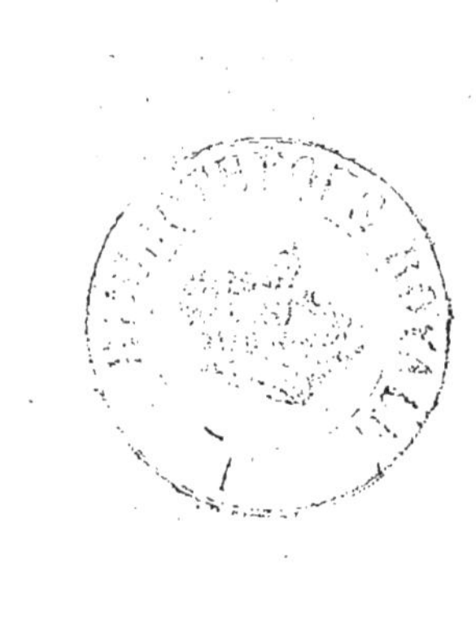